JACOB DRACHENBERG | DAGMAR VON CRAMM

Entspannt macht schlank

Die besten Anti-Stress-Strategien und Rezepte für Kopf und Körper

W0195648

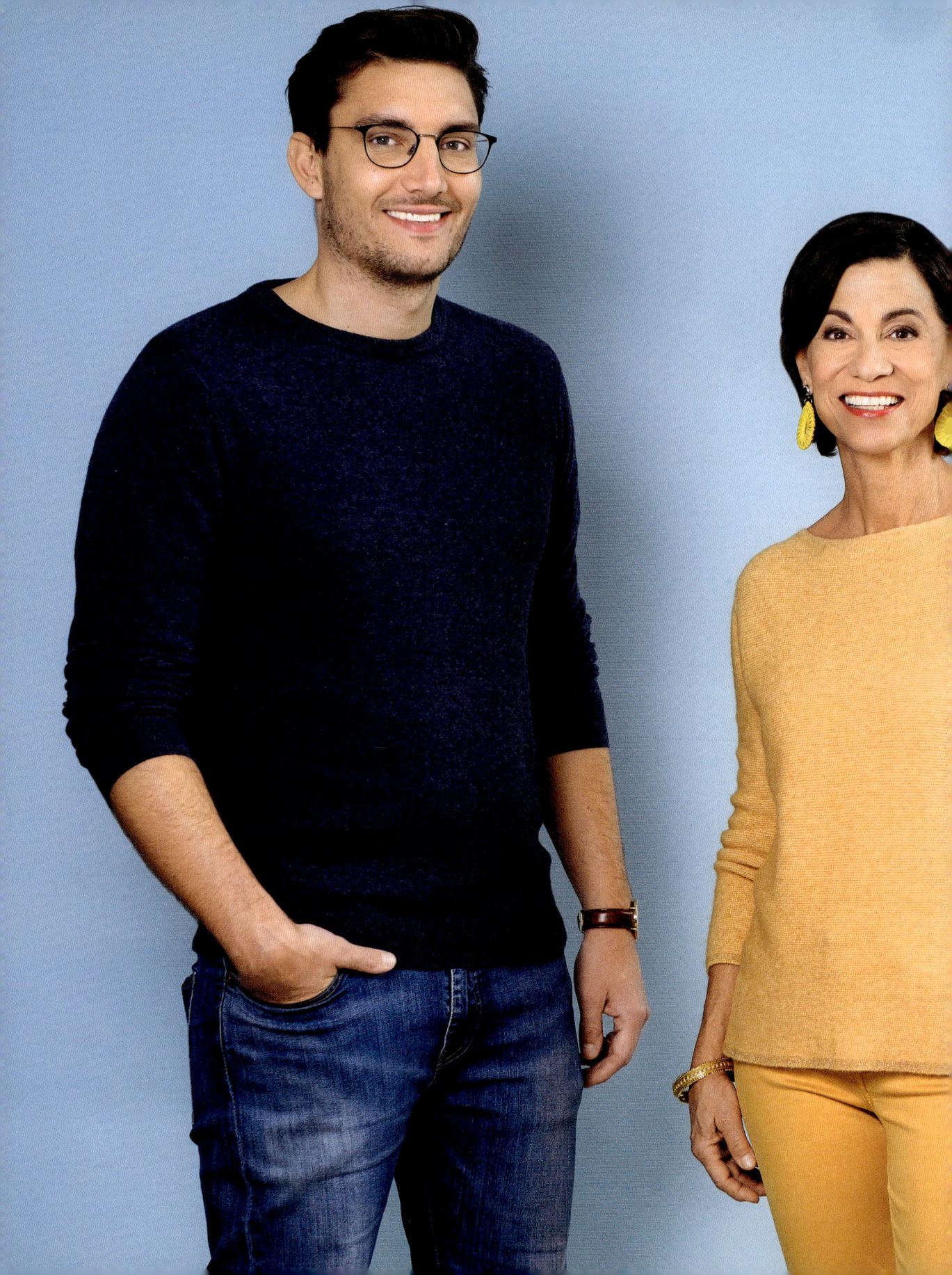

JACOB DRACHENBERG | DAGMAR VON CRAMM

Entspannt macht schlank

Die besten Anti-Stress-Strategien und Rezepte für Kopf und Körper

REZEPTFOTOGRAFIE: SILVIO KNEZEVIC
PEOPLEFOTOGRAFIE: PAUL SCHIRNHOFER

Inhalt

―――――

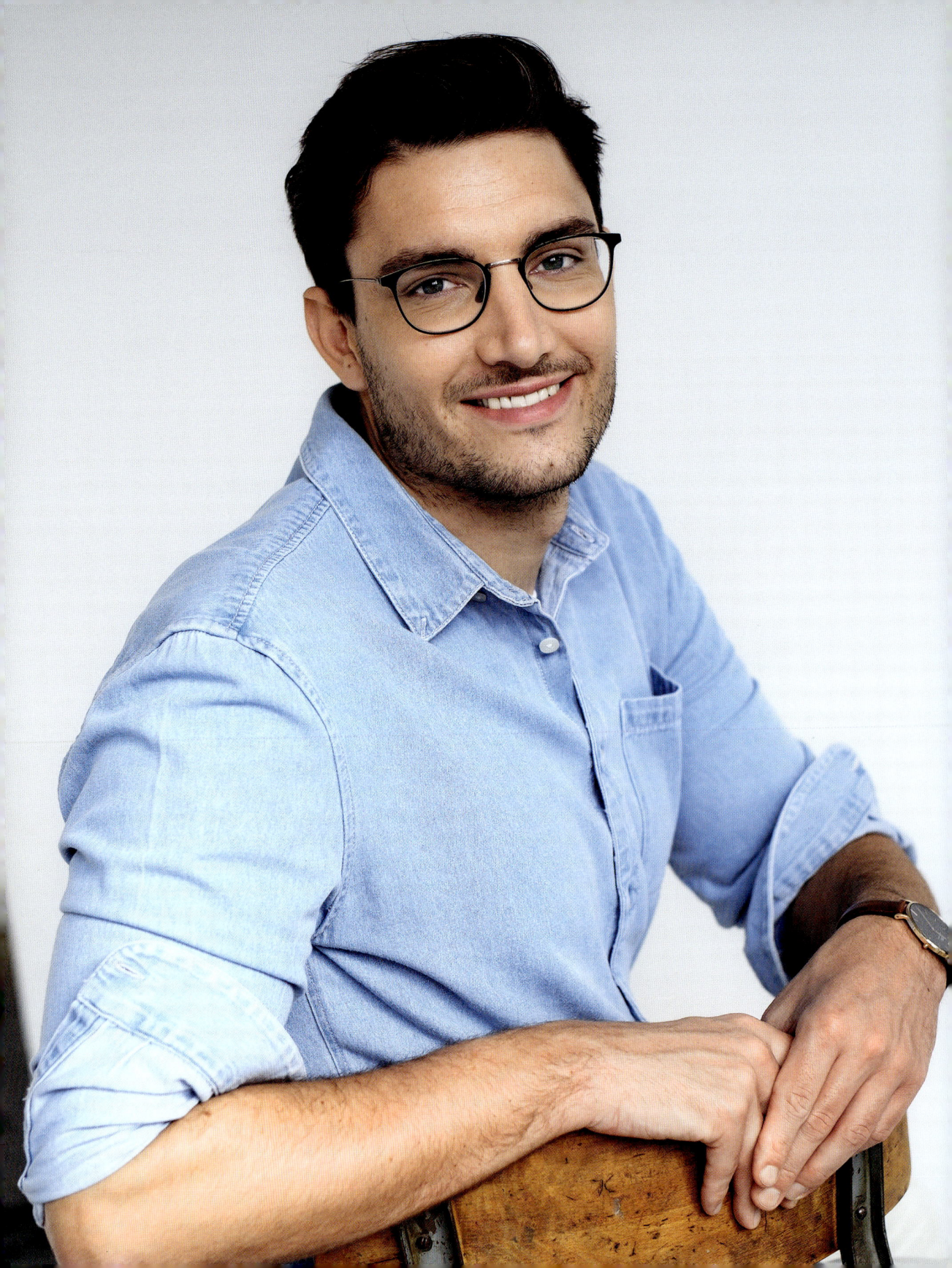

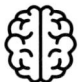

Vorwort

Puh, alles stressig – Alltag, Job, das ganze Leben. Wenn Sie dieses Buch in den Händen halten, dann kennen Sie das Gefühl vermutlich, und Sie sind damit nicht allein.

Mich überfiel es mit Anfang zwanzig quasi aus heiterem Himmel. Gerade noch hatte ich täglich Wasserball als Leistungssport in der 1. Bundesliga betrieben und nebenher Psychologiestudium und Job jongliert, und plötzlich ging nichts mehr: stressbedingtes Burnout. Ich hing vollkommen kraftlos zu Hause rum und fraß aus Frust lauter Junkfood in mich hinein. Das ging monatelang so, bis ich 21 Kilo Übergewicht auf die Waage brachte. Es war der Tiefpunkt meines Lebens.

Und auch wenn ich es damals nicht gedacht hätte: Es war auch der Wendepunkt. Denn ich war gezwungen, mich mit den Gründen für den Zusammenbruch auseinanderzusetzen und einen völlig neuen Umgang mit Stress zu lernen – einen Weg, ihn produktiv zu nutzen, ohne mich dabei kaputt zu machen. In dem Maß, in dem ich eine neue Gelassenheit entwickelte, verschwanden auch die Pfunde auf Nimmerwiedersehen.

Kein Wunder, denn Stress und Übergewicht hängen eng zusammen. Und für beides gilt: Herumdoktern an Symptomen bringt nichts außer Jojo-Effekten. Deshalb ist es sinnvoll, den Umgang mit Stress ganz neu zu lernen. Dazu möchte ich Sie mit diesem Buch einladen: Die Kombination aus alltagstauglichen Strategien zur Stressbewältigung einerseits und gesunder Ernährung andererseits packt das Thema stressbedingtes Übergewicht an den Wurzeln. Ich wünsche Ihnen viel Spaß bei Ihrem Weg in ein gelassenes Leben mit Wunschgewicht!

Jacob Drachenberg

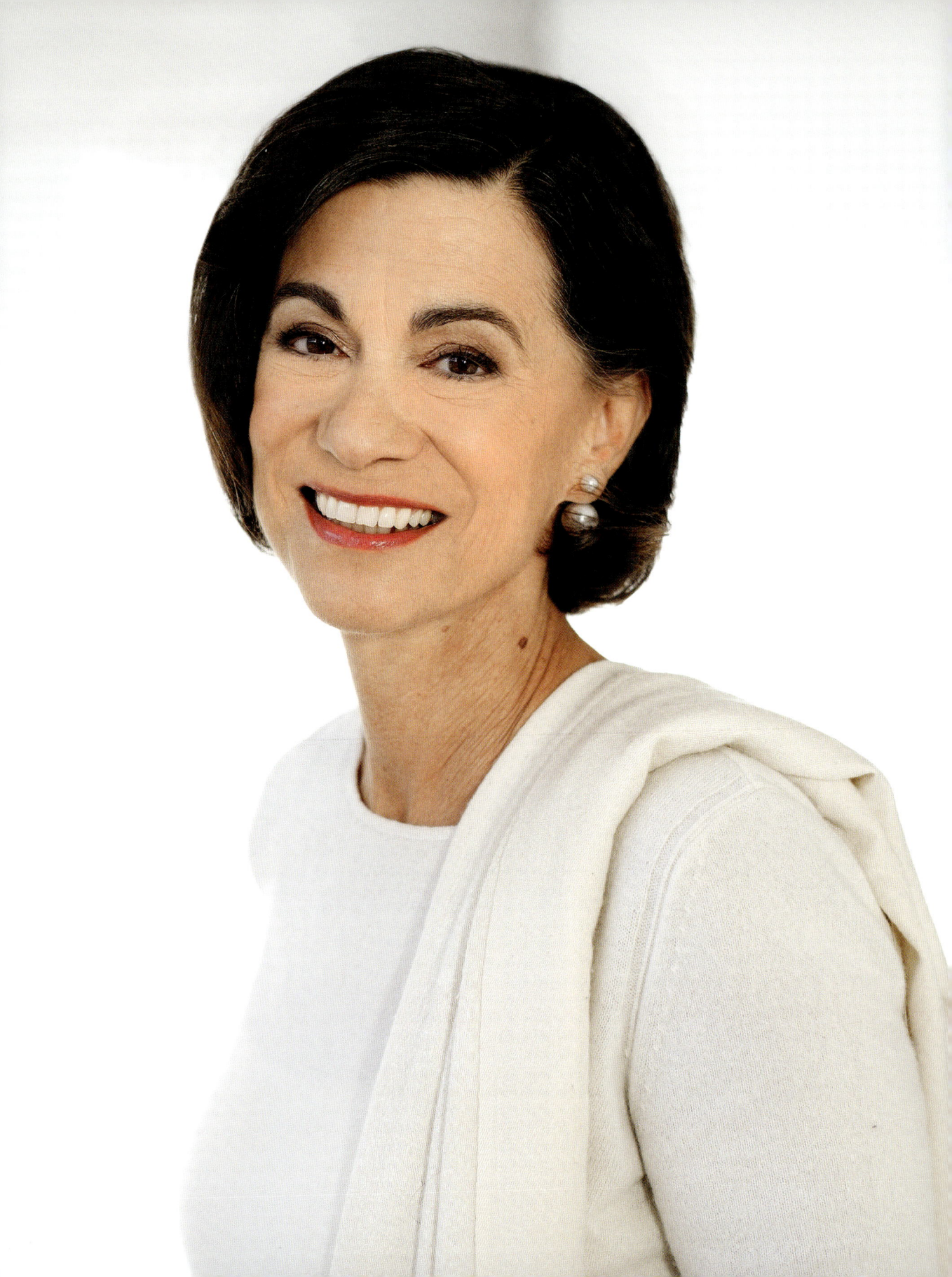

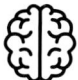

Vorwort

Dass Stress und Übergewicht miteinander zu tun haben, ist offensichtlich: Nicht nur Politiker machen es uns vor. Ich selber habe auch so manches Stresskilo zugelegt – das erste Mal während des Abiturs! In zwei Wochen legte ich 10 Prozent meines Gewichtes zu. Und musste danach ein magisches Kilo abnehmen, um bei der Deutschen Lufthansa als Stewardess beginnen zu können. Das war das schwerste Kilo meines Lebens!

Dann begann ein jahrelanger Kampf ums Gewicht mit vielen Diäten und Jojo-Effekten. Den konnte ich erst gewinnen, als ich meine Mitte fand – und eine gewisse Ordnung in mein Leben brachte. Was heißt das? Regelmäßige Mahlzeiten, wenig Süßes, aber durchaus Kohlenhydrate – allerdings die langsame Form: Vollkorn, Hülsenfrüchte, Gemüse und Obst.

Seither koche ich täglich – oder esse zumindest einmal täglich frisch Gekochtes – mit viel Gemüse. Das tut gut. Warum, das lässt sich tatsächlich wissenschaftlich erklären.

Gleichzeitig weiß ich, dass das nicht jedem möglich ist. Deshalb habe ich Rezepte entwickelt, die guttun, gleichzeitig schnell und einfach sind oder gut vorbereitet werden können. Und Wochenpläne zusammengestellt, mit denen Sie in jeder Situation – ob Single oder Familienmensch – aus dem Teufelskreis von Erschöpfung und schlechter Ernährung aussteigen können. Sie werden staunen, wie viel Kraft und Energie das gibt. Denn gutes Essen macht nicht nur glücklich, sondern auch gesund. Und genau das wünsche ich Ihnen!

Dagmar von Cramm

9

Die Drachenberg-Methode

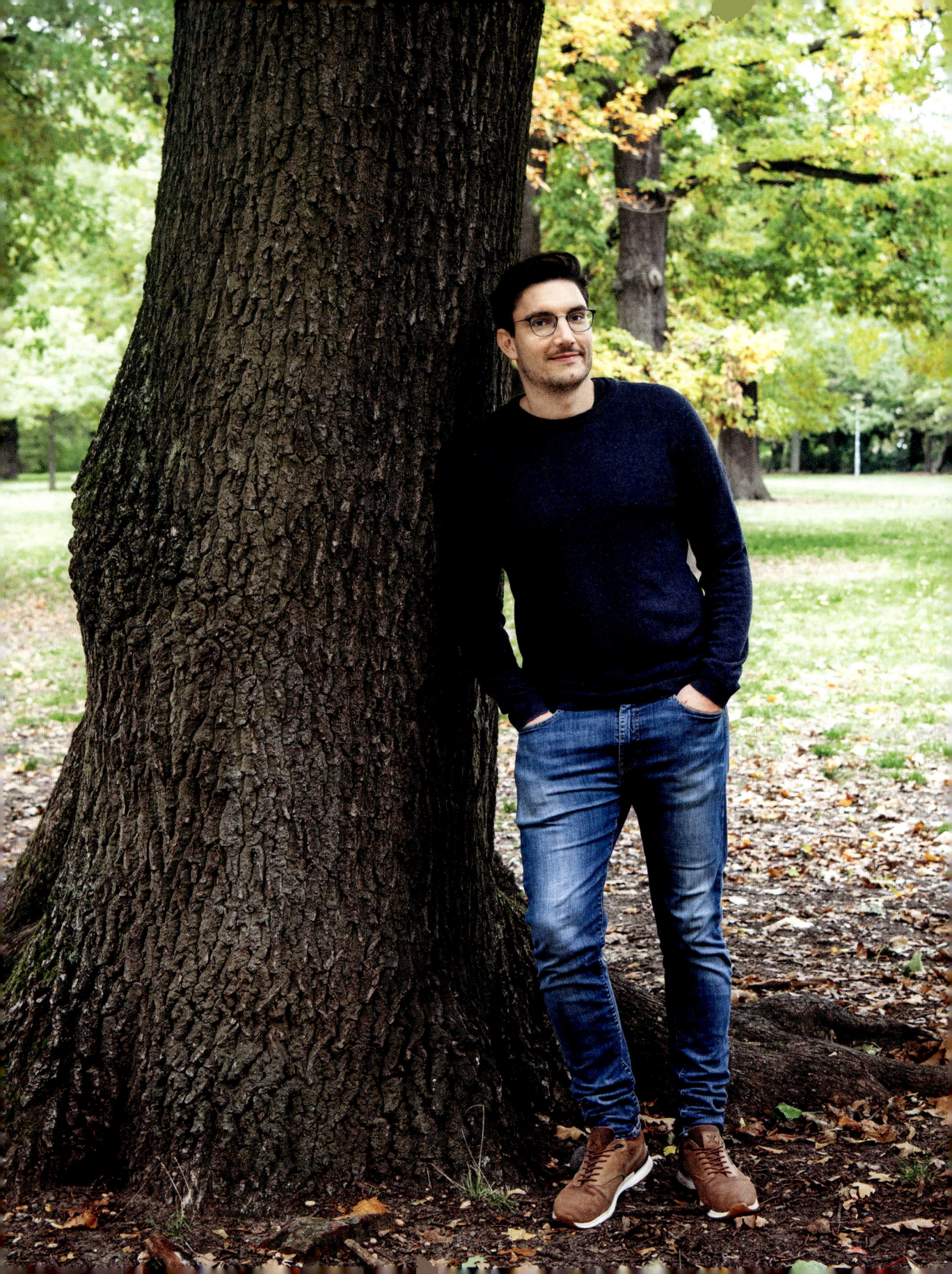

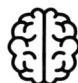

1. Stress: Was ist das? Und kann das weg?

Stress. Über kaum etwas sind sich die Leute so einig wie darüber. Alle haben ihn, alle kennen ihn, alle stöhnen, klagen, jammern darüber – mal mehr, mal weniger. Stress, das ist ein Kalender voller Termine. Das ist eine lange Liste von To-dos bei der Arbeit und (unter Umständen) eine noch längere zu Hause. Stress ist das, was die einen nachts wachliegen lässt und bei den anderen den Schokoladen- und Fast-Food-Konsum in die Höhe treibt. Stress ist schuld an schlechter Laune, Magenschmerzen und verspannten Schultern.

In einem Satz: Stress ist der Fluch unseres modernen Lebens.

Stopp! Genau das ist der entscheidende Irrtum. Ein ziemlich weit verbreiteter, zugegeben. Ich begegne ihm immer wieder: Stress sei schlecht und ungesund, heißt es, und man müsse ihn bekämpfen.

Zeitschriften titeln mit »Anti-Stress-Tipps«, Yoga- und Achtsamkeitskurse werden beworben als »Auswege aus der Stressfalle«, und alles Mögliche, vom Stromanbieterwechsel bis zum Kochrezept, dient man uns als »stressfrei« an. Aber wie sähe ein Leben ohne Stress wirklich aus? Ziemlich langweilig, so viel steht fest. Die samstägliche Sportschau fiele aus, denn niemand würde sich den Stress eines sportlichen Wettkampfs antun. Konzerte, Theater, Stand-up-Comedy – tschüss!

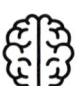

6 POSITIVE SEITEN AN STRESS

STRESS …

• hilft uns, Ziele zu erreichen: vom Sieg im Wettkampf bis zur gelungenen Präsentation im Job.

• lässt uns über uns selbst hinauswachsen und zeigt uns, wozu wir in der Lage sind, wenn es drauf ankommt.

• führt uns vor Augen, was uns wirklich wichtig ist. Denn Dinge, Menschen oder Themen, die uns egal sind, können uns weder auf die Palme bringen noch nachts wach liegen lassen.

• legt den Finger in die Wunde und zeigt uns, wo wir in unserem Leben noch Potenzial zum Lernen oder zur Weiterentwicklung haben.

• kann ein Gefühl der Lebendigkeit verleihen und Energie geben.

• ist toll, wenn er nachlässt: Allein für das High danach springen manche mit Fallschirmen aus dem Flugzeug!

Lampenfieber ist schließlich purer Stress. Niemand würde mehr Start-ups gründen oder sich für eine bessere Welt einsetzen, wenn es nur noch darum ginge, Stress zu vermeiden. Und selbst im Alltäglichen würde ziemlicher Stillstand herrschen: Warum einen Schulabschluss machen? Warum überhaupt etwas im Leben verändern wollen, egal ob es um den nächsten Karriereschritt oder einen fitteren Körper

geht? Jede Veränderung bedeutet schließlich erst einmal eins: Stress.

Diese wenigen Beispiele zeigen schon, dass Stress ganz unterschiedliche Gesichter haben kann. Und das ist eine zentrale Erkenntnis, wenn es um einen besseren, gesünderen Umgang damit geht: Stress an sich ist weder gut noch schlecht, sondern erst einmal neutral – ein biologischer Vorgang, der seine Daseinsberechtigung hat.

URALTES ÜBERLEBENS-PROGRAMM

Ich schwimme auf der Stelle, bereit, jeden Moment in Höchstgeschwindigkeit loszukraulen. Der vertraute Chlorgeruch steigt mir in die Nase, auf den Rängen jubeln die Fans, aber ich nehme beides kaum wahr. Gleich wird es losgehen, das erste Spiel der Wasserball-Europameisterschaft in Spanien, auf das unser Team der U20-Nationalmannschaft seit Monaten hintrainiert hat. Meine ganze Konzentration ist auf den Schiedsrichter fokussiert, der jeden Moment den Ball ins Wasser werfen und das Spiel anpfeifen wird. Mein Herz klopft, alle Muskeln sind angespannt.

Ich habe Stress.

Anders ausgedrückt: Mein Körper hat in diesem Moment im August 2008 sein eingebautes Alarmsystem aktiviert. Es ist ein Programm, das wir seit einer frühen Stufe

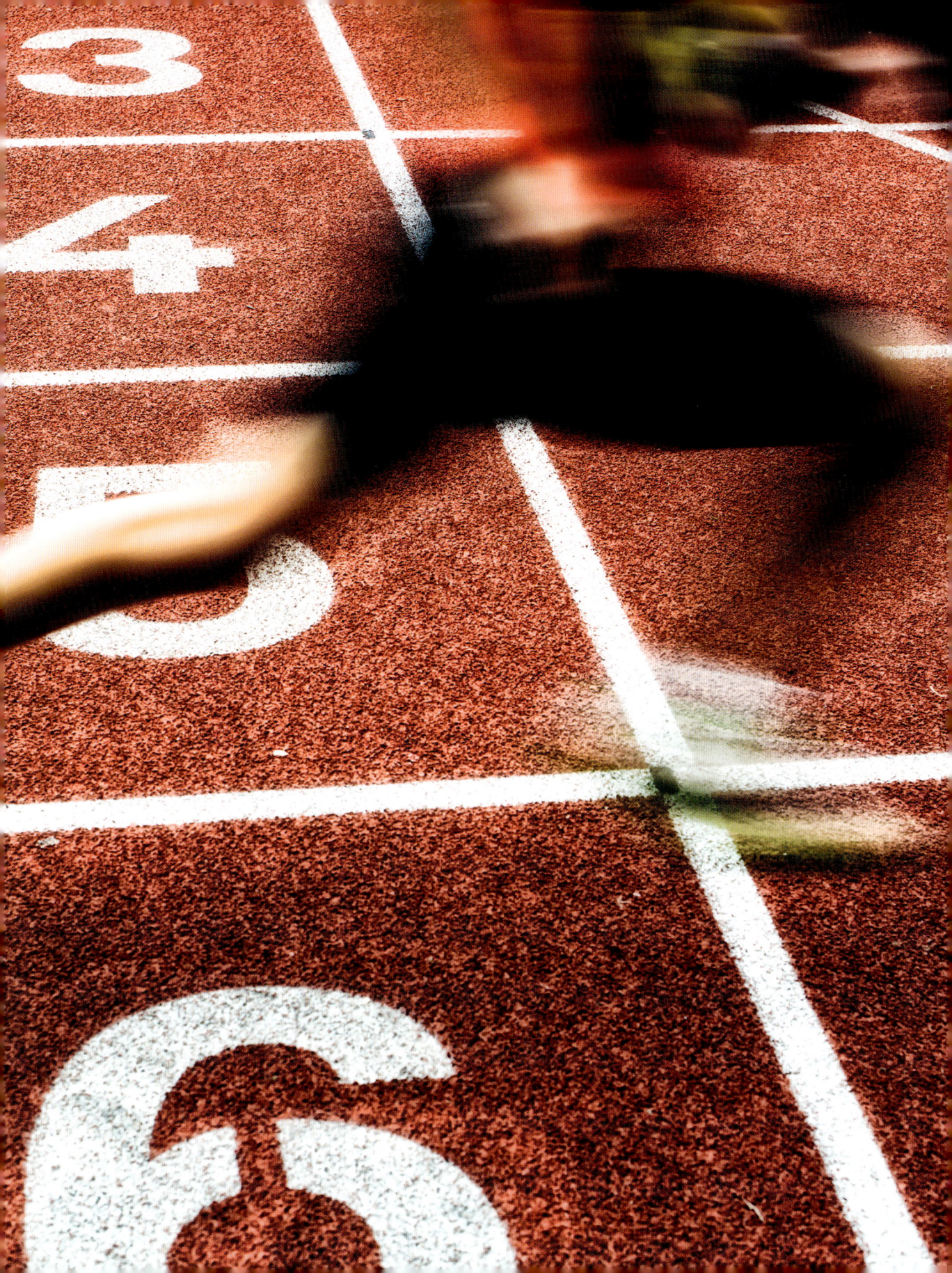

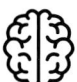

der Evolution in uns tragen und mit anderen Tieren gemeinsam haben. Zentrale Kommandostelle dafür ist das Gehirn. Es ist ständig damit beschäftigt, unsere Umwelt zu scannen und sämtliche Wahrnehmungen blitzschnell zu überprüfen: Gefahr oder nicht?

Weil das im Ernstfall natürlich nicht lange dauern darf, greift es dafür auf relativ grobe, aber für die meisten Situationen recht effektive Bewertungsmuster zurück. Grund zum Alarm sieht es beispielsweise dann, wenn eine Situation, ein Mensch, ein Tier fremd wirkt, etwas völlig anders ist als erwartet oder wenn wir andersherum das Schlimmste erwarten, weil wir in einer ähnlichen Situation schon einmal schlechte Erfahrungen gemacht haben. Laute Geräusche oder unerwartete Bewegungen sind ebenfalls Warnsignale. Deshalb erschreckt es uns, wenn über uns ein Flugzeug die Schallmauer durchbricht, und wir bekommen Angst, wenn ein Hund laut bellend und mit gebleckten Zähnen auf uns zuläuft.

Entscheidet das Gehirn, dass Gefahr im Verzug ist, sendet es eine Eilbotschaft an das Nebennierenmark: »Adrenalin, Noradrenalin und Cortisol freisetzen!« Schlagartig werden diese sogenannten Stresshormone ins Blut ausgeschüttet und machen den Körper bereit, auf die wahrgenommene Gefahr zu reagieren. Wie genau diese Reaktion aussieht, das unterscheidet sich je nach Situation.

Die urzeitliche Überlebensformel lautet »fight, flight or freeze« – Kampf, Flucht oder Erstarrung.

Was davon tatsächlich zum Zuge kommt, entscheidet das Gehirn nach Überprüfung der konkreten Gefahrenlage und der eigenen Ressourcen. Traf einer unserer Vorfahren beispielsweise auf einen Rivalen, der ihm die schöne Höhle streitig machen wollte, dann entschied er sich nach kurzem Abgleich der Muskelmasse möglicherweise für Kampf. Ein Höhlenmensch, der sich dagegen einem wütenden Mammut gegenübersah, hatte wohl beim Kräftemessen kaum Chancen und versuchte es besser mit Wegrennen. Und hatte ein Urahn den Speer zu Hause vergessen und sah plötzlich im Gebüsch die Streifen eines Säbelzahntigers aufblitzen, dann half wohl nur Totstellen – in der Hoffnung, von der furchteinflößenden Großkatze übersehen zu werden. Was die richtige Strategie ist, darüber trifft unser Gehirn bis heute in Sekundenbruchteilen eine Entscheidung.

Aber egal ob Kampf, Flucht oder der Wunsch, für die eigene Mannschaft den Ball zu erobern und ins gegnerische Tor zu werfen: Für all das brauchen wir vor allem die Muskeln. Adrenalin sorgt dafür, dass ihnen reichlich Energie zur Verfügung steht, denn es bringt das Herz dazu, schneller zu schlagen. Gleichzeitig verengt Noradrenalin die Blutgefäße, sodass der Blutdruck steigt.

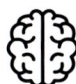

So gelangt schnell viel Blut zu den Muskeln. Durch Cortisol wird der Fettabbau angekurbelt und vermehrt Glukose (Traubenzucker) neu gebildet, der Brennstoff unserer Zellen. Der Blutzuckerspiegel steigt, und die Muskeln bekommen jede Menge Energie. Damit die Lunge genügend Sauerstoff zur Verbrennung des Zuckers nachliefern kann, erweitert das Adrenalin die Bronchien und beschleunigt den Atem.

Für dieses Zusammenspiel ist sogar ein eigenes Nervensystem verantwortlich: der Sympathikus oder das sympathische Nervensystem. Es trägt seinen Namen nicht deshalb, weil es so nett ist – auch wenn es uns dankenswerterweise vor Gefahren schützt. Das griechische Wort συμπάθεια oder sympátheia bedeutet so viel wie »Mitfühlen« und bezieht sich darauf, dass unsere Organe über dieses und andere Nervensysteme miteinander verbunden sind, sodass beispielsweise in einem Notfall alle Reaktionen unseres Körpers ineinandergreifen – weil sie eben vom Sympathikus koordiniert werden.

Die Angst verleiht Flügel, heißt es – auf jeden Fall sorgt sie neben Herzklopfen und Schweißausbrüchen für einen Energieschub. Dieses Kampf-Flucht-oder-Erstarren-Programm ist ziemlich effektiv. Schließlich kennt es unser Körper nur, weil unsere tierischen Vorfahren mit seiner Hilfe tatsächlich Rivalen besiegen, Fressfeinden entkommen und den in den Genen verankerten Mechanismus an ihre

Nachkommen weitergeben konnten. So funktioniert Evolution.

POSITIVER UND NEGATIVER STRESS

Die Wirkungen dieses Überlebensprogramms erlebte ich nicht nur an diesem Augusttag 2008, sondern in meiner Zeit als Leistungssportler bei jedem Wettkampf am eigenen Körper. Ich habe ihn geliebt, diesen Adrenalinkick – und ich genieße ihn immer noch: beim Sport, bei Vorträgen, bei der Arbeit in meinem eigenen Unternehmens. Die sogenannten Stresshormone verschaffen uns Momente, in denen wir über uns hinauswachsen. Wir können plötzlich ungeahnte Kräfte mobi-

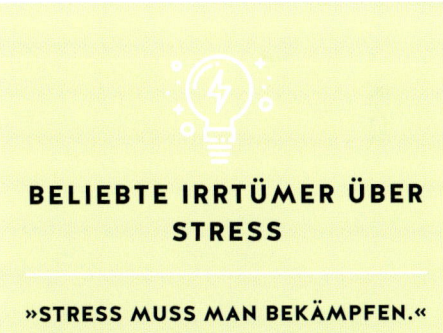

BELIEBTE IRRTÜMER ÜBER STRESS

»STRESS MUSS MAN BEKÄMPFEN.«

Schon die Formulierung klingt anstrengend – und irgendwie ein bisschen paradox. Kampf ist schließlich purer Stress! Wie wäre es denn damit, die positive Energie von Stress für die eigenen Ziele zu nutzen und gleichzeitig die negative Energie rauszunehmen? Das geht tatsächlich. Und macht das Leben viel entspannter.

17

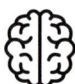

lisieren, sind doppelt so aufmerksam wie sonst, haben alles im Blick und können uns mühelos auf die vor uns liegende Herausforderung konzentrieren.

Diese Reaktion auf äußere Reize, die ursprünglich einmal das Überleben gesichert hat, das ist Stress. Das englische Wort Stress (abgeleitet vom lateinischen »stringere« – straff ziehen, anspannen) bedeutet übersetzt ja nichts anderes als Druck oder Anspannung und ist damit erst mal ziemlich wertneutral. Anspannung kann eben sowohl zu bestandenen Prüfungen führen als auch zu schlaflos durchgrübelten Nächten. In der Wissenschaft unterscheidet man deshalb oft zwischen Eustress (positivem Stress, von der griechischen Vorsilbe εὖ – gut, leicht) und Distress (negativem Stress, von der griechischen Vorsilbe δύς, die schlecht bedeutet).

Positiver Stress ist das, was ich in meinen ersten zwanzig Lebensjahren erlebte: Ab der dritten Klasse spielte ich Wasserball. Mit sechzehn trainierte ich jeden Abend, zweimal in der Woche sogar noch zusätzlich vor der Schule, und hatte an den Wochenenden Spiele. Die Schule fiel mir leicht, nach dem Abitur fing ich an, neben dem Leistungssport Psychologie zu studieren und jobbte außerdem bei einem Investor. All das fühlte sich nicht anstrengend an, sondern vollkommen natürlich. Es passte zu mir. Die Erfahrung, die ich in diesen Jahren verinnerlichte, lautete: Wenn ich etwas erreichen will, muss ich

mich nur anstrengen. Wenn ich es noch nicht erreicht habe, dann habe ich mich noch nicht genug angestrengt. Ich lebte auf Adrenalin – ein super Gefühl.

Bis ich mit einundzwanzig auf einmal den negativen Stress kennenlernte. Bis jetzt war alles bestens gelaufen: Ich war als Kapitän meines Wasserballteams dreimal deutscher Jugendmeister geworden und hatte jahrelang in der deutschen Junioren-Nationalmannschaft gespielt. Im Männerbereich spielte ich in der 1. Bundesliga und führte mein Team als Kapitän in den Euro-

DAGMAR FRAGT JACOB

»Manche Menschen lassen sich von den Gedanken stressen, dass es bei einer Einladung unhöflich wäre, nicht aufzuessen – auch wenn sie eigentlich schon satt sind. Wie kommt man aus diesem Dilemma heraus?«

Wenn ich für jemand anders gekocht habe, und der lässt etwas auf dem Teller liegen, weil er satt ist – würde ich mir wünschen, dass er (oder sie) sich überfrisst? Mit diesem Gedankenspiel kann man sich meistens klarmachen, dass die Angst vor der vermeintlichen Unhöflichkeit unbegründet ist.

Und wie immer gilt: offen kommunizieren! »Das war sehr lecker, aber ich kann nicht mehr essen, weil ich sonst Magenschmerzen bekäme.« Wer könnte dagegen wohl etwas einwenden?

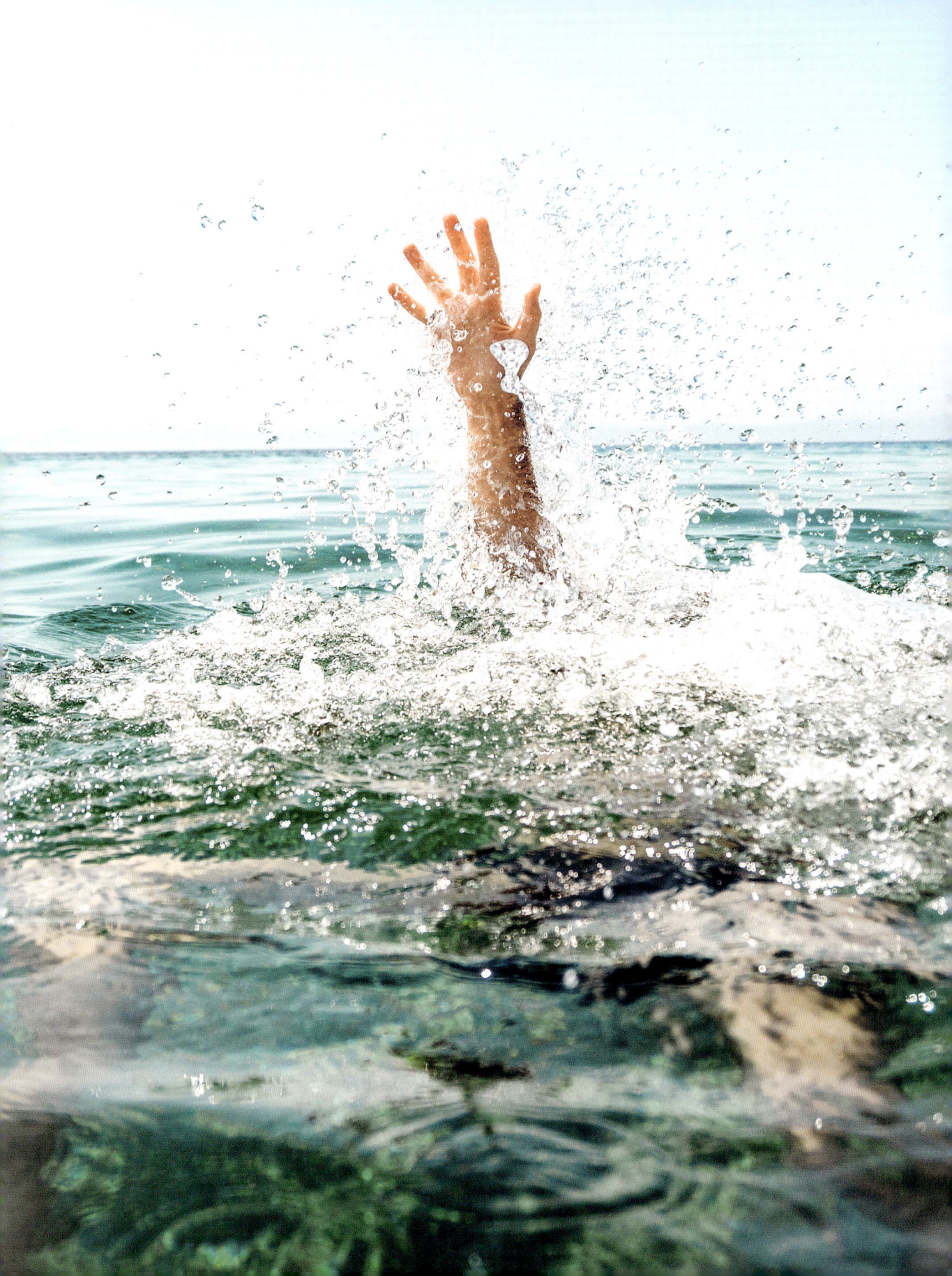

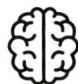

papokal – zu diesem Zeitpunkt der größte Erfolg der Vereinsgeschichte. Das Studium lief, der Nebenjob machte mir Spaß – und plötzlich hatte ich keine Energie mehr. Ich schlief schlecht, konnte mich kaum konzentrieren und spürte nichts mehr von der gewohnten Lust, mich immer weiter zu pushen. Stattdessen empfand ich Angst und Leere. Meine Leistungen sackten ab, im Sport genau wie im Studium. Ich erkannte mich selbst nicht mehr wieder. Was passierte da mit mir?

WENN STRESS CHRONISCH WIRD

Im Nachhinein ist mir klar: Ich hatte das Potenzial der ständigen Anspannung komplett ausgereizt. Der positive Stress war in sein Gegenteil umgeschlagen. Hätte ich damals im Psychologiestudium schon die biologischen Grundlagen von Stress durchgenommen, dann hätte mir das klar sein können. Denn der »fight, flight or freeze«-Mechanismus ist für die kurzfristige Reaktion auf eine akute Gefahr gemacht. Es dauert eben meistens nicht lange, bis so ein Kampf unter Rivalen entschieden ist, und auch ein wütendes Mammut gibt irgendwann die Verfolgung eines Flüchtenden auf. Genau für solche kurzen Zeitspannen alle körperlichen Ressourcen aufzubieten, um zu kämpfen oder aber die Beine in die Hand zu nehmen, ist gesund – oder lebensnotwendig. Aber danach sollte wieder Ruhe einkehren, damit die Stresshormone abgebaut werden können und sich der Körper entspannen darf. Bis zum nächsten Stressreiz.

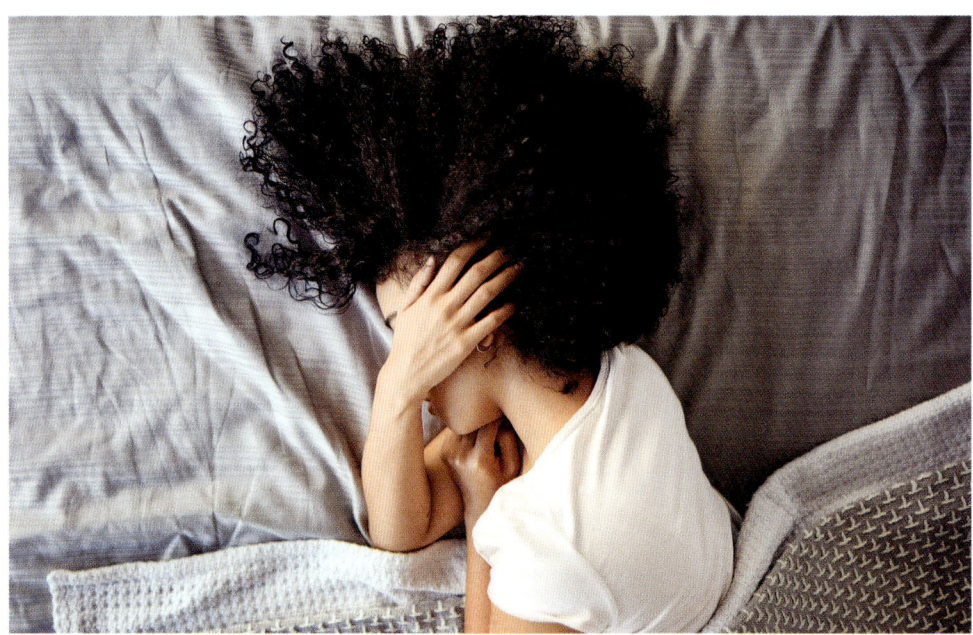

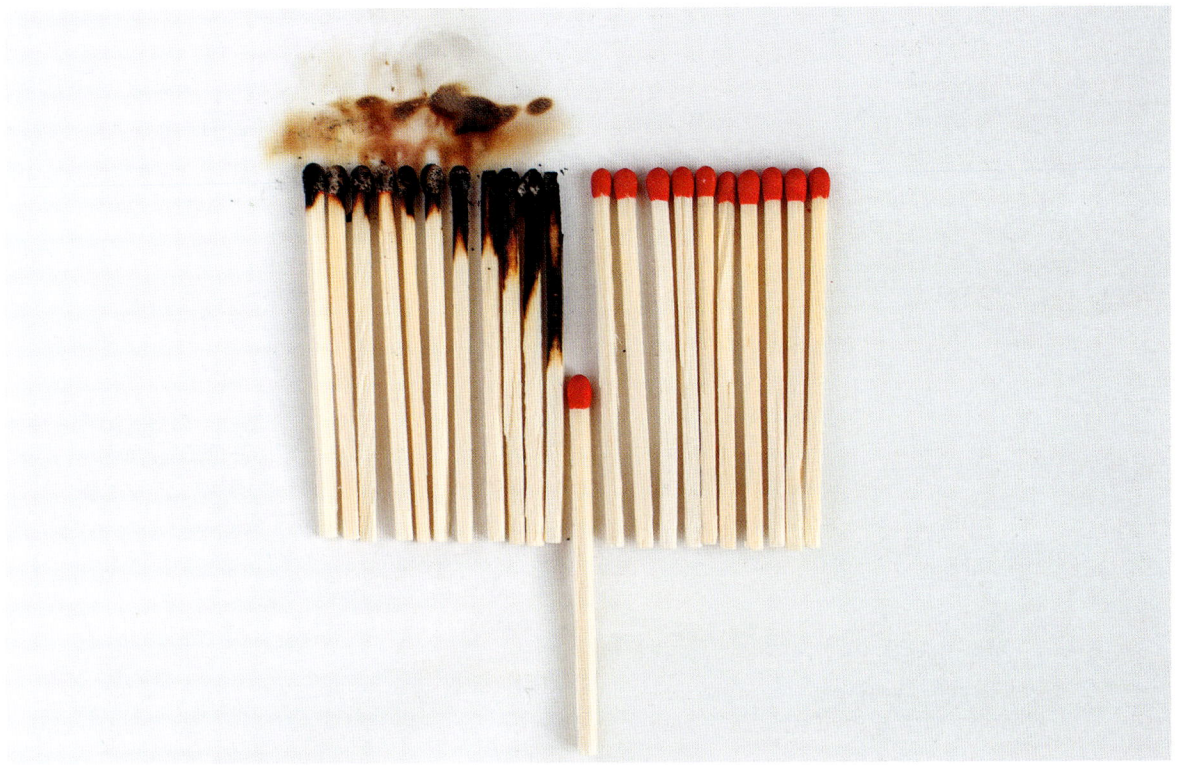

Das Problem ist, dass der in unserer Welt nicht lange auf sich warten lässt. Wir begegnen zwar kaum Säbelzahntigern und müssen im Normalfall auch nicht mehr um Wohnhöhlen kämpfen. Aber unser Gehirn macht keinen Unterschied zwischen echter Lebensgefahr und einer Alarmsituation, die vor allem in unserem Kopf stattfindet. In unserem Körper läuft daraufhin immer und immer wieder derselbe Überlebensmechanismus ab.

Eine Präsentation vor einer wichtigen Neukundin: zack, Alarm – Herzklopfen, Anspannung, das volle Programm. Kratzige Geigenmusik und huschende Schatten auf der Kinoleinwand – Alarm! Eine unfreundliche E-Mail, die uns auf einen Fehler aufmerksam macht – Alarm! Und

so weiter, und so fort. Im schlimmsten Fall kommt unser Körper aus dem Panikmodus gar nicht mehr heraus.

Das hat Folgen. Wir schlafen schlecht und wälzen uns stattdessen grübelnd im Bett herum. Am nächsten Tag fühlen wir uns erschöpft und am übernächsten noch erschöpfter. Bei der Arbeit können wir uns schlecht konzentrieren und werden vergesslicher. Kopfschmerzen und Rückenschmerzen, Herzrasen bis hin zu Panikattacken – die Liste der Stressbeschwerden ist lang. Hält der Stress über eine sehr lange Zeit an, wird er sogar lebensbedrohlich. Die Wissenschaft führt inzwischen immer mehr körperliche und psychische Erkrankungen auf chronischen Stress zurück: Herz-Kreislauf-Erkrankungen bis

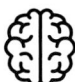

WENN DIE SEELE HILFE BRAUCHT

Alltagsstress ist das eine. Mit ihm konstruktiv umzugehen, haben wir selbst in der Hand. Die Methoden dafür zeige ich Ihnen in diesem Buch.

Ernsthafte Erkrankungen wie Burnout oder Depressionen sind allerdings etwas ganz anderes. Sie lassen sich nicht einfach allein bewältigen, sondern dazu braucht es kompetente Hilfe, beispielsweise durch Psychotherapie. Auch ich hatte in meiner Krise therapeutische Unterstützung – ohne wäre es nicht gegangen.

Wenn Sie das Gefühl haben, Ihre Seele (und vielleicht auch Ihr Körper) ist ernsthaft aus dem Gleichgewicht geraten, dann suchen Sie sich Hilfe! Erste Anlaufstelle ist Ihre hausärztliche Praxis, in akuten Krisen auch jede Krankenhaus-Notaufnahme. Außerdem ist die anonyme Telefonseelsorge rund um die Uhr kostenlos erreichbar:

0800 / 111 0 111 oder 0800 / 111 0 222 oder per Mail und Chat unter online. telefonseelsorge.de

Informationen und Hilfe finden Sie online auch unter www.deutsche-depressionshilfe.de und www.frnd.de

Vergessen Sie nicht: Depressionen sind eine Krankheit. Krankheiten können behandelt werden. Und Sie sind damit nicht allein!

hin zu Herzinfarkten und Schlaganfällen, Verdauungsprobleme, Entzündungen, Depressionen, Burnout.

Burnout. Die Wand, gegen die ich 2012 gelaufen war, hatte einen Namen. Die ständige Anspannung, aus der ich jahrelang so viel Energie gezogen hatte, war auf einmal in ihr Gegenteil umgeschlagen. Statt ständig im Turbomodus zwischen Sport, Studium und Job unterwegs zu sein, tat ich – gar nichts mehr. Ich hing zu Hause rum, kaum fähig, einen Fuß vor die Tür zu setzen. Freunde treffen? Allein der Gedanke, in diesem Zustand anderen Menschen gegenüberzutreten, schreckte mich ab. Was würden sie wohl denken, wenn sie mich so sähen? Jacob, der Überflieger, in vollem Absturz?

Ich badete in Selbstmitleid: Warum ich? Was hatte ich falsch gemacht? Warum hatte ich plötzlich mein Leben nicht mehr im Griff? Gleichzeitig fühlte ich mich vollkommen unfähig, an meinem Zustand etwas zu ändern. Apathisch starrte ich gegen die Wand oder auf das Smartphone, während ich ohne hinzusehen immer wieder die Hand nach der Schokolade ausstreckte. Drei Monate lang ernährte ich mich hauptsächlich von Junkfood und bewegte mich kaum. Essen wurde mein Tröster, meine Ablenkung, mein Lichtblick. Irgendwann kniffen die Hosen, die Hemden, sogar die Schuhe saßen enger. Als ich mich auf die Waage stellte, zeigte sie mir 21 Kilo mehr an als noch vor wenigen Monaten.

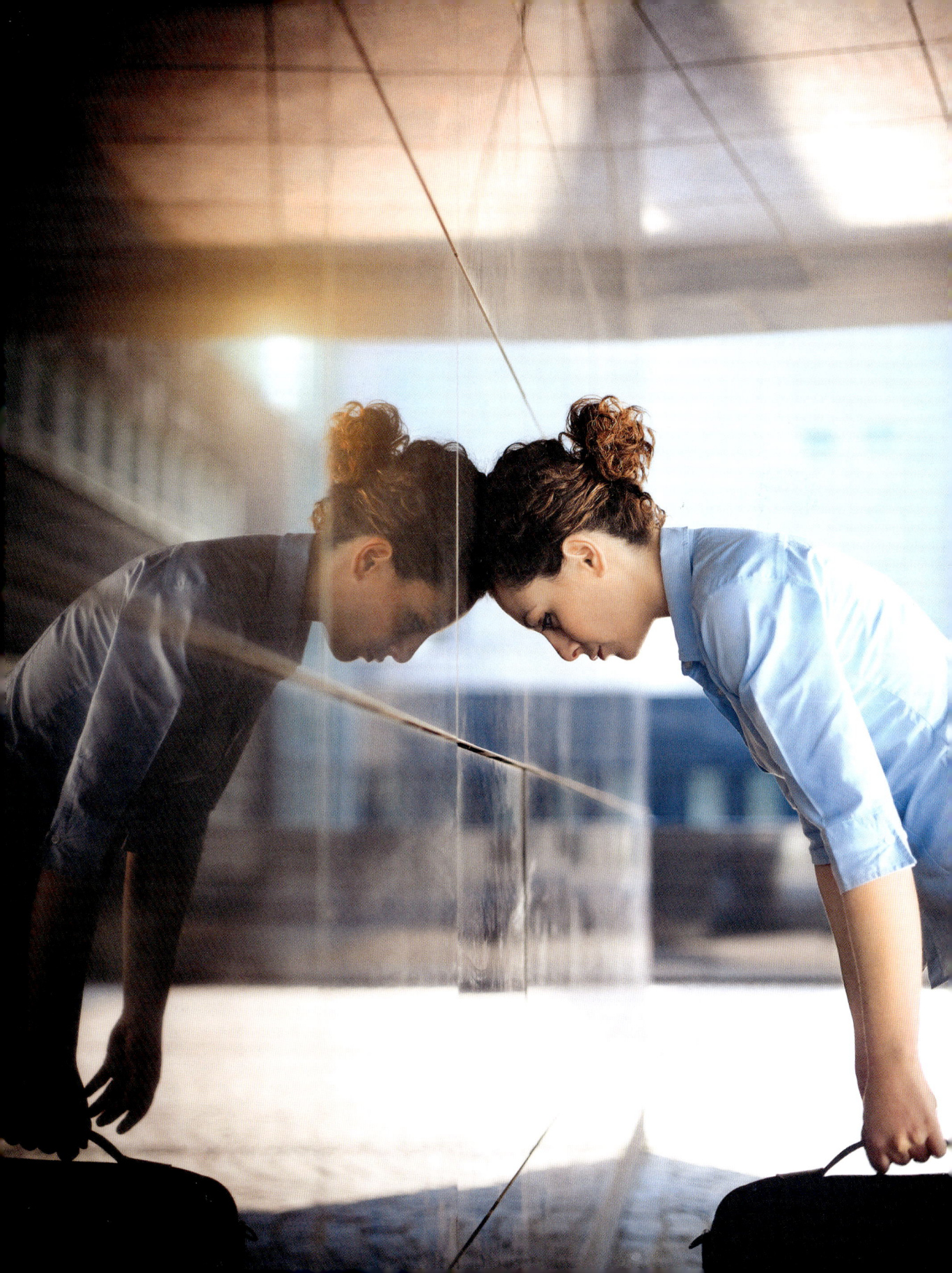

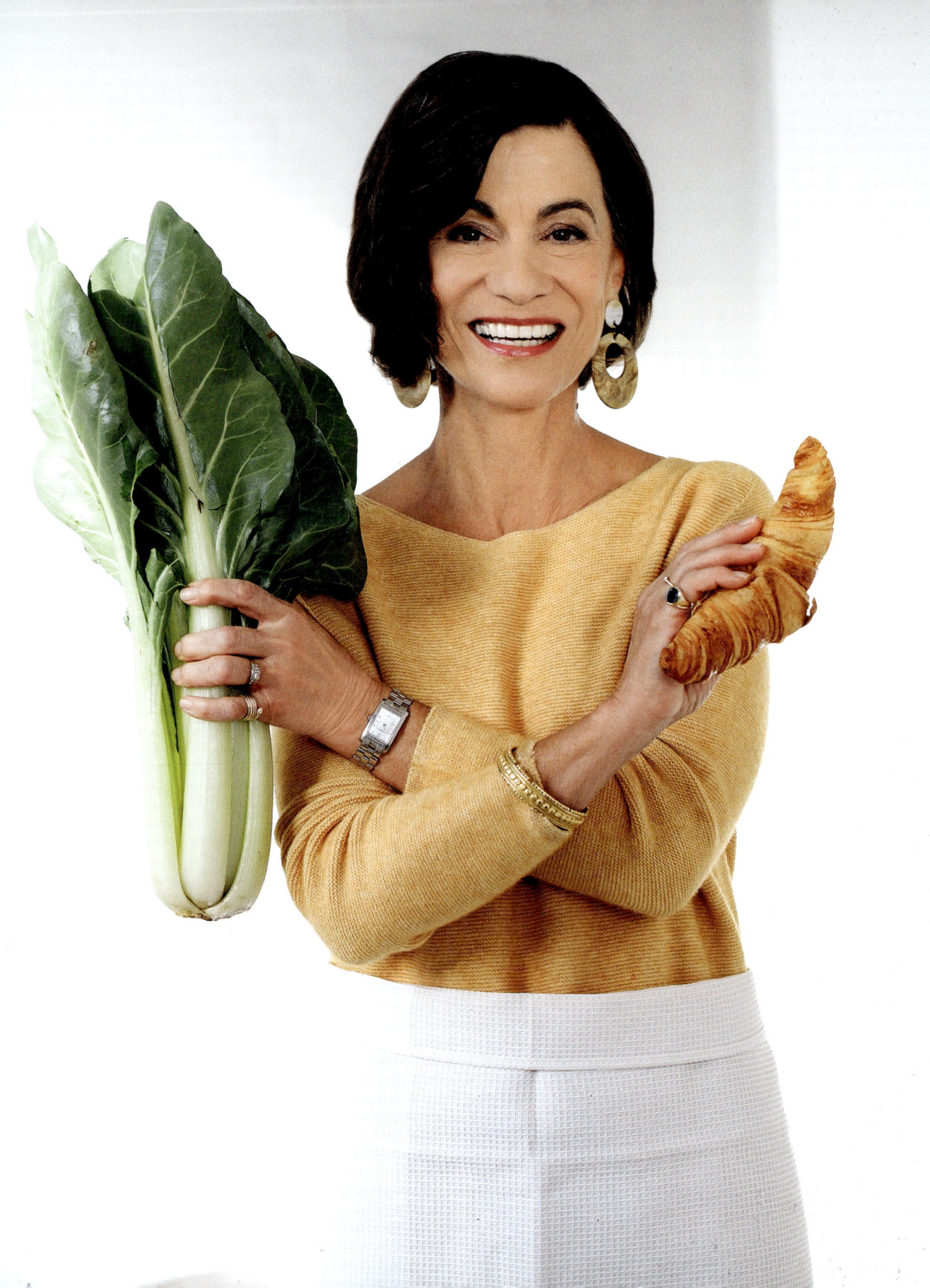

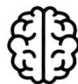

2. Warum kann Stress dick machen?

Es gibt Menschen, die bei Stress keinen Bissen mehr herunterbekommen, denen die Belastung den Appetit verschlägt und die bei Dauerbelastung abnehmen. Eigentlich ist das die natürliche Reaktion des Körpers auf Anspannung, Flucht- und Angriffsmodus: Essen würde kurzfristig die Reaktionsgeschwindigkeit reduzieren, das Blut erst einmal in unsere Verdauungsorgane lotsen und so den Muskeln entziehen. Der Steinzeitmensch hat sicher nicht vor der Jagd gefuttert, sondern erst nach Erlegen der Beute. So reagieren heute noch gerade Kinder mit natürlichem Hunger- und Sättigungsgefühl auf Stress mit Nahrungsverweigerung – vor allem beim Frühstück. Es gibt immer noch Menschen, die so auf Stress reagieren. Und ihnen geht es wahr-

scheinlich bald besser, denn ihr Körper dreht die Leistung herunter und gibt ihnen die Chance, sich zu erholen. Doch die meisten Menschen in der Wohlstandsgesellschaft reagieren anders. Sie nehmen zu. Das passiert auch zunehmend Kindern und Jugendlichen, bei denen durch Belohnung und Trost mit süßen und fetten Lebensmitteln das natürliche Verhalten aus dem Gleichgewicht geraten ist. Studien belegen, dass gerade übergewichtige Menschen sehr anfällig fürs Stressessen sind. Das ist vor allem bei chronischem Stress verhängnisvoll. Bestes Beispiel sind Politiker: Ihre Kleidergröße nimmt Jahr für Jahr zu, vor allem, wenn sie in Spitzenpositionen unterwegs sind. Ich brauche hier keine Beispiele zu nennen – sie sind

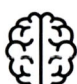

JACOB FRAGT DAGMAR

»Es gibt ja zwei grundsätzliche Stress-Ess-Typen: Die einen vergessen in Stressphasen das Essen, die anderen snacken permanent. Welche Verhaltenstipps kann man den beiden jeweils geben?«

Eigentlich ist es natürlich, im Stress nichts zu essen: Der Körper braucht die Energie für andere Dinge. Wenn das kein Dauerzustand ist: Kein Problem! Das, was man dann isst, sollte allerdings vollwertig sein! Die Dauersnacker sollten ihre Snackvorräte vernichten – und keinen Nachschub besorgen. Am Ende hilft beiden mein Ernährungskonzept (siehe S. 111ff.).

zahlreich und auch in unserem Land in den Medien gut zu beobachten. Was sind die Mechanismen, die hinter dieser Gewichtszunahme stecken? Und können wir sie austricksen?

DIE MACHT DER HORMONE

Sie haben ja schon gelesen, dass einige Hormone eine wichtige Rolle in Zusammenhang mit Stress spielen: Adrenalin, Noradrenalin und Cortisol. Sie bilden die sogenannte HPA-Achse, die vom Hypothalamus über die Hirnanhangsdrüse bis zur Nebennierenrinde führt, wo die Hormone ausgestoßen werden. Bei chro-

nischem Stress werden andere Hormone unterdrückt. Die Muskelmasse sinkt, die Fettmasse steigt. Das liegt zum großen Teil am Cortisol. Denn dieses Hormon stellt Energie bereit. Essen kann die hormonelle Situation vorübergehend beruhigen. Wenn der Stress aber zum Dauerzustand wird, dann führt das kurzfristig beruhigende Stressessen zwangsläufig zu Übergewicht.

Cortisol erhöht den Blutzuckerspiegel und löst dadurch eine Insulinflut aus. Das schleust wiederum die Energie, die ja eigentlich für Flucht oder Kampf bereitgestellt wird, in die Fettzellen. Gleichzeitig signalisiert uns Cortisol: Du bist bedroht – wappne dich für die Krise. Und das war in der Vergangenheit eben eher eine Hungerperiode. Wem es gelang, vorher ein Fettpolster anzulegen, der überlebte. Und gab diese Form der Krisenbewältigung an uns, die Nachfahren weiter. Deshalb nehmen die meisten Menschen unter Dauerstress zu. Und zwar in erster Linie am Bauch, denn dort legen wir unsere Kurzzeitreserven an. Das Fett unter der Haut und auf Hüften und Oberschenkeln dagegen ist ein träger Speicher. Nicht schön, aber nicht so gefährlich wie unser Bauchfett, das sogenannte viszerale Fett. Denn das kann zu einem erhöhten Blutdruck sowie Cholesterinspiegel und zu Arteriosklerose, einer Verengung der Blutgefäße, führen.

Cortisol hemmt Schmerzen – das nimmt uns auch ein Stück Selbstwahrnehmung: Wir spüren nicht, was wir jetzt eigentlich

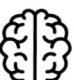

brauchen. Das macht es noch mal schwieriger, angemessen auf Stress zu reagieren. Unser Blutdruck und der ungesunde Fettgehalt im Blut steigen ebenfalls und machen uns krank. Gleichzeitig vermindert sich die Durchblutung von Haut und Darm. Das bedeutet: Unsere Verdauungsleistung nimmt ab und wird träge.

Cortisol scheint also letzten Endes die Hebel in Richtung Fettpolster umzulegen. Dabei wird es von Noradrenalin unterstützt, das eine anregende Wirkung hat bis hin zur Euphorie. Und von Adrenalin, das uns wach und konzentriert macht, aber ohne eine euphorisierende Wirkung.

Chronischer Stress erhöht den Cortisolspiegel. Und das wiederum führt zu Fetteinlagerung.

Im Hinblick auf Glücksgefühle und Essen spielt auch Serotonin eine Rolle. Es gilt als Glückshormon schlechthin, kann Schmerzen und Hunger dämpfen und die Muskelkraft erhöhen. Serotonin aktiviert seinerseits auch Endorphine – die, flapsig gesagt, happy machen und Schmerzen, Erschöpfung und Depression ausschalten. Noradrenalin sorgt dafür, dass die Endorphine nicht abgebaut werden und die Wirkung anhält. Serotonin spielt aber ebenso eine

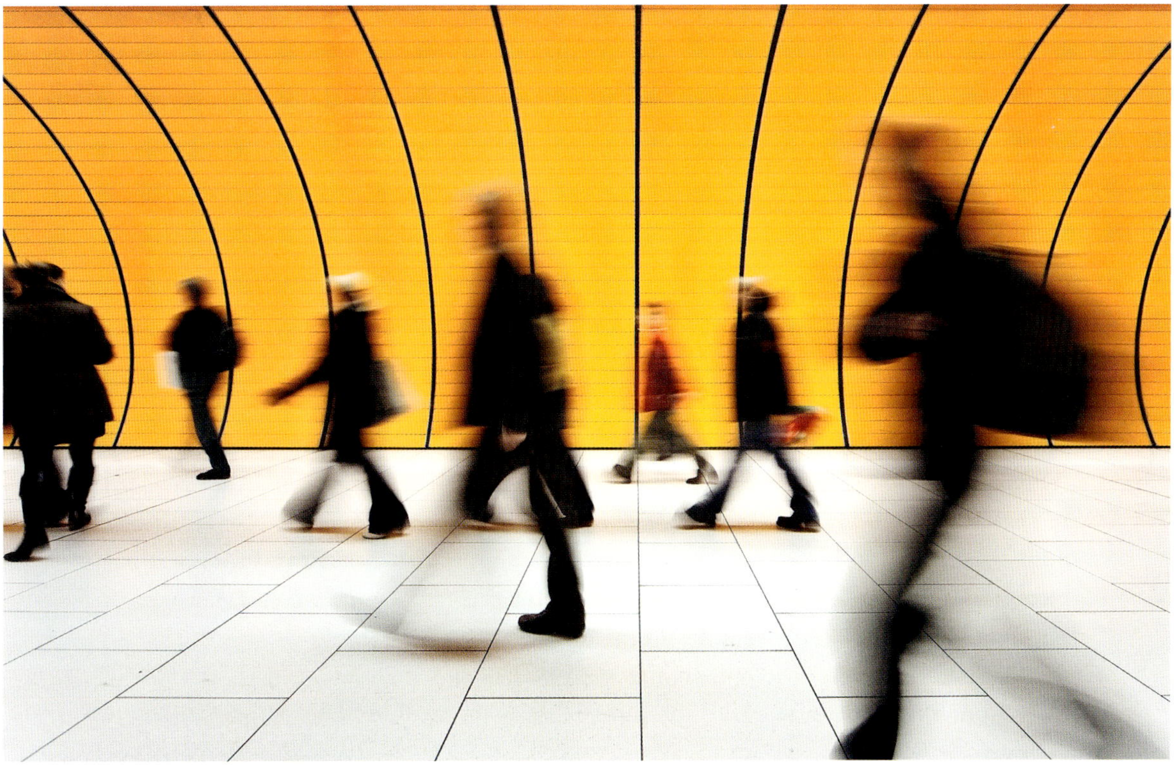

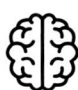

Schlüsselrolle im Schlaf-Wach-Rhythmus unseres Körpers.

ZU WENIG SCHLAF!

Ein Mensch, der viel arbeitet und wenig schläft, verbrennt eigentlich mehr Energie als ein Langschläfer. Legendäre Herrscher wie Napoleon oder Cäsar, aber auch Politiker wie Obama oder Margaret Thatcher scheinen das zu belegen. Aber tatsächlich sind sie die Ausnahme: Wenig Schlaf lässt nämlich das Risiko für Übergewicht steigen. Menschen, die nur fünf Stunden schlafen, haben ein 50-prozentiges Risiko für Übergewicht. Bei sechs Stunden beträgt das Risiko, übergewichtig zu werden, immerhin noch 23 Prozent. Auch dafür sind Hormone verantwortlich. Sie unterliegen einem circadianen Rhythmus, der sich beim gesunden Menschen auf eine Zeitspanne von 24 Stunden eingespielt hat.

Cortisol ist dabei der Wachmacher. Es sorgt dafür, dass wir morgens aufwachen und sinkt im Tagesverlauf dann kontinuierlich ab. Sein Gegenspieler ist das Melatonin, das wiederum abends dafür sorgt, dass wir müde werden. Wenn unser Stressmanagement nicht mehr funktioniert, dann fehlt der starke Cortisolanstieg morgens – und der Abfall zum Abend hin. Entsprechend verläuft auch die Melatoninproduktion im Sande. Sie können dann trotz Müdigkeit nicht richtig schlafen und kommen einfach nicht zur Ruhe.

Die fehlende Nachtruhe hat Auswirkungen auf die Produktion der Hormone Leptin und Ghrelin. Leptin wird im Fettgewebe gebildet und meldet die Höhe der Fettreserven ans Gehirn, es sendet also Sättigungssignale. Bei Übergewichtigen scheint das aber keine Wirkung mehr zu haben – sie sind immun, auch wenn man ihnen Leptin injiziert.

Der Gegenspieler Ghrelin dagegen regt den Appetit an. Dieses Hormon wird im Magen-Darm-Trakt gebildet und steigt, wenn der Magen leer ist und der Blutzuckerspiegel sinkt. Wer wenig schläft, hat laut Studien einen höheren Ghrelin- und einen niedrigen Leptinspiegel. Das heißt: Der Appetit ist ständig vorhanden und ein Sättigungsgefühl mag sich auf der anderen Seite nicht einstellen.

Wissenschaftler vermuten, dass das ursprünglich in unseren Breitengraden mit den Jahreszeiten zusammenhing: Im Sommer war reichlich Nahrung da – Schlaf und Sättigungsgefühl nicht sinnvoll, der Ghrelinspiegel auf hohem Niveau. Im Winter dagegen, wenn es wenig zu essen gab, wurde die Nachtruhe verlängert und der Appetit schlief ebenfalls ein. Das hilft uns heute wenig: Wer zu wenig schläft, löst damit unbewusst einen »Sommer« aus und animiert das Gehirn dazu, permanent nach Futter zu rufen.

Zu wenig Schlaf erhöht die Lust auf »Kalorienbomben«.

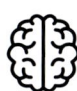

APPETIT ODER HUNGER?

Der pawlowsche Hund ist im Allgemeinwissen fest verankert: Der Verhaltensforscher Pawlow fütterte seinen Hund jeden Tag pünktlich beim Glockenläuten. Das prägte sich dem Hund so stark ein, dass er beim Bimmeln auch ohne Fütterung mit Speichelfluss reagierte.

Außenreize können also so mächtig sein, dass sie die Rolle der inneren Stimme übernehmen oder sie übertönen. Wenn nach einem üppigen Essen in einem guten Restaurant ein Dessertwagen präsentiert wird, dann ist von Hunger keine Rede. Doch den Appetit wecken sie, die dekorativen Törtchen! Auch der Duft, den Blitzbäckereien oder der Bratwurststand verströmen, appelliert an unsere Sinne. Appetit entsteht, wenn genussvolle Assoziationen geweckt werden – unabhängig davon, ob denn tatsächlich ein Bedarf besteht. Werbung arbeitet damit, die Gastronomie und letzten Endes auch Fast-Food-Restaurants. Übergewichtige Menschen scheinen eher von diesen Außenreizen abhängig zu sein als Schlanke. Das lassen zumindest einzelne Studien vermuten.

Kalifornische Forscher des Human Nutrition Research Centers untersuchten die Neurophysiologie des Stressessens. Im Labor wurden Testpersonen mit unterschiedlicher Stressbelastung 500 unterschiedliche Bilder präsentiert: teilweise von gesunden, kalorienarmen Lebensmitteln, dann von süßen, eher fetten Snacks – und von Alltagsgegenständen, die nichts mit Essen zu tun hatten. Dabei wurde mithilfe von Magnetresonanztomografie die Signalwege im Gehirn abgebildet. Die Forscher fanden heraus, dass Personen mit hoher Stressbelastung ganz andere Gehirnaktivitäten zeigten als die weniger gestresste Gruppe.

Wenn die Gestressten Bilder von Kalorienbomben sahen, war die Gehirnregion, die mit Selbstkontrolle zu tun hat, fast ausgeschaltet. Eine erhöhte Aktivität fand sich dagegen im Gehirnteil, der für Emotionen zuständig ist (Amygdala). Wer unter starkem Stress leidet, der ist wohl besonders empfänglich für süßes, fettes Junkfood.

JACOB FRAGT DAGMAR

»Wenn ich zwischendurch Hunger bekomme: Woran kann ich erkennen, ob dieses Gefühl wirklich Hunger ist?«

Hunger baut sich langsam auf und ist tatsächlich eher in unserer Leibesmitte lokalisiert. Appetit kommt plötzlich – oft ausgelöst durch Düfte, ein appetitliches Gericht, Erinnerungen – durch äußere Reize. Er ist eher im Mundbereich lokalisiert – das Wasser läuft uns im Mund zusammen. Appetit kann man auch bekommen, wenn man vor Kurzem erst gegessen hat.

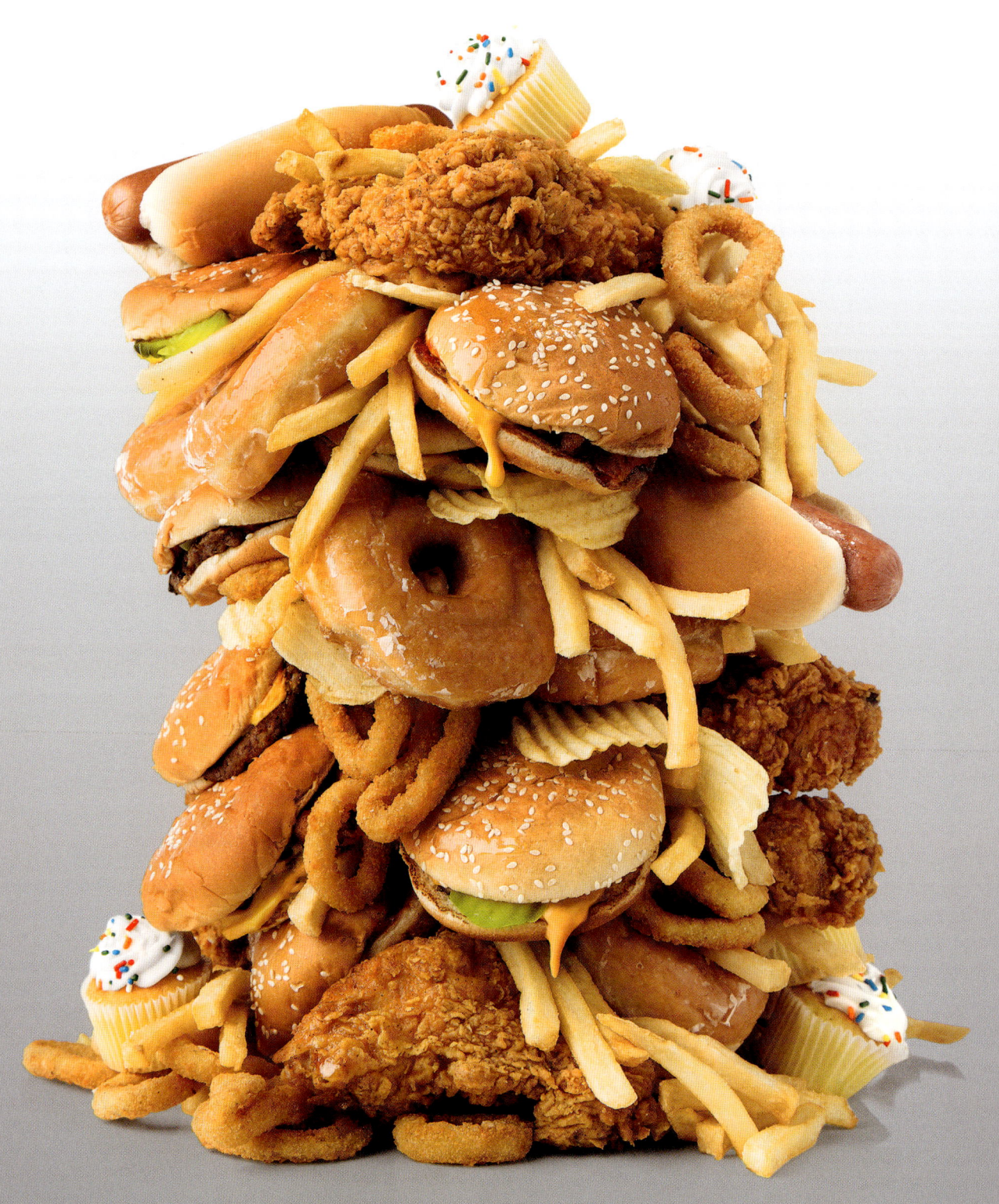

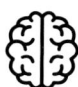

Wie können Sie feststellen, ob's nun echter Hunger oder »nur« Appetit ist? Hören Sie in sich hinein – es ist ein anderes Gefühl, ob der Bauch gut gefüllt ist, oder darin hungrige Leere herrscht.

Richtiger Hunger tritt erst mehrere Stunden nach der letzten Mahlzeit auf – Appetit dagegen ist ziemlich unabhängig davon, wann Sie was gegessen haben. Hunger strahlt vom oberen Bauchbereich aus – der Appetit dagegen beginnt im Mundbereich: Das Wasser läuft uns buchstäblich im Mund zusammen. Richtiger Hunger beginnt langsam und wächst, wenn er nicht gestillt wird – Appetit dagegen ist urplötzlich da. Hunger verschwindet, wenn man satt ist, und hinterlässt ein Gefühl der Zufriedenheit. Appetit dagegen bleibt auch bei Sättigung bestehen. Wer ihm nachgibt, fühlt sich danach eher schuldig und schämt sich. Mit anderen Worten: Hunger ist ein klares Körpersignal, Appetit hat oft viel tiefer liegende, seelische Ursachen. Psychologen sprechen dabei auch von emotionalem Hunger.

Appetit ist unabhängig vom wirklichen Kalorienbedarf.

ESSEN ALS DROGE

Das süße Glück ist der Trost schlechthin. Süße Tröster sind der Klassiker der Werbung. »Gönnen Sie sich etwas!«, »Das haben Sie verdient!«, »Verwöhnen Sie sich!«,

»Für schöne Stunden!« ... immer wird Essen mit Gefühlswelten verbunden. Und wer kennt es nicht – das Gefühl, mit Essen und Trinken den Schalter zu Glück und Wohlbefinden umzulegen.

Studien belegen, was wir eigentlich ohnehin ahnen: Frauen lassen sich eher von Emotionen beim Essen leiten. Und das schlägt bei Stress eben zu Buche. Sie essen mehr süße und fette Snacks wie Schokolade, Gebäck, Süßigkeiten, wenn sie unter Druck sind. Und nicht nur das: Sie snacken ständig. Gerade bei Stress neigen sie zum Naschen – »grazing« – rund um die Uhr. Männer greifen dagegen häufiger zu salzigen, kalorienreichen Snacks wie Chips – und Alkohol.

Auch das Ess-Tempo spielt eine Rolle: Der Cortisolspiegel in Stress-Situationen ist bei schnellem Kauen niedriger als bei langsamem Essen. In Studien konnte Kaugummikauen tatsächlich akuten Stress reduzieren. Die Kehrseite: Wer schnell isst, der isst tendenziell zu viel. Weil er zu spät merkt, dass er eigentlich satt ist.

Insgesamt sind typische Stressesser eher übergewichtig – und akuter Stress steigert ihren Appetit auf Kalorienreiches. Jede emotionale Belastung wird von ihnen als Hunger empfunden – der natürlich auch gestillt werden will.

Essen und Emotionen sind eng miteinander verknüpft.

31

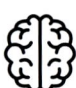

JACOB FRAGT DAGMAR

»Ich bekomme bei vielen Leuten mit, dass Intervallfasten entstressend wirkt, weil sie sich nur noch mit zwei statt mit drei Mahlzeiten am Tag befassen müssen. Wie sehen Sie diesen Aspekt aus ernährungswissenschaftlicher Perspektive?«

Man kann durchaus mit zwei Mahlzeiten auskommen, wenn die vollwertig sind und den Nährstoffbedarf decken. Dem Köper tut die Fastenphase gut und sie kann den Alltag vereinfachen. Aber keine Studie konnte bisher nachweisen, dass sie dem schlichten Kaloriensparen überlegen ist. Und: nicht jeder hält so lange durch. Also: kann, muss aber nicht!

ESSPAUSEN SIND WICHTIG!

Wir sind auf einen 24-Stunden-Rhythmus gepolt. Das Max-Planck-Institut beobachtete Studienteilnehmer, die in einem von Tageslicht und Umwelt abgeschiedenen Bunker drei bis vier Wochen ihren eigenen Rhythmus fanden. Bei der Mehrzahl betrug er 25 Stunden – vom Tageslicht wird das auf die tatsächlichen 24 Stunden des Tages geeicht. Alle Studien über langlebige Völker zeigen: Regelmäßigkeit und Rituale bestimmen ihren Alltag. Nicht zufällig haben Schichtarbeiter eher Übergewicht als andere Menschen. Sie arbeiten zu Zeiten, in denen der Körper eigentlich auf Schlaf pochen würde, und zwingen sich zum Schlaf, wenn ihr Körper von Natur aus lieber aktiv sein möchte. Passiert das auch noch im Zwei- oder Drei-Schicht-Betrieb ist es nicht verwunderlich, dass der Körper im wahrsten Sinne des Wortes aus den Fugen gerät.

Wir haben von der Studie der Max-Planck-Gesellschaft nicht nur gelernt, dass wir in einem 24-Stunden-Rhythmus leben und ein Drittel dieser Zeit verschlafen, sondern auch, dass wir in der Wachphase etwa alle fünf Stunden Hunger bekommen. Unsere innere Uhr ist auf drei Mahlzeiten am Tag geeicht. Je länger der Versuch dauerte, desto mehr Ausreißer gab es mit Perioden zwischen 10 bis 35 Stunden: der Taktgeber Sonne fehlte. Immer aber blieben das Verhältnis von Schlaf- zu Wachphasen und die drei Mahlzeiten stabil.

Was ist mit den berühmten Zwischenmahlzeiten? Schwangere und stillende Mütter und Kinder sollten durchaus zwischen den drei Hauptmahlzeiten Obst oder Milchprodukte essen. Auch untergewichtige und hoch betagte Menschen brauchen Zwischenmahlzeiten, um zuzunehmen oder ihr Gewicht zu halten. Auch körperlich hart arbeitende Menschen können ein zweites Frühstück und Vesper vertragen. Die überwältigende Mehrheit aber kommt mit drei Mahlzeiten am Tag aus.

Mehr als drei Mahlzeiten am Tag sind bei Stress gefährlich.

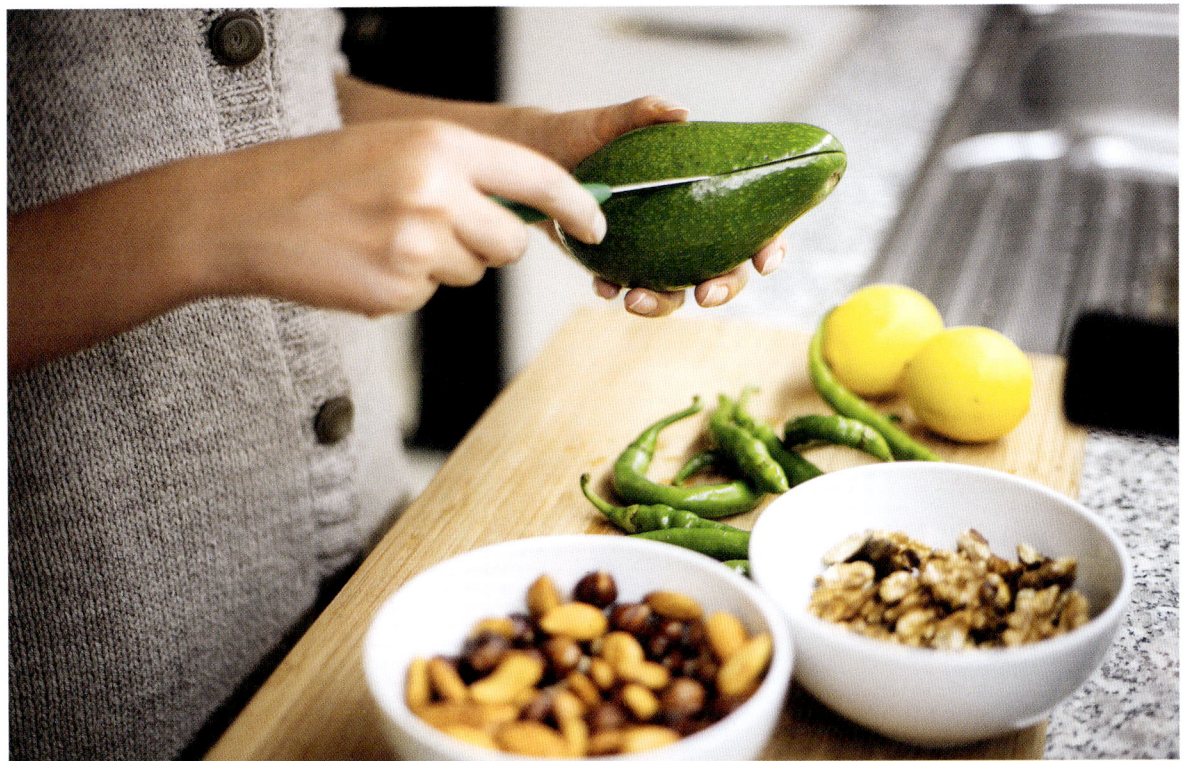

DIE WICHTIGE ROLLE DER NÄHRSTOFFE

Jetzt wird es spannend. In Zeiten von Keto und Low Carb kommt eine eher schockierende Erkenntnis: Kohlenhydrate können den Cortisolspiegel normalisieren und sowohl Leistungsfähigkeit als auch die Stimmung verbessern. Eine eiweißarme und kohlenhydratreiche Mahlzeit führte nach akutem Stress bei empfindlichen Personen zu Entspannung und guter Laune. Fette Mahlzeiten dagegen erhöhen zusätzlich den Blutdruck.

Doch es gibt auch widersprüchliche Ergebnisse zu diesen Studien. Aber sicher müssen wir Kohlenhydrate mit anderen Augen betrachten, vor allem: Wer gerade als ge-stresster Manager Keto isst, um abzunehmen und fit zu bleiben, der wird seinen Stress noch vergrößern.

Und wie sieht es mit Vitaminen und Mineralstoffen aus? Chronischer Stress führt zu einem niedrigen Magnesiumspiegel. Gleichzeitig wird der oxidative Stress im Körper erhöht. Magnesium und die antioxidativen Vitamine A, C und E sollten also in jedem Fall ausreichend zugeführt werden. In einer Studie konnte eine gute Versorgung mit den B-Vitaminen, die für die Nervenfunktion wichtig sind – B_1, B_6 und Folsäure – Stresssymptome reduzieren. Zusätzlich spielen Kalium und Eisen noch eine wichtige Rolle. Auf S. 115 finden Sie Tipps, in welchen Lebensmitteln diese Anti-Stress-Nährstoffe enthalten sind.

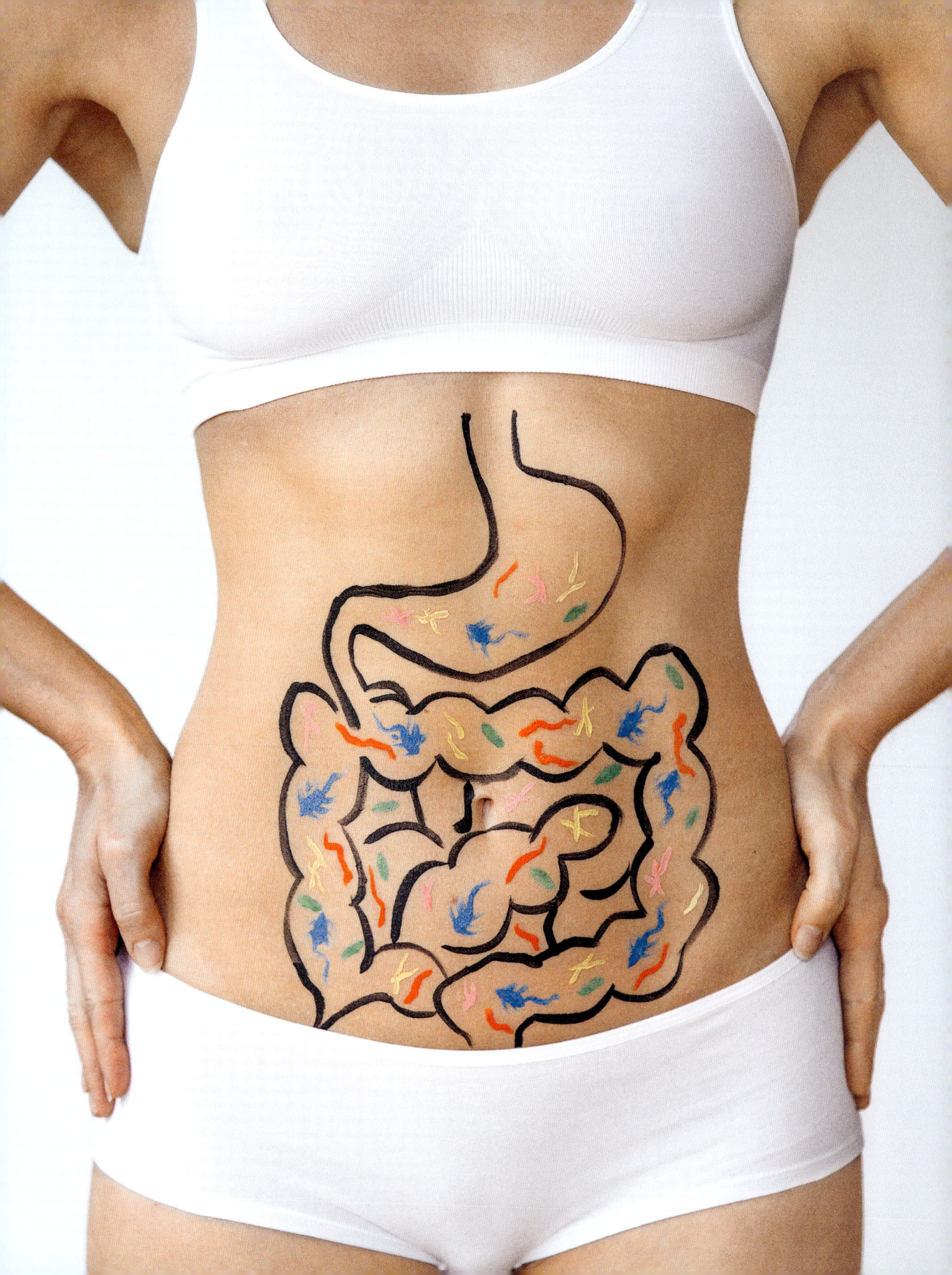

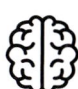

JACOB FRAGT DAGMAR

»Die Forschung findet ja immer neue Belege dafür, wie wichtig der Darm für unsere Stimmungsregulierung ist. Kann man ihn mit der richtigen Ernährung unterstützen?«

Aber ja! Ballaststoffe sind dabei das A und O. Sie dienen den Darmbakterien als Nahrung. Wichtig: dazu ausreichend trinken. Auch fermentierte Lebensmittel, vor allem, wenn sie nicht erhitzt sind, stärken die »gute« Darmmikrobiota. Also lieber Sauerteig- als Hefebrot essen, Joghurt und Kefir bevorzugen und ab und zu Sauerkraut, Kimchi oder Salzgurken essen.

Was auffällt: Vitamin B_1 ist vor allem in Vollkorn enthalten, Folsäure in Blattgemüse, Vitamin C in Obst und Gemüse, Vitamin E und B_6 in Nüssen und Saaten, Kalium in pflanzlichen Lebensmitteln überhaupt. Nur bei Eisen hat Fleisch die Nase vorne. Das bedeutet: Die Nährstoffe, die für unser Nervenkostüm wichtig sind, finden sich in erster Linie in pflanzlichen Lebensmitteln – und die bestehen zum großen Teil aus Kohlenhydraten, ergänzt von Eiweiß und gesunden Fetten.

Last but not least: Ballaststoffe sind für eine gesunde Darmmikrobiota wichtig – und die ist bei Stress nachweislich verändert. Was das wiederum fürs Gewicht

bedeutet, wissen die Forscher noch nicht. Aber ganz sicher ist: Sie unterstützten die guten Darmbakterien, wenn Sie diese mit ausreichend Ballaststoffen füttern. Außerdem liefern diese unverdaulichen Kohlenhydrate so gut wie keine für uns verwertbaren Kalorien. Enthalten sind sie ebenfalls in pflanzlichen Lebensmitteln – von Gemüse über Obst bis zu Getreide, Nüssen und Saaten. Aber essen Sie diese bitte ungehäutet bzw. aus vollem Korn für eine maximale Ballaststoffausbeute!

Fazit ist: Nichts bekämpft chronischen Stress besser, als eine vollwertige, ausgewogene, frische Kost.

Sie entspricht damit der »Planetary Health Diet«, die von der EAT-Lancet-Kommission für eine gesunde und nachhaltige Ernährung 2019 entwickelt wurde. 37 Wissenschaftler aus unterschiedlichen Disziplinen, darunter Klimaforscher, Mediziner, Politik-, Agrar- und Ernährungswissenschaftler suchten nach einer Welternährung, die bis zum Jahre 2050 alle Menschen gesund ernährt, ohne den Planeten zu zerstören. Ihre Basis ist pflanzlich, bereichert mit überschaubaren Mengen von Fleisch, Fisch, Ei und Milchprodukten. Anti-Stress-Kost tut also nicht nur uns gut, sondern auch der Erde.

Keto, Low Carb und Fast Food vergrößern den Stress!

35

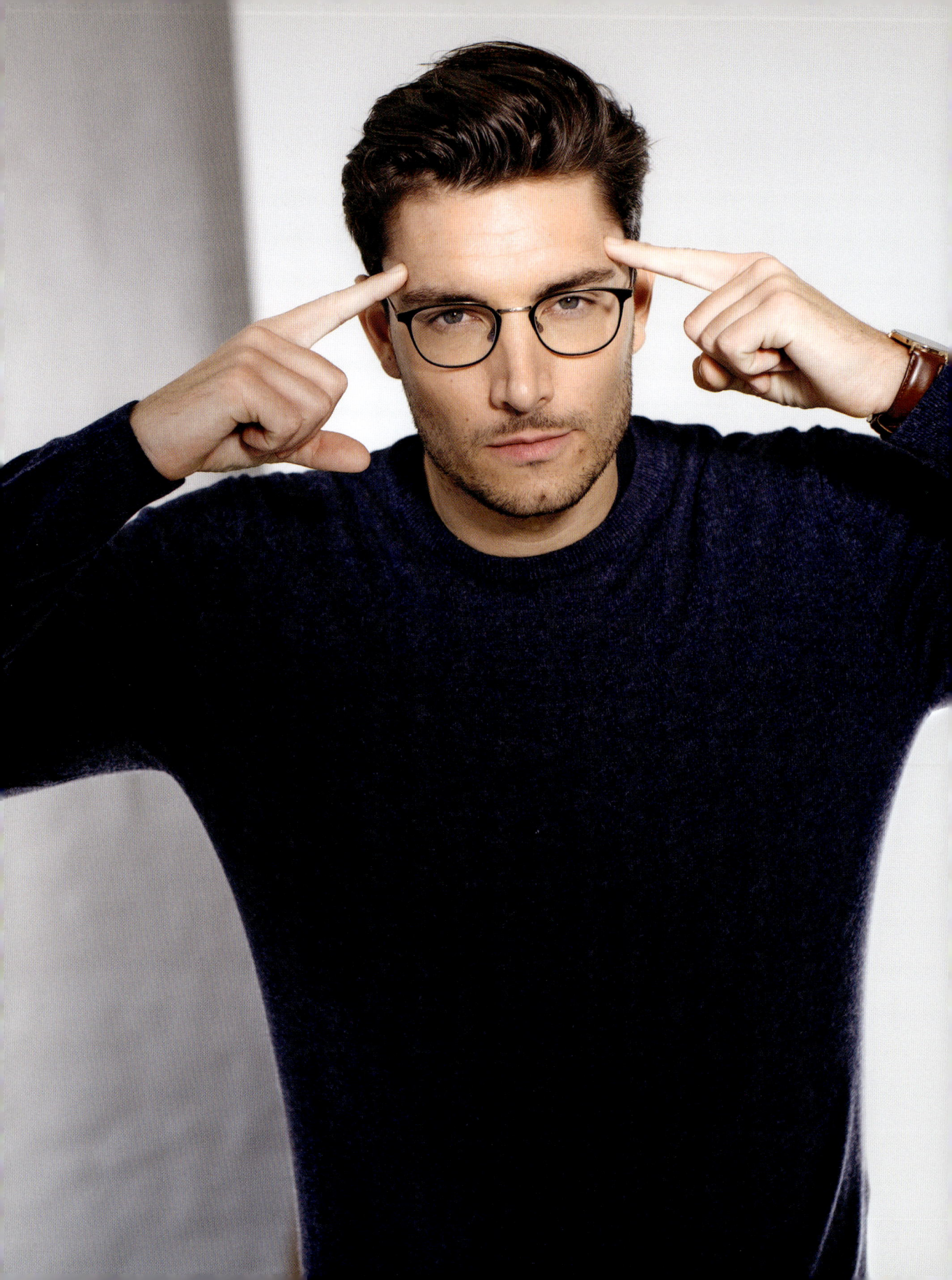

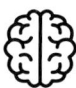

3. Stress entsteht im Kopf

Es ist kein Wunder, dass Stress ein so präsentes Thema geworden ist. Unser modernes westliches Leben hat jede Menge Begleiterscheinungen, die ängstigen, Sorgen machen und unter Druck setzen können:

• Stichwort Leistungsgesellschaft: Anerkennung bekommt vor allem, wer es geschafft hat. Das schürt Ängste, nicht mithalten zu können, und erhöht den Druck, sich immer stärker anzustrengen.

• Stichwort Multioptionsgesellschaft: Von der Zahnpasta bis zum Urlaubsziel: Die permanente Wahl zwischen vielen verschiedenen Optionen zu haben, kann zur Belastung werden.

• Stichwort Informationsflut: Wir können nicht nur Terroranschläge auf der anderen Seite der Erdkugel live miterleben, sondern werden auch überwältigt von der schieren Menge an Katastrophen, Problemen und Konflikten, über die uns die Medien berichten.

• Stichwort Social Media: Wir alle vergleichen uns insgeheim ständig mit den Idealbildern, die auf Instagram, Facebook & Co. gepostet werden. Obwohl uns im Grunde bewusst ist, dass auch die anderen nur eine inszenierte, geschönte Wirklichkeit posten, haben die meisten von uns latent das Gefühl, im Vergleich zu dem, was wir sehen, selbst nicht zu genügen.

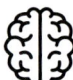

• Stichwort ständige Erreichbarkeit: Die meisten von uns haben das Smartphone immer dabei, und damit nicht nur Telefon und diverse Messenger, sondern meist auch E-Mail und Social Media. Ständig sind wir im Kontakt mit anderen, gefühlt will ständig jemand etwas von uns – und sei es nur einen Like.

• Stichwort Lärmbelästigung: Nicht nur in den Städten wird es kaum jemals leise. Baustellen, Autos, Flugverkehr und viele, viele Stimmen verhindern das Runterkommen und halten uns in ständiger Alarmbereitschaft.

• Stichwort beschleunigte Veränderung: Ständig neue Technologien sorgen dafür, dass sich nicht nur die Arbeitswelt rasant verändert, sondern unser ganzes Leben.

Das verlangt uns ständig ab, Neues zu lernen, um nicht den Anschluss zu verlieren. Und wer kann schon sagen, wie es in zehn Jahren um die eigene Branche, den eigenen Arbeitsplatz steht?

• Stichwort Sinnhaftigkeit: Je arbeitsteiliger die Gesellschaft, desto schwieriger wird es, das große Ganze und die eigene Rolle darin zu überblicken. Viele haben deshalb das Gefühl, nichts Sinnvolles zu tun und in der Welt mit ihren vielen Problemen ohnehin nichts ändern zu können.

Zu diesen gesellschaftlichen Stressfaktoren kommen die privaten hinzu: Ärger in der Partnerschaft (oder ein unfreiwilliges Single-Dasein). Ein ständig wachsender Aufgabenberg im Beruf. Die Kinder tun sich in der Schule schwer, das Geld reicht

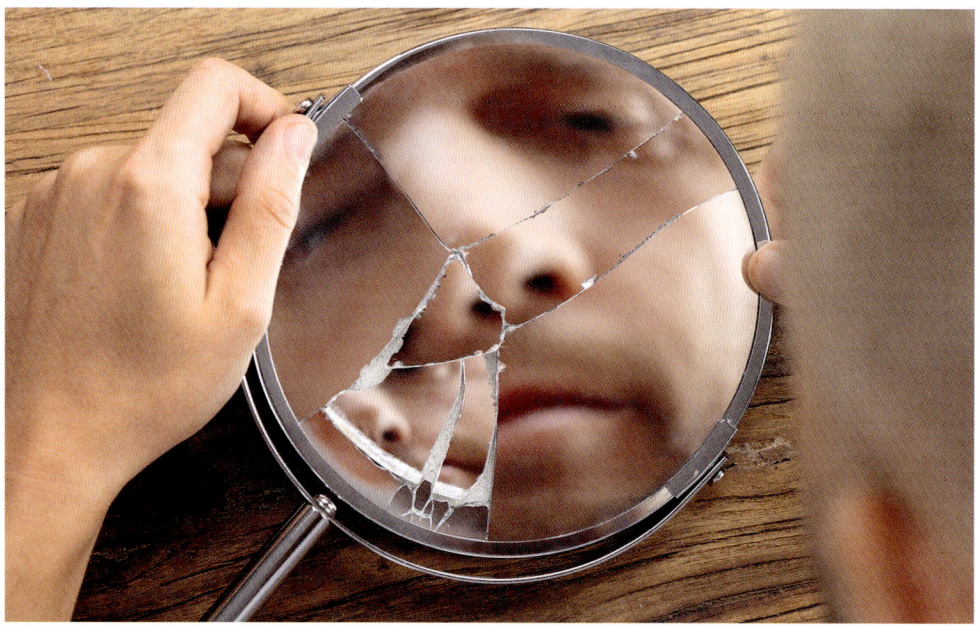

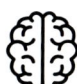

BELIEBTE IRRTÜMER ÜBER STRESS

»STRESS IST UNVERMEIDLICH, ES SEI DENN, MAN KEHRT UNSERER GESELLSCHAFT DEN RÜCKEN.«

Sind Aussteiger wirklich die Einzigen, die stressfrei leben können? Klar ist: Ein gewisses Level an Stress ist wirklich unvermeidlich, weil damit erst einmal eine ganz neutrale Körperfunktion gemeint ist. Und dieser Funktion entkommt niemand – es sei denn, man ist Buddha und erreicht das Nirwana. Aber auch einer negativen Stress-Spirale sind wir nicht hilflos ausgeliefert. Wir können nämlich lernen, mit den äußeren Stressoren, die das Leben jenseits der Aussteiger-Hängematte mit sich bringt, besser umzugehen und gleichzeitig positiven Stress für uns zu nutzen.

wieder nicht bis zum Monatsende, und der Hausarzt empfiehlt schon wieder Sport und Gewichtsabnahme.

Auf all diese Unsicherheiten und Ängste reagiert unser Körper auf die einzige Art, die er kennt: Er macht sich bereit, zu kämpfen oder zu flüchten. Aber dazu kommt es nie. Den heutigen Stressfaktoren können wir schließlich nur höchst selten davonlaufen. Unser gut funktionierendes körperliches Alarmsystem, das uns vor Urzeiten einen evolutionären Vorteil verschafft hat, weil

wir so einen Konkurrenten aus dem Weg räumen oder dem Mammut entkommen konnten, wird damit heute zum Problem.

Aber wenn Stress auf einem instinktiven Reaktionsschema beruht, lässt sich daran überhaupt etwas ändern? Jein. Daran, dass ein Alarmsignal das ganze Programm ablaufen lässt, lässt sich nichts ändern. Unser Körper reagiert innerhalb von Hundertstelsekunden und schaltet um auf Autopilot. Deshalb kann man Stress auch nicht »bekämpfen«. Und selbst wenn das ginge – will man das denn ernsthaft? Stress hat schließlich auch seine positiven Seiten, wie wir gesehen haben.

Genau das war in meiner Burnout-Phase mein Dilemma: Nicht nur, dass ich einfach keine Energie hatte, irgendwas zu bekämpfen. Den Stress aus meinem Leben zu verbannen, hätte ja überhaupt keinen Sinn ergeben! Schließlich hatte er mein Leben bis zu diesem Zeitpunkt auf positive Weise geprägt. Er hatte mich Wettkämpfe gewinnen lassen und dazu beigetragen, dass ich ein erfolgreicher Sportler geworden war. Er hatte mir erlaubt, mein Psychologiestudium, meinen anspruchsvollen Job und den Sport zu jonglieren. Er hatte all die Jahre mein Lebensgefühl und mein Selbstbild geprägt: Jacob Drachenberg, der dynamische Achiever voller Energie – der Superman.

Haha. Dieses Selbstbild bröselte immer stärker in sich zusammen, während ich

39

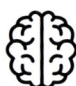

DAGMAR FRAGT JACOB

»Viele, die mit ihrem eigenen Gewicht unzufrieden sind, vergleichen sich mit anderen und geraten dadurch in Stress. Wie kommt man da raus?«

Was wir in der Öffentlichkeit (oder, noch fataler: auf Social Media) von anderen sehen, ist eine Inszenierung, nicht die Realität. Das vergessen wir nur allzu gern. Und warum sollte es unsere Erfolge abwerten, wenn andere ebenfalls erfolgreich sind, sei es in Sachen Beruf, Partnerschaft oder Fitness? Gönnen wir es ihnen doch – und machen trotzdem unser eigenes Ding.

Wenn schon vergleichen, dann am besten mit sich selbst in einer schlechteren Phase. Wenn ich mir bewusst mache, wie weit ich gekommen bin, fühle ich mich stolz. Und das motiviert mich zusätzlich für Veränderungen.

zu Hause im Bett lag und frustriert Eis und Schokolade in mich hineinstopfte. Ich wollte meinen positiven Stress zurück. Und das, was da so plötzlich in mein Leben getreten war, diese Kraftlosigkeit, diese Erschöpfung, diese Selbstzweifel – das sollte wieder verschwinden, am besten sofort und auf Nimmerwiedersehen.

Es ist vermutlich keine große Überraschung, wenn ich sage, dass das mit dem Wegwünschen nicht so richtig funktio-

niert hat. Aber im Laufe der Wochen veränderte sich trotzdem etwas. Ich merkte nämlich, dass meine tiefsten Ängste gar nicht wahr wurden. Im Lauf der Jahre hatte sich der Glaubenssatz in mir verfestigt, dass ich erfolgreich, smart, stark sein muss, um geliebt oder auch nur anerkannt zu werden. Und jetzt saß ich depressiv da, bekam mein Leben nicht mehr auf die Reihe, und der Bauch hing mir über den Hosenbund – so ziemlich das genaue Gegenteil des Superhelden, der ich immer sein wollte.

Aber was ich befürchtet hatte, dass nämlich alle Menschen um mich herum jetzt mit Fingern auf mich zeigen und lachen, bewahrheitete sich nicht. Im Gegenteil: Meine Freunde und meine Familie, die Leute im Wasserballverein und meine Kommilitonen zeigten mir, dass sie sich Sorgen um mich machten. Ich redete mit ihnen, und sie unterstützen mich. Vor allem erzählten sie mir von ihren Krisen und wie sie damit umgegangen waren.

Alle waren für mich da. Nur eine Person bekämpfte mich und warf mir immer wieder Knüppel zwischen die Beine: ich selbst. Ich war der Einzige, der immer wieder dafür sorgte, dass ich mich weiterhin schlecht fühlte – und auch noch dachte, das geschähe mir recht. »Was hängst du hier so rum, du Versager?« – »War ja klar, schon wieder die ganze Tafel Schokolade verdrückt – fetter Loser!« – »Fühl dich ruhig scheiße, du hast es nicht besser verdient!«

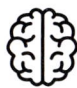

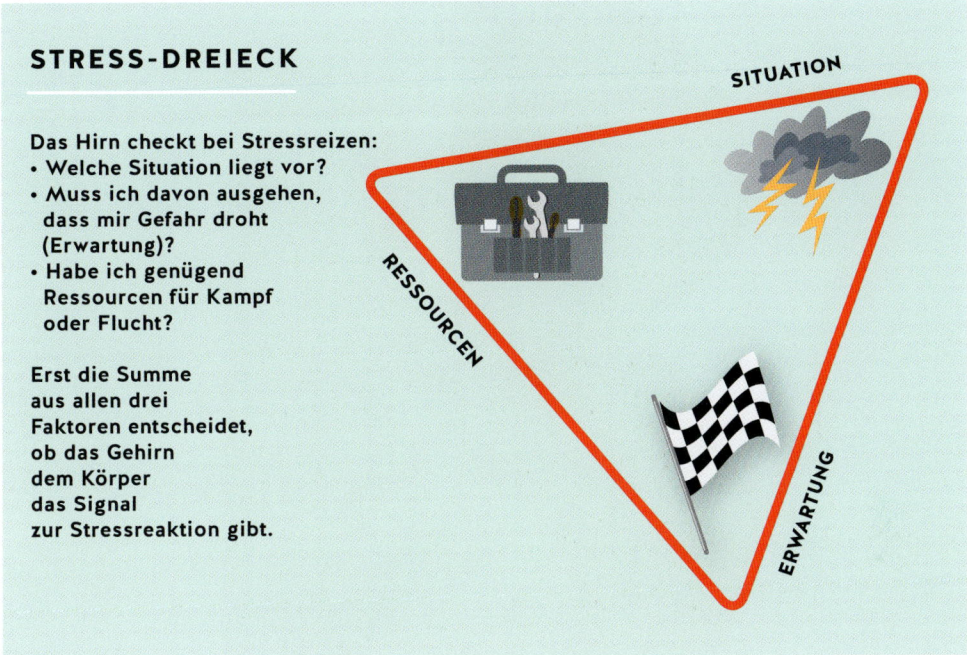

STRESS-DREIECK

Das Hirn checkt bei Stressreizen:
• **Welche Situation liegt vor?**
• **Muss ich davon ausgehen, dass mir Gefahr droht (Erwartung)?**
• **Habe ich genügend Ressourcen für Kampf oder Flucht?**

Erst die Summe aus allen drei Faktoren entscheidet, ob das Gehirn dem Körper das Signal zur Stressreaktion gibt.

SITUATION

RESSOURCEN

ERWARTUNG

Doch allmählich veränderte sich trotzdem etwas in mir. Mir wurden nämlich ein paar Dinge klar. Zum einen, dass ich meinen Stress durch meine Selbstabwertung selbst anheizte. Zum zweiten, dass die Welt nicht untergeht, wenn ich mal eine schlechte Phase habe. Und zum dritten konnte ich irgendwann wieder über mein eigenes Elend (und Selbstmitleid) hinausblicken und stellte fest: Wie Leute mit Stress umgehen, ist total unterschiedlich. Die einen leiden total darunter, die anderen scheinen ihn mühelos wegzustecken oder unter Stress sogar besonders viel zu schaffen.

Das heißt, Stress kann nicht allein auf eine körperliche Reaktion zurückzuführen sein, die in uns seit Jahrmillionen angelegt ist, denn dann sähe er für uns alle gleich aus. Es ist offenbar nicht so, dass alle auf dieselben Reize mit dem Kampf-oder-Flucht-Programm reagieren. Und was macht unsere Individualität aus und steuert unseren ganz persönlichen Umgang mit allem Möglichen, darunter eben auch Stress? Genau: das Gehirn.

MEIN STRESS, DEIN STRESS – STRESS IST PERSÖNLICH

Es ist Freitag, kurz vor Feierabend. Katharina fühlt sich schon seit Stunden reif fürs Wochenende. Als sie gerade ihren Computer herunterfahren will, blinkt eine neue E-Mail im Posteingang. Von der Chefin – na toll. Die hat sie sowieso auf dem Kieker, da ist sich Katharina sicher.

41

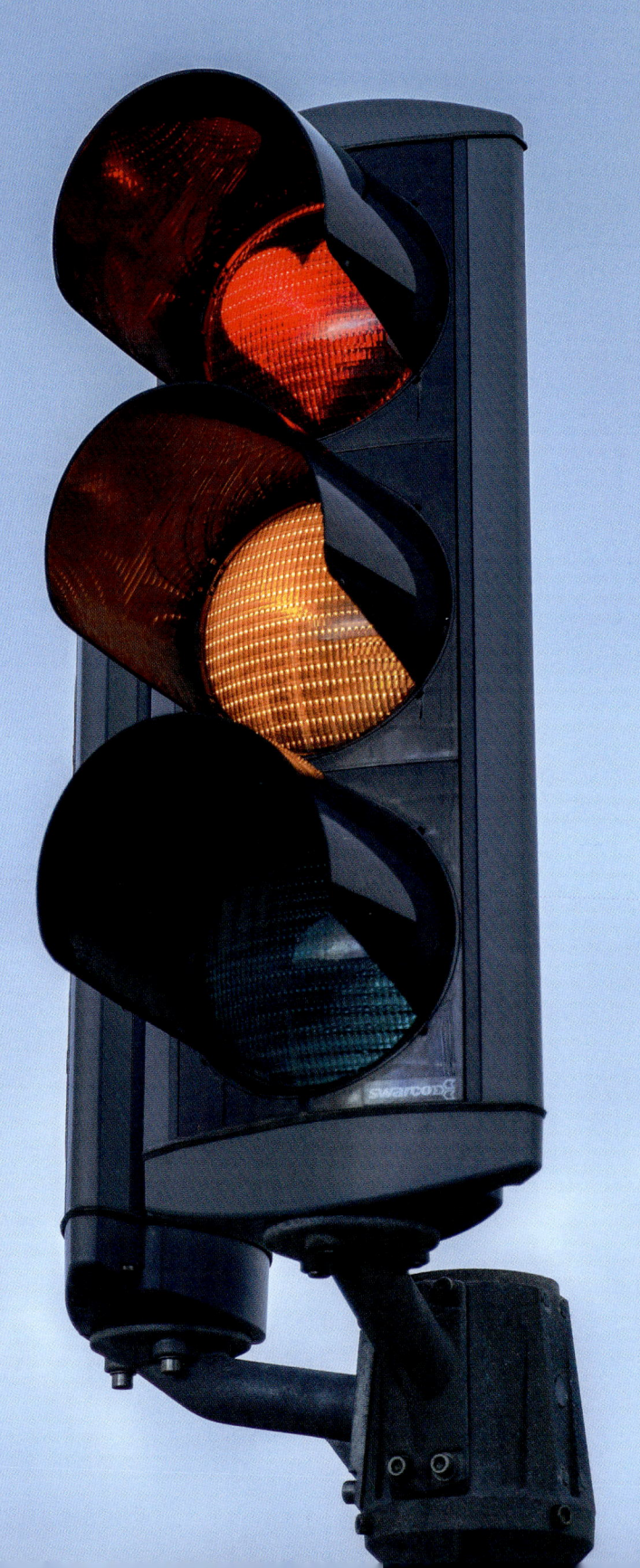

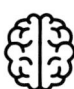

Voll böser Vorahnungen klickt sie auf die Mail. »Hallo, wir sollten uns wegen Ihrer Präsentation für das Kundenmeeting noch mal zusammensetzen. Montag, 10 Uhr? Grüße, Rita Schubert.«

Bei Katharina verflüchtigt sich in diesem Augenblick sämtliche Vorfreude auf das Wochenende. Wusste sie es doch! Die Chefin traut ihr nicht zu, die Präsentation ordentlich hinzukriegen. Und dieser herrische Ton! Noch nicht mal für »freundliche« Grüße hat es gereicht.

Katharina fühlt sich unter Druck gesetzt. Ihre Hände zittern, als sie den Laptop einpackt – sie wird zu Hause die ganze Präsentation noch mal durchgehen und feinschleifen, um sich am Montag vor der Chefin nur ja keine Blöße zu geben. Die Wanderung mit ihrer Freundin am Sonntag wird sie wohl absagen müssen. Als kleinen Trost beschließt Katharina, heute Abend Pizza zu bestellen. Eigentlich hatte sie schon alles für ein Gemüsecurry eingekauft, aber nach diesem Tiefschlag auch noch kochen? Ihr ist einfach nur danach, sich mit Pizza und einer Riesenportion Eis aufs Sofa zurückzuziehen und in ihre Lieblingsserie abzutauchen.

Händezittern, Herzklopfen und Flucht in die gefühlte Sicherheit von Sofa und Trostessen – ganz klar, Katharinas Gehirn hat ihrem Körper »Achtung, Gefahr!« signalisiert und das Alarmprogramm gestartet. Verständlich – einerseits. Aber während

Katharina frustriert nach Hause geht, klickt in ihrem Nachbarbüro ihre Kollegin Annette auf das Mailprogramm. Sie hat soeben genau die gleiche E-Mail von Frau Schubert bekommen.

Als Annette die Nachricht liest, fängt sie unwillkürlich an zu lächeln. Es war einfach die beste Entscheidung ihres Lebens, sich auf diesen Job zu bewerben. Endlich arbeitet sie in einem Team, das diesen Namen verdient, in dem sich die Chefin Zeit für ihre Mitarbeiterinnen nimmt und sie unterstützt, in dem es wirklichen Austausch gibt! Annette ist gespannt auf die Besprechung am Montag. Bestimmt hat Frau Schubert noch gute Tipps, schließlich kennt sie den Kunden schon lange. Aber erst mal Wochenende! Gut gelaunt schließt Annette wenige Minuten später die Bürotür hinter sich.

Es gibt nicht den einen Stress.
Stress sieht für jeden
anders aus.

Dass unterschiedliche Leute auf denselben Reiz vollkommen unterschiedlich reagieren, lässt sich überall beobachten.

• Vor der roten Ampel wartet der eine Autofahrer entspannt ab, während der andere mit den Fingern aufs Lenkrad trommelt.

• Wenn Freunde spontan zum Abendessen vorbeikommen, geraten die einen

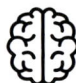

in Stress, weil sie meinen, sie müssten aus dem Stand ein tolles Essen zaubern. Die anderen stellen Brot und Butter auf den Tisch und freuen sich über den Besuch.

• Dass der Konzertabend wegen Krankheit der Künstlerin abgesagt werden muss, führt bei den einen zu Enttäuschung und Wut, bei den anderen zu Freude über den geschenkten freien Abend.

• Eine Kündigung mag bei den meisten Menschen Existenzängste auslösen – für einige wenige ist sie vielleicht der erhoffte Wink des Schicksals, endlich den Plan vom eigenen Café oder einer zeitaufwendigen Fortbildung in die Tat umzusetzen.

Natürlich gibt es Reize, die ziemlich zuverlässig für Stress oder sogar Todesangst sorgen. Ein Mensch, der sich einem Hund mit gefletschten Zähnen gegenübersieht oder merkt, dass Flammen aus dem Fenster der Nachbarwohnung schlagen, schaltet aus gutem Grund in den Alarmmodus.

Es sei denn, dieser Mensch ist ein Kleinkind. Das wackelt – zum Schrecken der Eltern – vielleicht sogar juchzend auf den Hund zu, um mit ihm zu spielen. Es erkennt einfach die Gefahr nicht. Dieses kindliche Hirn hatte noch keine Gelegenheit, die Erfahrung abzuspeichern: »Achtung, Zähnefletschen – dieser Hund könnte beißen!« Und den Brand findet das Kind womöglich sogar lustig, vor allem, wenn mit Tatütata die Feuerwehr anrückt. Die kennt es schließlich aus den Bilderbüchern, die Mama und Papa immer vorlesen. Tolle Sache!

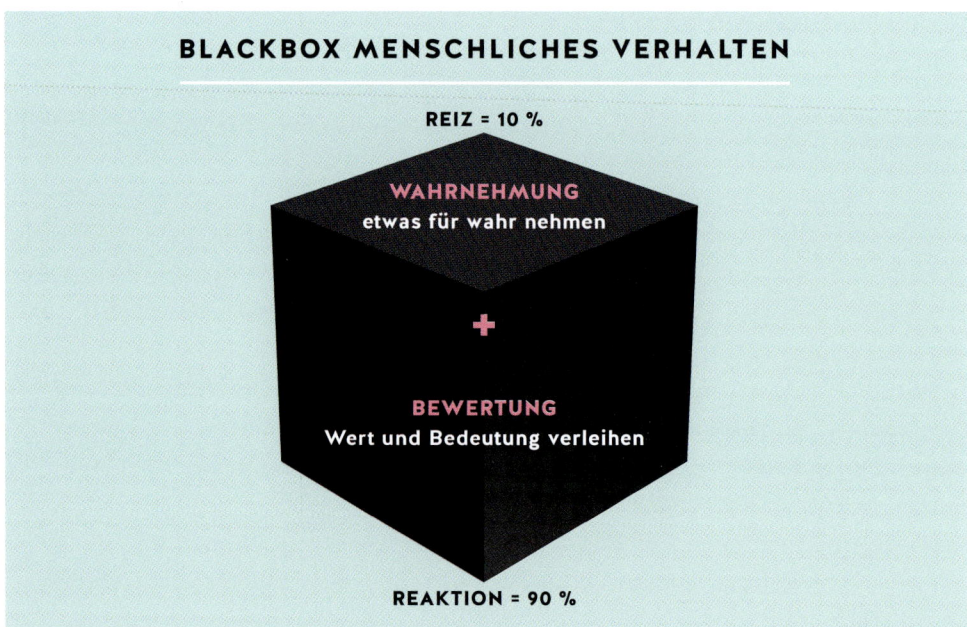

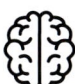

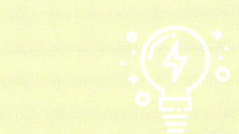

BELIEBTE IRRTÜMER ÜBER STRESS

»STRESS KOMMT VON ZU VIEL ARBEIT UND PERMANENTER ÜBERFORDERUNG.«

Es gibt auch Leute, die durch Unterforderung in eine negative Stress-Spirale geraten. Als Gegenstück zum Burnout sprechen einige sogar inzwischen vom »Boreout«, dem Zusammenbruch aus Langeweile. Natürlich ist nicht nur Langeweile die Wurzel, sondern oft das Gefühl, keinen sinnvollen Beitrag leisten zu können, verzichtbar zu sein, nicht geschätzt zu werden. Auch das stuft das Gehirn als bedrohliche Situationen ein und reagiert mit Stress.

10 PROZENT REIZ – 90 PROZENT REAKTION

Mit Stress reagiert der Körper also nur, wenn das Gehirn einen handfesten Grund für Alarm sieht. Und ob wir eine bestimmte Situation für bedrohlich halten, das wird ganz wesentlich durch unsere Erfahrungen und die daraus geformten Erwartungen geprägt. Das heißt: Für unseren Stress ist zu maximal zehn Prozent der äußere Reiz verantwortlich. Die viel größere Rolle spielt, was unser Gehirn aus diesem Reiz macht, wie es ihn verarbeitet und letztlich einordnet.

So kommt es, dass in unserem Beispiel Katharina mit Angst und Stress auf eine Situation reagiert, die Annette lediglich mit Vorfreude auf die nächste Arbeitswoche erfüllt. Katharinas Wahrnehmung der – eigentlich völlig neutral formulierten E-Mail – wird nämlich durch ihre Erfahrungen gefärbt.

Katharina war früher ein eher schüchternes Mädchen, dazu ein bisschen moppelig, und wurde von anderen Kindern oft gehänselt. An die Schulzeit erinnert sie sich ziemlich ungern. Besonders negativ ist ihr eine Lehrerin im Gedächtnis geblieben, die sie in Mathe immer aufrief, nur um nach zwei Sekunden Schweigen die Augen zu verdrehen und jemand anders dranzunehmen. Dabei wusste Katharina die Antwort! Aber es fiel ihr schwer, vor der ganzen Klasse zu sprechen. Und bevor sie ihren Mut zusammennehmen konnte, war es schon zu spät. Das unterdrückte Kichern hinter ihr, wenn sie wieder einmal »versagt« hatte, klingt ihr immer noch in den Ohren.

Obwohl sie inzwischen im Job viel erreicht hat, hängen Katharina diese Erfahrungen nach. Seit damals hat sie verinnerlicht: Ich werde von anderen oft abgelehnt. Und man traut mir nichts zu. Genau diesen wunden Punkt trifft die E-Mail der Chefin mit der Aufforderung, die Präsentation mit ihr zu besprechen. War ja klar! Die glaubt offenbar nicht, dass Katharina diese anspruchsvolle Aufgabe aus eigener Kraft hinbe-

45

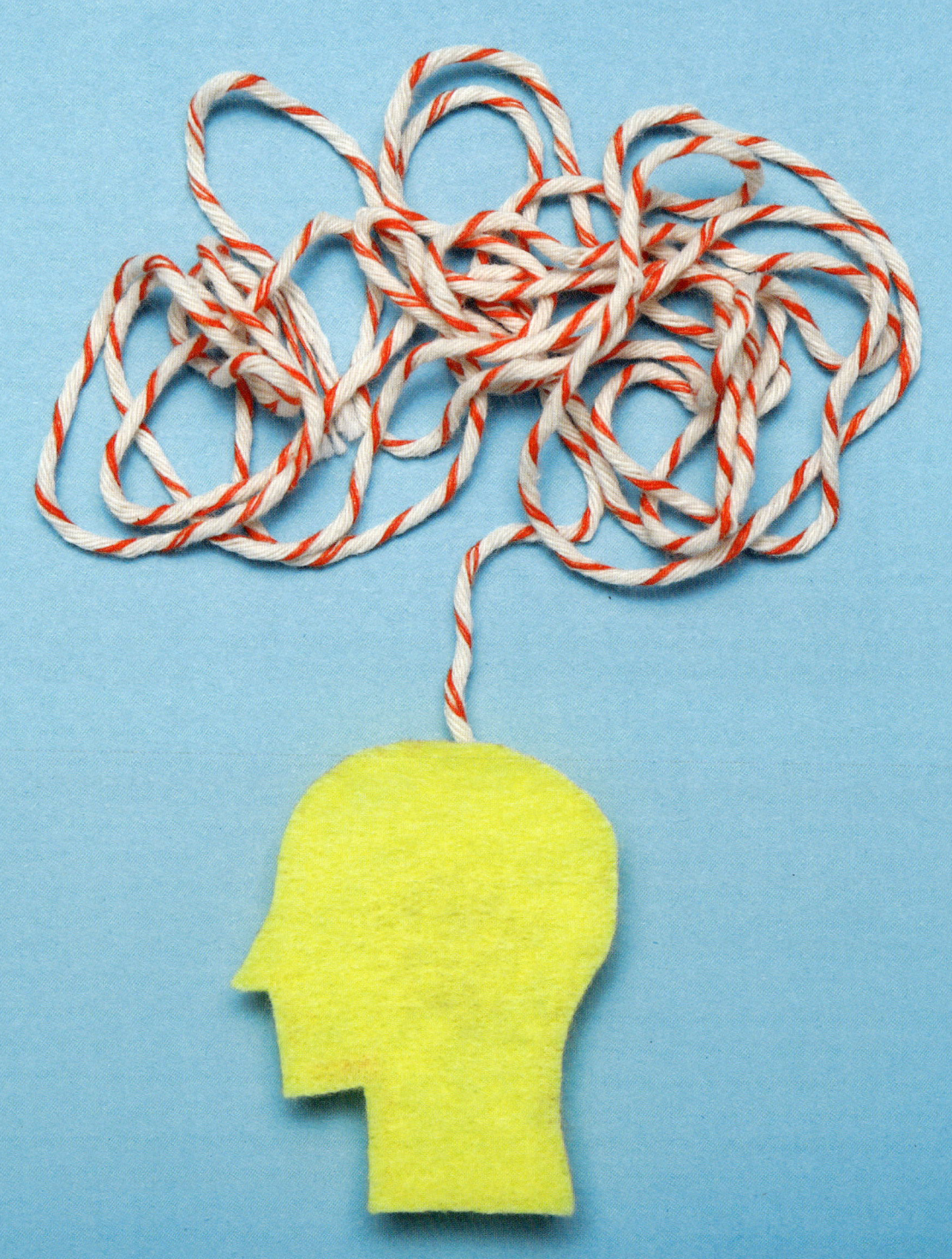

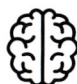

kommt! Sie will sie kontrollieren, sie sogar vor anderen Kollegen bloßstellen.

Ohnehin hat Katharina schon die ganze Zeit das Gefühl, dass Frau Schubert sie auf dem Kieker hat. Neulich hat sie nicht gegrüßt, als sie sich auf dem Flur begegnet sind. Und vor zwei Wochen hat sie ein neues Projekt Annette gegeben statt ihr, obwohl Katharina etwas Ähnliches schon einmal erfolgreich gewuppt hat. Mag sein, dass es für jede dieser Situationen eine gute Erklärung gibt – Frau Schubert war in Gedanken und hat Katharina auf dem Flur nicht wahrgenommen, sie wollte der neuen Kollegin Annette eine Chance mit dem neuen Projekt geben –, aber Katharina hat sie als persönlichen Affront aufgefasst. Denn ihr Gehirn hat diese Erlebnisse nicht einfach neutral wahrgenommen, sondern sofort in das altbekannte Muster einsortiert: »Aha, da ist sie wieder, die Ablehnung! Aha, kenne ich – Geringschätzung!« Und prompt schlägt es Stressalarm.

Damit ist Katharinas Gehirn kein Sonderfall, sondern tut lediglich das, was es aus biologischer Sicht soll: ihr in kürzester Zeit eine Einschätzung der Lage liefern.

*Wir alle nehmen unsere
Welt nur durch die Brille
unserer Erwartungen wahr,
und die werden geformt
durch die Summe all dessen,
was wir tagtäglich erleben.*

Um zu entscheiden, ob eine Situation bedrohlich ist oder nicht, greift das menschliche Gehirn nämlich auf einen großen Erfahrungs- und Gedächtnisschatz zurück und gleicht die neue Sachlage damit ab.

Das ist praktisch – wer einmal die Hand auf die heiße Herdplatte gelegt hat, tut das in der Regel kein zweites Mal. Und unseren Vorfahren reichte vermutlich eine einzige Begegnung mit einem Säbelzahntiger aus, um sich das nächste Mal schon beim Anblick eines sich bewegenden Astes hinter das sichere Feuer zu retten.

Leider verläuft die Bewertung anhand von Erfahrungen ziemlich schematisch und lässt wenig Raum für die Tatsache, dass Menschen oder Situationen manchmal ganz anders sind, als wir es in der Vergangenheit erlebt haben. Ziemlich oft gaukelt uns das Gehirn Gefahren vor, wo objektiv betrachtet gar keine sind. Oder – denn wer ist schon objektiv? – wo zumindest eine andere Person die Lage ganz anders bewerten würde.

Zum Zusammenhang zwischen Wahrnehmung, Bewertung und Reaktionen kommen wir noch ausführlicher. An dieser Stelle will ich vor allem festhalten: Unser Stress ist höchst individuell, weil er zu neunzig Prozent ein Produkt unseres Gehirns ist. Und deshalb haben wir es in der Hand, an unserem Stresslevel und unserem Stresserleben selbst etwas zu ändern.

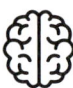

SELBST VERANTWORTUNG ÜBERNEHMEN

Das eröffnet unfassbare Möglichkeiten! Um besser mit Stress umzugehen, müssen wir nämlich nicht krampfhaft versuchen, die äußeren Rahmenbedingungen zu ändern. Wir müssen den fordernden Job nicht kündigen, den Kontakt zur anstrengenden Schwiegermutter nicht mit einem riesigen Familienkrach abbrechen, unsere Termine nicht auf null herunterfahren. Und ehrlich: Alles, was Stress auslösen könnte, werden wir ohnehin niemals »ausgeschaltet« bekommen.

Diese Erkenntnis war für mich der entscheidende Wendepunkt, als ich damals zu Hause lag und daran herumgrübelte, was mich aus meinem tiefen Loch wieder herausholen könnte. Denn auf einmal machte es Klick, und mir war klar: Mein Stress kommt gar nicht von außen, sondern von innen. Er ist ein Produkt meiner Erwartungen, Gedanken und Bewertungen. Das Burnout ist kein Schicksal, das mir irgendwelche missgünstigen Götter geschickt haben und dem ich hilflos ausgeliefert bin. Nein, im Gegenteil: Ich selbst habe es in der Hand, etwas zu verändern!

Wow. Was für eine Befreiung. Gerade hatte ich noch pessimistisch über meine Zukunftsaussichten gegrübelt: Wie soll es weitergehen? Was soll aus mir werden, wenn ich dem Druck von Sport und Studium einfach nicht mehr gewachsen bin? Und plötzlich war da diese Idee, dass ich selbst etwas tun kann. Ich musste mein Leben nicht in Schonhaltung verbringen,

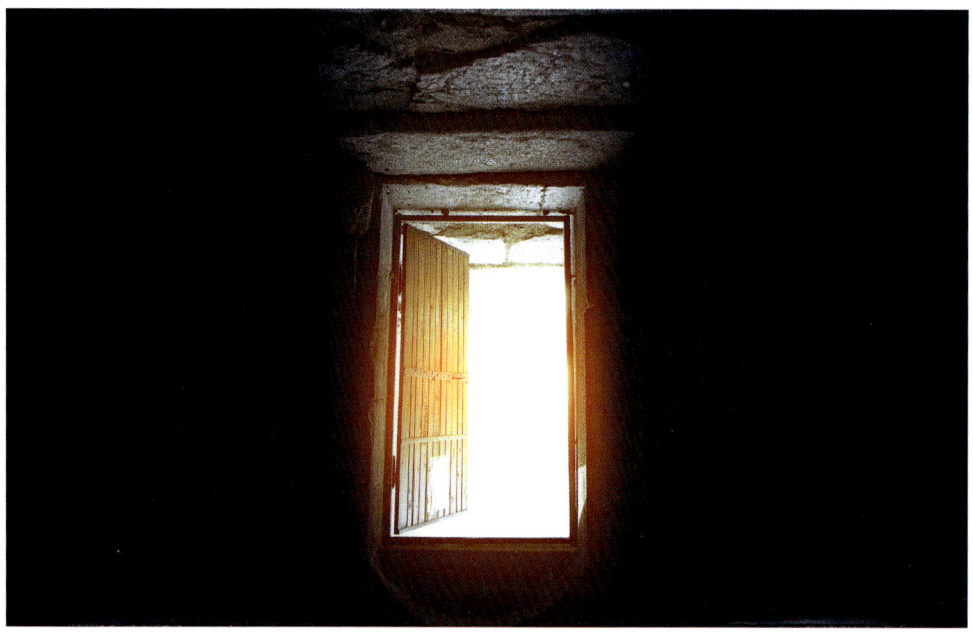

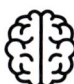

nicht alle meine Pläne aufgeben und künftig jeden Anflug von Stress vermeiden. Statt den Stress aus meinem Leben zu verbannen, konnte ich einfach lernen, besser mit ihm umzugehen.

Mein alter Ehrgeiz war geweckt. Jetzt wollte ich es wissen. Ich hatte nicht umsonst lange Jahre im Leistungssport verbracht, in dem mentales Training eine wichtige Rolle spielt. Schließlich müssen alle, die in Wettkämpfen antreten, auch lernen, mit Leistungs- und Erwartungsdruck umzugehen. Da gab es also einen riesigen Fundus an Tricks und Kniffen, aus dem ich schöpfen konnte. Als Psychologiestudent an der Humboldt-Uni Berlin saß ich ohnehin an der Quelle für psychische Bewältigungsstrategien aller Art.

Ich ging also auf die Suche. Ich las ungeheuer viel. Ich lernte. Ich probierte neue Denkweisen und Gewohnheiten aus, scheiterte, probierte wieder, passte Handlungsmuster an und sammelte Erfahrungen. Je tiefer ich in das Thema eintauchte, desto faszinierter war ich. Und tatsächlich merkte ich, dass es funktionierte: Ich konnte mein Stresslevel so verändern, dass ich mich damit wohlfühlte – und bis heute wohlfühle. Das ging nicht von heute auf morgen, aber Schritt für Schritt.

Alle reden über Stress, aber kaum jemand über den gesunden Umgang damit.

Irgendwann fragte ich mich, warum alle über Stress klagen, aber so wenige darüber reden, wie es gelingen kann, einen gesunden Umgang damit zu finden. Denn im Grunde sind die Instrumente und Techniken dafür in der Psychologie bekannt und auch keine Raketenwissenschaft. Aber wie sie praktisch eingesetzt werden können, weiß außerhalb des Fachs kaum jemand. Ich fand, das müsse sich unbedingt ändern. Das Wissen sollte auch anderen Menschen zugänglich sein als nur Psychologiestudierenden. Wenn alle Leute wüssten, dass man Stressbewältigung lernen kann – wie

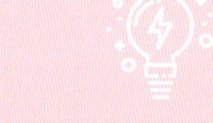

DAGMAR FRAGT JACOB

»Was kann man tun, wenn die Gedanken – beispielsweise bei einer Diät – permanent ums Essen kreisen?«

Um den Kopf zu entlasten, kann man beispielsweise bei einer Diät einen genauen Plan aufstellen. Dann ist klar, was es morgens, mittags und abends zu essen gibt, und das Gehirn muss sich nicht immer wieder mit Einzelentscheidungen befassen.

Nervt das Gedankenkarussell dann immer noch, schreibe ich die Gedanken auf und gucke mir an, welche davon mich weiterbringen. Mit denen beschäftige ich mich. Die kontraproduktiven nehme ich wahr – und lenke meine Aufmerksamkeit dann bewusst auf etwas anderes.

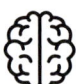

BELIEBTE IRRTÜMER ÜBER STRESS

»MANCHE LEUTE SIND HALT NICHT SO BELASTBAR WIE ANDERE.«

Das stimmt zwar. Aber angeboren ist das nicht, und schon gar kein unabänderliches Schicksal. Den Umgang mit Stress und Belastungen kann man lernen, und im Grunde wäre es gut, damit schon in der Schule anzufangen. Denn dann wären wir auf dem besten Weg in eine entspanntere Gesellschaft.

großartig wäre das denn? Das war die Geburtsstunde meines Unternehmens – und gleichzeitig der Härtetest für alles, was ich gelernt hatte. Denn – Überraschung! So ein Start-up zu gründen, Vorträge und Kurse zu entwickeln und sie bekannt zu machen, das bedeutet in manchen Momenten, ganz schön den Turbogang einzulegen!

Ja, an manchen Tagen hat sich das ganz schön vor mir aufgetürmt, hat unschaffbar und überwältigend gewirkt. Aber es ist mir dann meistens gelungen, innerlich einen Schritt zurückzutreten und meinem Hirn seine Angstmacherei nicht zu glauben. Auch die 21 Kilo Übergewicht war ich damals nach einigen Monaten wieder los: Ich hatte meine Lust am Sport wiedergefunden. Außerdem hatten mir meine

Frustfressattacken während der schlimmen Phase den Appetit auf Junkfood für eine ganze Weile echt verdorben.

Klar war ich erleichtert, als die Pfunde wieder purzelten; alles andere wäre gelogen. Aber gleichzeitig wurde mir klar, dass im Grunde nur ich selbst ein Problem mit meinem Gewicht gehabt hatte. Nur ich hatte meinen Selbstwert davon abhängig gemacht und geglaubt, dass mich alle angucken und fett finden. Auch jetzt war meinen Freunden und meiner Familie viel wichtiger, dass ich wieder glücklich war. Wie definiert meine Sixpacks aussahen, war ihnen im Grunde herzlich egal.

Ja, ich habe gut reden. Das Abnehmen war nicht mein großes Problem – mein Körper war auch nach einigen Monaten Dasein als Couchpotato immer noch trainiert genug, um schnell wieder zu alter Form zurückzufinden. Aber glauben Sie mir: Auch ich habe meine Themen, die mich vor echte Herausforderungen gestellt haben und noch stellen. Sie sind nicht einfach verschwunden. Aber genau darauf warte ich auch nicht mehr.

An einem ziemlich miesen Punkt in meinem Leben habe ich begriffen, wie viel ich selbst dazu beitragen kann, dass es mir gut geht. Was mein Gehirn als bedrohlich einstuft, kann ich bis zu einem gewissen Maß selbst beeinflussen. Ich kann Verantwortung dafür übernehmen, dass sich mein Stresslevel verändert. Wir alle können das.

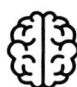

Es geht nicht darum, dass wir uns perfekt durchoptimieren, um künftig allen Situationen mit einem beherzten »Tschakka!« zu begegnen und mit neuen Superkräften zum nächsten Level aufzusteigen. Aber eine gesunde Stresskompetenz zu erwerben, das ist für uns alle möglich, egal, wo wir gerade stehen. Nicht ein stressfreies Leben ist dabei das Ziel, sondern ein konstruktiver Umgang mit dem Stress. Und der fängt immer mit diesem einen Schritt an: Wir müssen die eigene Verantwortung für unseren Stress akzeptieren.

Das heißt allerdings nicht, dass alle, die Stress haben, selbst schuld sind! Ich sehe es so: Von Schuld kann man nur sprechen, wenn jemand absichtlich etwas Destruktives tut. Und wer stresst sich schon absichtlich? Wer sorgt vorsätzlich dafür, sich richtig schlecht zu fühlen?

Verantwortung heißt nicht Schuld.

Wir haben uns unsere persönlichen Reaktionsmuster nicht ausgesucht. Sie sind im Laufe der Zeit aus persönlichen Erfahrungen, Überzeugungen, Werten entstanden – was alles mit hineinspielt, schauen wir uns noch im Detail an. Von Schuld kann also keine Rede sein.

Aber wir können diese Reaktionsmuster eben auch verändern. Wir alle haben so viel Macht über das eigene Leben wie niemand sonst – nicht die Mutter, nicht der Lehrer, nicht die Chefin. Diese Erkenntnis kann enorm befreiend wirken. Denn wenn wir diese Macht besitzen, dann können wir sie auch nutzen, um etwas zu ändern.

Katharina aus unserem Beispiel oben könnte sich bewusst dafür entscheiden, die Verantwortung für ihren Stress zu übernehmen. Klar: Dass eine E-Mail sie in Angst und Schrecken versetzt hat, war eine automatische Reaktion, keine überlegte Handlung. Trotzdem muss Katharina nicht darauf warten, dass die Chefin aufhört, ihr E-Mails zu schreiben. Sie kann selbst daran arbeiten, auf diese E-Mails anders zu reagieren.

Wenn ihr das gelingt, wird sie kein vollkommen stressfreies Leben haben. Bestimmt wird ihr trotzdem zum Beispiel bei der wichtigen Präsentation, die sie gerade vorbereitet, im ersten Moment das Herz klopfen. Und das ist auch gut so: Es macht sie konzentriert und schärft ihre Sinne, sodass sie auf ein Stirnrunzeln oder einen fragenden Blick des Kundenteams gleich elegant eingehen kann.

Denn das ist aus meiner Sicht das Ziel: positiven Stress für bestmögliche Leistungen zu nutzen und negativen Stress zu reduzieren, indem man bei den eigenen Denkmustern ansetzt. Wie das geht, das zeige ich Ihnen in den folgenden Kapiteln.

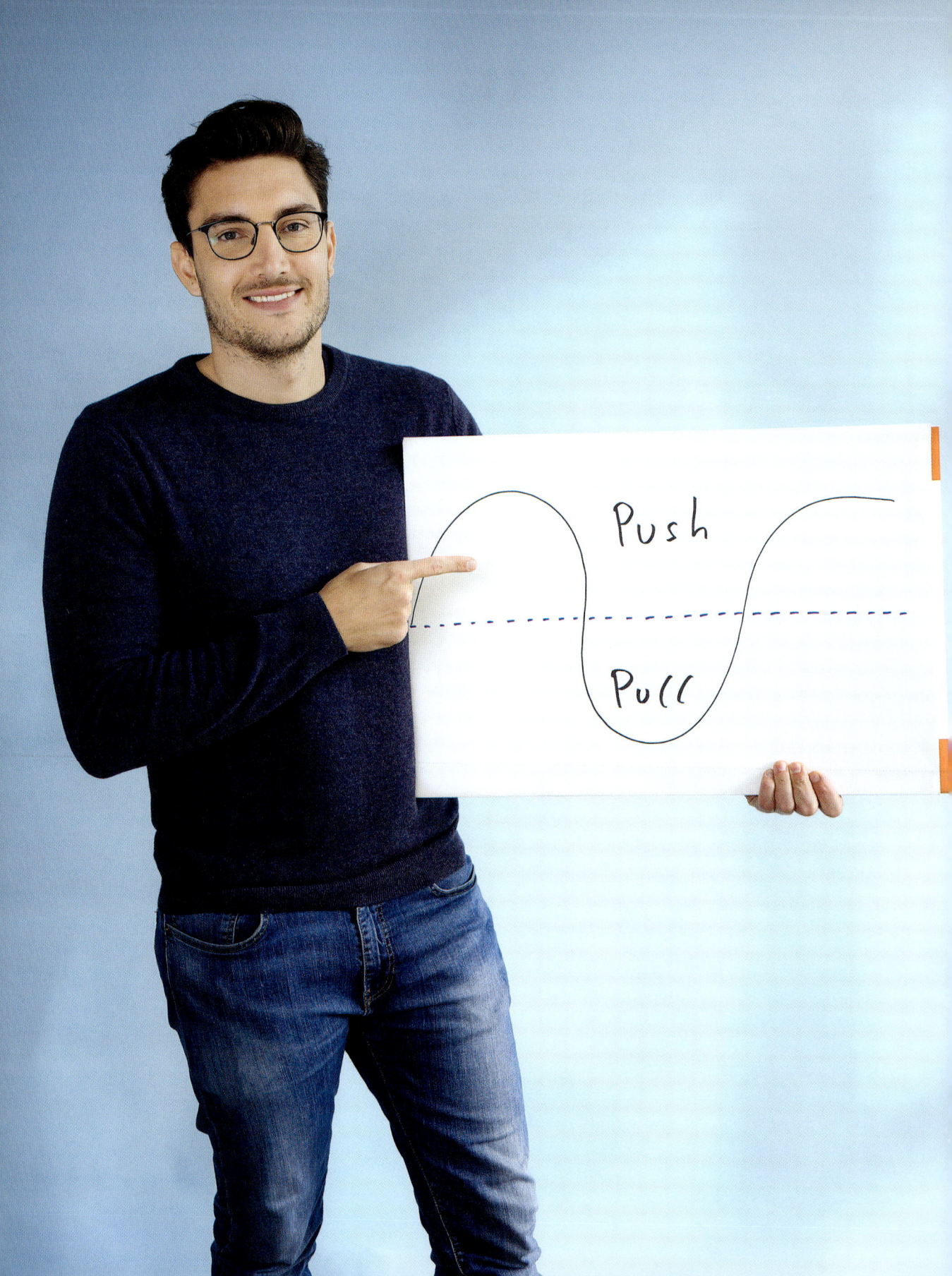

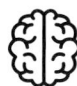

4. Die Drachenberg-Methode

Nach meinem Burnout mit Anfang zwanzig musste ich einen völlig neuen Umgang mit Druck, Leistung und Anspannung finden – sprich: mit Stress. Ich machte eine Therapie, um meinen persönlichen Stressursachen tiefer auf den Grund zu gehen. Aber ich beschäftigte mich auch mit der psychologischen Forschung, mit den Grundsätzen des Mentaltrainings im Leistungssport, mit Achtsamkeitslehren und Meditation, und ich fand, was ich suchte: hilfreiche Techniken und Denkweisen, um Stress auf positive Art und Weise in mein Leben zu integrieren.

Gleichzeitig wurde mir immer bewusster, dass das auch einfacher gehen muss. Alle Erkenntnisse dazu waren vorhanden, aber weit verstreut und teilweise nicht besonders zugänglich – wer mal versucht hat, stapelweise wissenschaftliche Studien zu lesen, weiß, was ich meine! Es dauerte eine ganze Weile, bis ich mir aus allen möglichen Quellen die Puzzlestücke zusammengesucht hatte, die für mich ein vollständiges und nachvollziehbares Bild ergaben.

Was fehlte, war eine brauchbare und alltagspraktische Methode der Stressbewältigung. Und weil ich schon einmal dabei war, genau die für mich selbst zu entwickeln und umzusetzen, fing ich an, darüber mit anderen zu reden und schließlich auch Vorträge zu halten. Im Laufe der Zeit entwickelte sich daraus die Drachenberg-Methode, die ich Ihnen hier vorstelle.

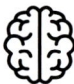

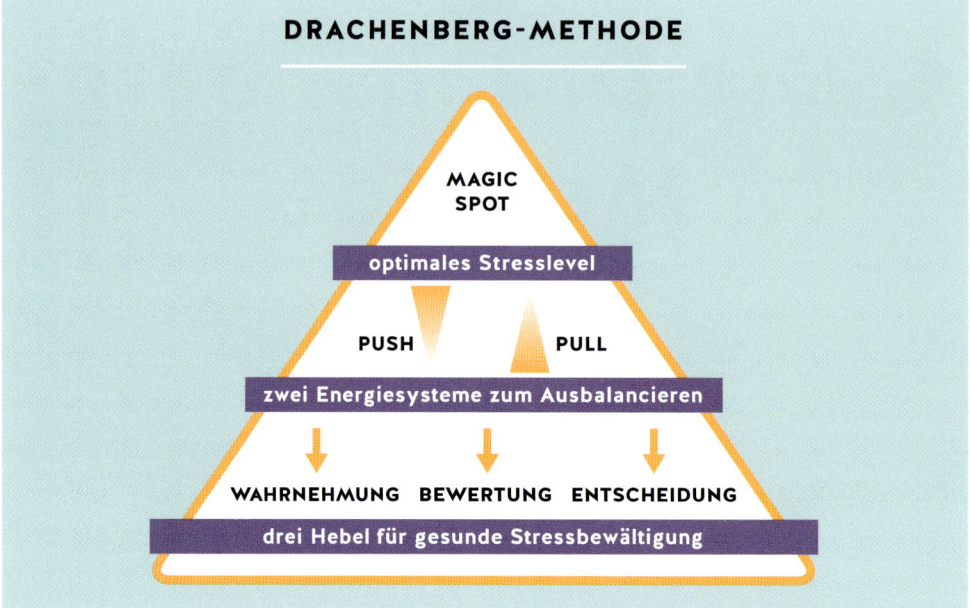

Sie besteht aus drei Elementen:

• Magic Spot: die Erkenntnis, dass man Stress positiv nutzen kann, wenn man für sich persönlich das ideale Stresslevel findet;
• Push & Pull: die Kunst, dieses Stresslevel durch Phasen der Anspannung und Entspannung bewusst zu gestalten;
• Wahrnehmung, Bewertung, Entscheidung: Methoden für einen produktiven Umgang mit Stress, die da ansetzen, wo er entsteht: im Kopf.

Wie Sie sehen werden, greifen diese drei Elemente ineinander. Sie sind also nicht als Drei-Stufen-Programm zu verstehen, das man einmal durchläuft, um das große Stress-Bewältigungs-Zertifikat mit Sternchen und Stempel zu erwerben. Nein, es

geht darum, den Umgang mit dem Stress dauerhaft anders zu gestalten – ähnlich wie eine Ernährungsumstellung, deren Erfolg ja auch immer auf die Langstrecke ausgelegt ist.

Aber jede Reise beginnt mit dem ersten Schritt. Und in Sachen Stressbewältigung gilt es erst einmal zu verstehen, wie es anders gehen kann, um dann Dinge zu verändern.

DER MAGIC SPOT

Eine Gitarre ist im Grunde nichts als ein hohler Holzkorpus mit einem Griffbrett und ein paar Saiten. Solange die locker runterhängen, gibt diese Konstruktion keine Töne von sich. Erst wenn jemand

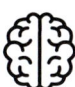

die Saiten spannt (und hoffentlich auch stimmt), können sie schwingen und das machen, was sie sollen: Musik. Dreht der Gitarrist die Wirbel allerdings immer weiter und erhöht damit nach und nach die Spannung, kommt irgendwann der Punkt, an dem die Saiten reißen. Musik bringt eine Gitarre also nur hervor, wenn ihre Saiten weder zu stark noch zu locker gespannt sind, sondern genau richtig.

Genau so funktioniert es mit dem Stress. Auf Seite 14 habe ich es ja bereits angedeutet: Stress ist erst einmal nur eine körperliche Reaktion, die für sich genommen weder gut noch schlecht ist. Oder, besser ausgedrückt: bei der erst die Rahmenbedingungen darüber entscheiden, ob wir sie als hilfreich oder hemmend empfinden.

Eine Ausschüttung von Stresshormonen kann uns extrem nützen. Das ist beispielsweise dann der Fall, wenn wir schon sehen, dass sich bei dem Zug, den wir unbedingt erreichen müssen, langsam die Türen schließen. Der innere Alarm ermöglicht es uns, alle Muskeln anzuspannen und einen Sprint einzulegen, um doch noch in letzter Sekunde den Zug zu erwischen.

Und der Gitarrist, der sein Instrument fertig gestimmt hat, geht mit Lampenfieber auf die Bühne. Was ja nichts anderes ist als eine Stressreaktion, die für höchste Aufmerksamkeit und geschärfte Sinne sorgt. Das Lampenfieber – also der positive Stress – erlaubt es ihm, im Konzert über Stunden hinweg konzentriert Musik zu machen – und dabei Freude zu empfinden.

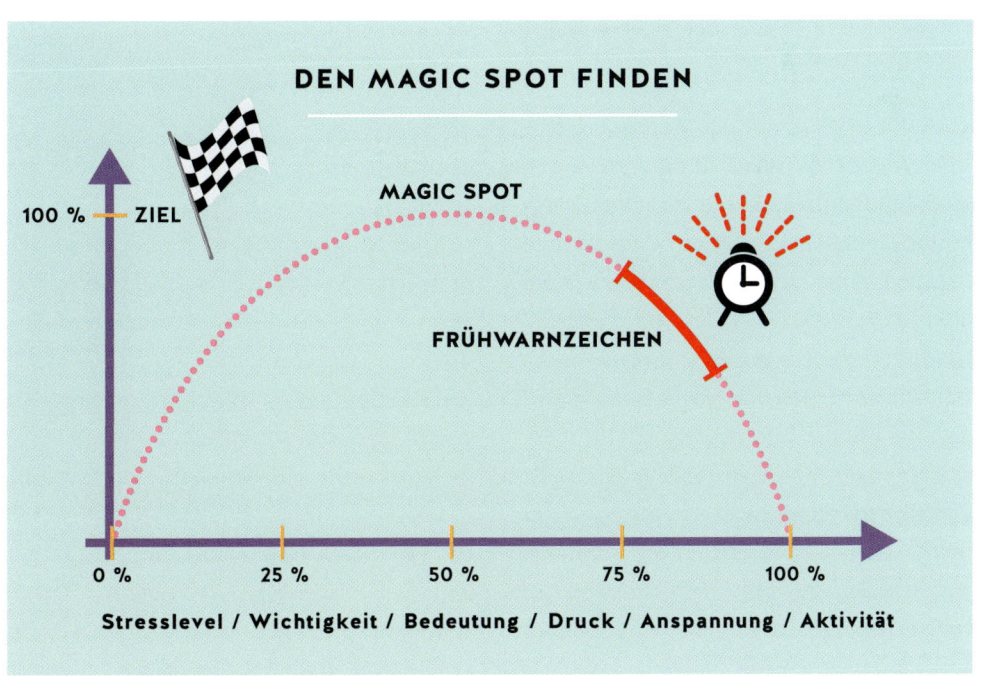

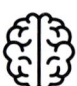

DAGMAR FRAGT JACOB

»Tabus wie ›kein Naschen‹, ›kein Zucker‹, ›kein Alkohol‹ stressen mich. Wie kann ich daran etwas ändern?«

Was hier Druck macht, ist die Absolutheit. »Nie wieder« ist ein unfassbar großes Ziel. Für viele fühlt es sich gleich ganz anders an, wenn man eine zeitlich begrenzte Challenge draus macht: mal dreißig Tage (oder auch nur zehn) auf Zucker oder Alkohol verzichten und am besten gleich ein paar Kolleginnen oder Freunde fragen, ob sie mitmachen.

Wer es schafft, fühlt sich stolz und selbstbewusst. Anderen hilft es, zu reduzieren statt zu verbieten und aus »kein Naschen« beispielsweise ein »einmal am Tag etwas Süßes ist erlaubt« zu machen.

Vielleicht haben die meisten Leute wenig Hemmungen, ihre Vermieter anzurufen. Aber das Wissen, dass durch einen winzigen Fehler von ihnen ein Baby sterben kann, würde viele zu Recht ganz schön in Panik versetzen. Wenn sich dagegen eine Herzchirurgin daranmacht, ein Baby mit einem Herzklappenfehler zu operieren, kann sie die Energie aus diesem Stress auf positive Weise nutzen, um stundenlang wach und konzentriert zu arbeiten.

Das Stresslevel, das ihr erlaubt, ihren Beruf gewissenhaft auszuüben, nenne ich den »Magic Spot«. Diesen »magischen Punkt« haben zum Glück nicht nur Herzchirurgen, sondern wir können ihn alle finden. Es ist der vollkommen individuelle Punkt, an dem wir in der Lage sind, mithilfe einer gewissen Dosis an positivem Stress die maximale Leistung zu bringen, ohne uns dadurch gesundheitlich zu schaden.

Wenn dieser Musiker allerdings auch dann Herzklopfen und feuchte Handflächen bekommt, wenn er nur seinen Vermieter um die Reparatur des Wasserhahns im Bad bitten möchte, und er den Anruf deshalb immer wieder hinauszögert, dann schadet ihm derselbe körperliche Mechanismus, der ihm auf der Bühne nützt.

Das klingt für Sie nach einem weit hergeholten Beispiel? Nun ja: Wann und unter welchen Bedingungen sich Stress positiv beziehungsweise negativ auswirkt, ist vollkommen individuell.

»Leistung« klingt in Ihren Ohren anstrengend – und Anstrengung haben Sie schon genug im Leben? Keine Angst, ich meine damit nicht, dass Sie für Ihre Firma tagsüber im Akkord schuften sollen, um nach Feierabend die Fugen im Bad mit der Zahnbürste zu schrubben, damit alles perfekt ist. Übersetzen Sie »Leistung« einfach in: »volle Kraft voraus in Richtung auf Ihre persönlichen Ziele« – ob das nun der berufliche Aufstieg ist, der Sieg in der Schach-Kreismeisterschaft oder die Bewältigung des Familienalltags, ohne dass Türen knallen und Geschirr fliegt.

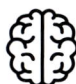

Und natürlich gehört auch die Arbeit an ganz persönlichen guten Vorsätzen dazu: endlich gesünder zu essen. Den Alkohol zu reduzieren. Fitter zu werden. Oder beweglicher, um beim Yoga endlich in den Lotussitz zu kommen. In die Lieblingshose wieder hineinzupassen, die seit einiger Zeit im Schrank liegen bleibt, weil sie leider im Bund kneift. Die Treppen ohne Schnaufen heraufzukommen oder einen Marathon zu laufen. Die Ziele können so groß oder so klein sein, wie Sie wollen.

MIT POSITIVER STRESSENERGIE ZUM ZIEL!

Um diese Ziele zu erreichen, müssen wir uns anstrengen. Ohne ein gewisses Maß an Anspannung – man könnte auch sagen: Energie – passiert nichts. Diese Energie können wir aber erst anzapfen, wenn wir dem Thema eine gewisse Wichtigkeit geben. Was uns egal ist, holt uns schließlich nicht vom Sofa runter.

Franziska geht eigentlich nur joggen, weil ihre Freundin Tanja gesagt hat, sie will endlich mal einen Halbmarathon laufen, sich aber nur anmelden, wenn Franziska mitmacht. Allein traue sie sich nicht, und einsam zu trainieren sei sowieso doof – das mache doch keinen Spaß. Franziska hat Ja gesagt. Ein sportliches Ziel zu haben, dachte sie, ist nie falsch, dann tut man wenigstens etwas. Allerdings fällt es ihr jetzt ziemlich schwer, sich zu den gemeinsamen Trainingsrunden aufzuraffen. Viel lieber würde sie sich mit Tanja wie früher auf ein Glas Wein treffen und gemütlich reden, statt bei Nieselregen immer weitere Strecken zu laufen. Tanja dagegen träumt

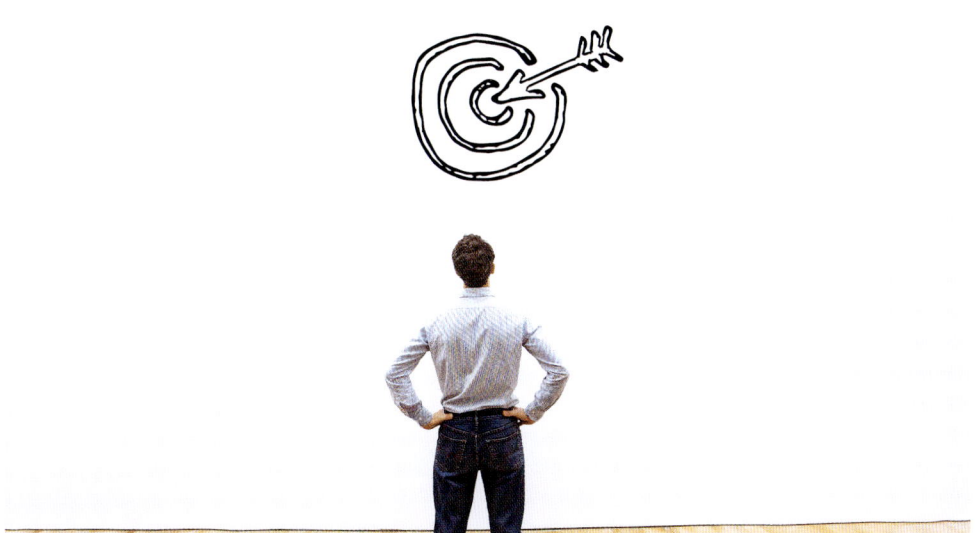

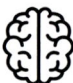

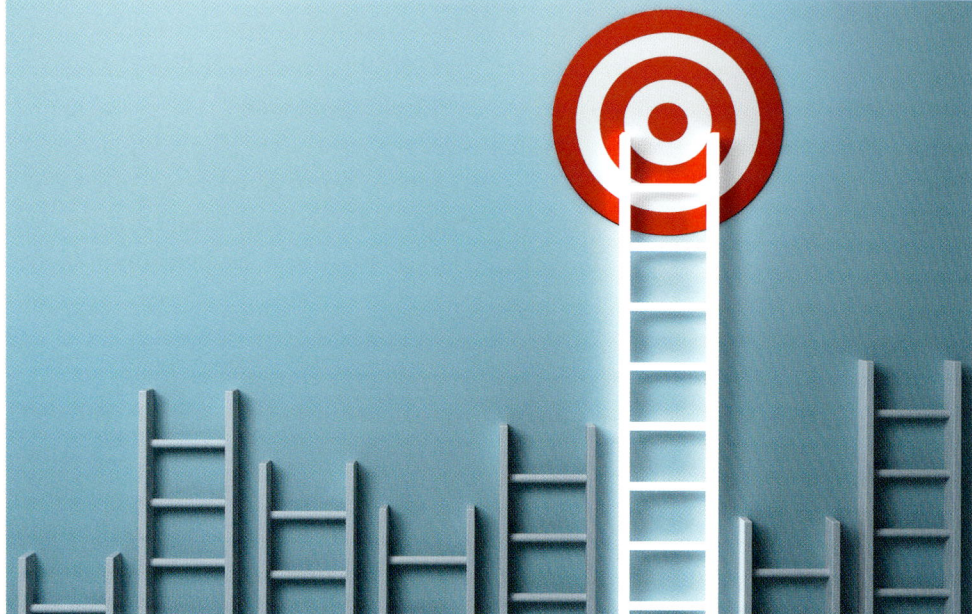

seit Jahren davon, am Berlin-Marathon teilzunehmen und beklatscht von Schaulustigen durch das Brandenburger Tor zu laufen. Allein die Vorstellung ist für sie so verlockend, dass es ihr nichts ausmacht, mehrmals in der Woche die Joggingschuhe zu schnüren, statt die neueste Serie zu gucken, von der alle reden.

Wenn es Ihnen schwerfällt, die Energie aufzubringen, um Ihrem persönlichen Ziel (welches auch immer es ist) näherzukommen, dann überlegen Sie:

• Wenn Sie sich vorstellen, Sie haben Ihr Ziel erreicht: Fühlt sich das gut an, oder ist es Ihnen im Grunde gleichgültig?
• Falls Letzteres: Ist das Ziel wirklich Ihres? Oder stammt es in Wirklichkeit von anderen, die gesagt haben: »Du müsstest

mal …«? Oder sind es innere Stimmen, die hier mitmischen?

Übrigens: Man darf Ziele auch ändern oder aufgeben, wenn es nicht die richtigen (oder die eigenen) sind!

Stress ist ein Gradmesser
für das, was uns wichtig ist.

Falls Sie aber schon der Gedanke an Ihr Ziel (oder Ihre Ziele) auf negative Weise stresst, dann sollten Sie dem auf den Grund gehen. Auch an negativem Stress lässt sich nämlich ziemlich genau ablesen, was uns antreibt, welche Werte und Prioritäten wir haben. Nehmen wir drei Menschen, die maximal genervt reagieren, weil sie es wegen der Überstunden mal wieder nicht zum Sport geschafft haben. Ihr Är-

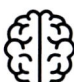

ger zeigt, dass ihnen der Sport wichtig ist, sonst würden sie ja achselzuckend nach Hause gehen und sich stattdessen auf der Couch ein Bier aufmachen.

Was aber dahintersteckt, kann ganz unterschiedlich aussehen. Barbara fürchtet um ihre Gesundheit, denn die Ärztin hat ihr beim letzten Check-up dringend empfohlen, mit Ausdauersport anzufangen. Was, wenn sie eines Tages einen Herzinfarkt bekommt und ihren Sohn, den sie allein erzieht, zurücklässt? Felix hat Sorge, ohne Sport zuzunehmen und unattraktiv auszusehen, dabei möchte er doch endlich sein Single-Dasein beenden. Und Funda freut sich immer schon die ganze Woche darauf, beim Volleyballtraining die Mannschaftskolleginnen zu treffen und mit ihnen nach dem Sport noch einen trinken zu gehen.

Gesundheit, Bewertung durch andere, Sozialleben: Für diese drei Personen hat der Sport eine Bedeutung, die über bloße Bewegung hinausgeht – ihr Stress macht das sichtbar wie der Zeiger eines Druckmessgeräts, der in den roten Bereich ausschlägt. Das Gute daran ist, dass man diesen Anzeiger hervorragend nutzen kann, um nachzuforschen, was hier genau den Druck verursacht.

Wenn Sie also schon beim bloßen Gedanken an Ihre Ziele Herzrasen bekommen, dann lohnt es sich, einmal genauer hinzusehen, was dahintersteht. Sind es womöglich Versagensängste? Vielleicht sind Scheitern oder Fehlermachen in Ihrem Selbstbild nicht vorgesehen, weil Sie Angst haben, dann nicht mehr geliebt zu werden oder an Ansehen zu verlieren? Vielleicht

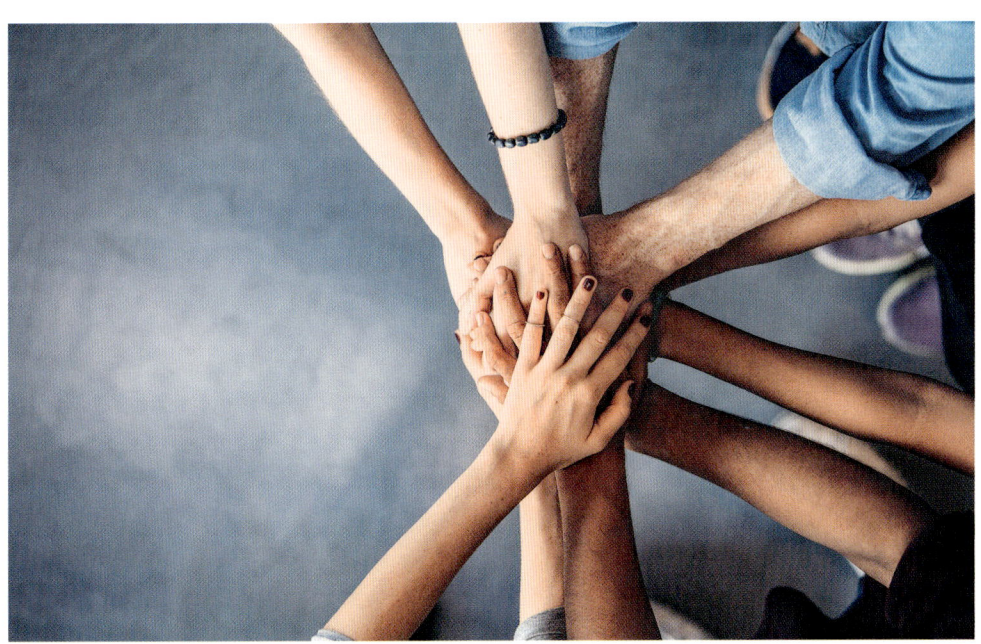

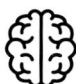

steht Ihr Ziel aber auch im Gegensatz zu Ihren Werten – wenn Sie sich beispielsweise vorgenommen haben, eine steile Karriere in einer Firma hinzulegen, deren Geschäftsmodell Sie eigentlich vollkommen daneben finden. Oder Sie halten das Ziel sowieso für unerreichbar, weil Sie sich innerlich ständig als Versager beschimpfen.

Es ist nicht immer ganz einfach, alleine herauszufinden, wo der wunde Punkt liegt, auf den der Stress aufmerksam macht. Wenn Sie allein durch Nachdenken nicht weiterkommen, dann reden Sie mit anderen darüber: mit Freundinnen und Freunden, mit Familienmitgliedern, die Ihnen nahestehen, oder mit einem Coach oder einer Psychologin. Es kann sich sehr lohnen, diesen Fragen auf den Grund zu gehen.

DEN MAGIC SPOT TREFFEN

Die Energie und den Kick aus positivem Stress spüren wir nur bei Zielen, die für uns persönlich eine Bedeutung haben. Je stärker uns die Sache packt, je dringlicher wir unser Ziel erreichen möchten, desto mehr Ehrgeiz entwickeln wir und desto größer die Energie, die uns vorwärtstreibt – bis zu diesem idealen Stresslevel, dem Magic Spot.

Sobald wir allerdings so besessen sind von unseren Aufgaben, dass wir nachts grübelnd wach liegen oder beim bloßen Gedanken daran Herzklopfen bekommen, ist der Magic Spot überschritten. Jetzt steigt nur noch das Stresslevel, ohne dass wir

unseren Zielen dadurch näherkommen. Wenn die Angst vor dem Scheitern wächst oder wir die Bedürfnisse unseres Körpers ignorieren, weil wir meinen, für Sport oder Pausen keine Zeit mehr zu haben, sinkt unser Energielevel. Irgendwann können wir uns nicht mehr so gut konzentrieren, fühlen uns angestrengt, machen Fehler und vergessen Kleinigkeiten. Der positive Stress ist in negativen umgeschlagen, und wir kommen unseren Zielen nicht mehr näher, sondern entfernen uns davon.

Es gibt ein Level an Stress, das genau richtig ist – und sich auch so anfühlt.

Das ist für mich eine der entscheidenden Erkenntnisse im Umgang mit Stress: Es gibt ein genau richtiges Maß davon, und das hilft uns, dort hinzukommen, wo wir hinwollen. Die Aufgabe ist, dieses Maß herauszufinden – ich für mich, Sie für sich. Denn der Magic Spot liegt für jeden einzelnen woanders.

Der Magic Spot als konkreter Punkt ist natürlich nur ein Bild. In der Realität kommen wir selten an diesen einen ganz spezifischen Energiepunkt, auf dem wir dann einfach bleiben. Statt sich den Magic Spot als Gipfel vorzustellen, denken Sie lieber an eine Hochebene, auf der es mal ein bisschen auf und mal ein bisschen ab geht. Aber im Durchschnitt eines Tages, einer Woche, eines Monats können Sie sagen, dass Sie auf dem richtigen Stresslevel sind.

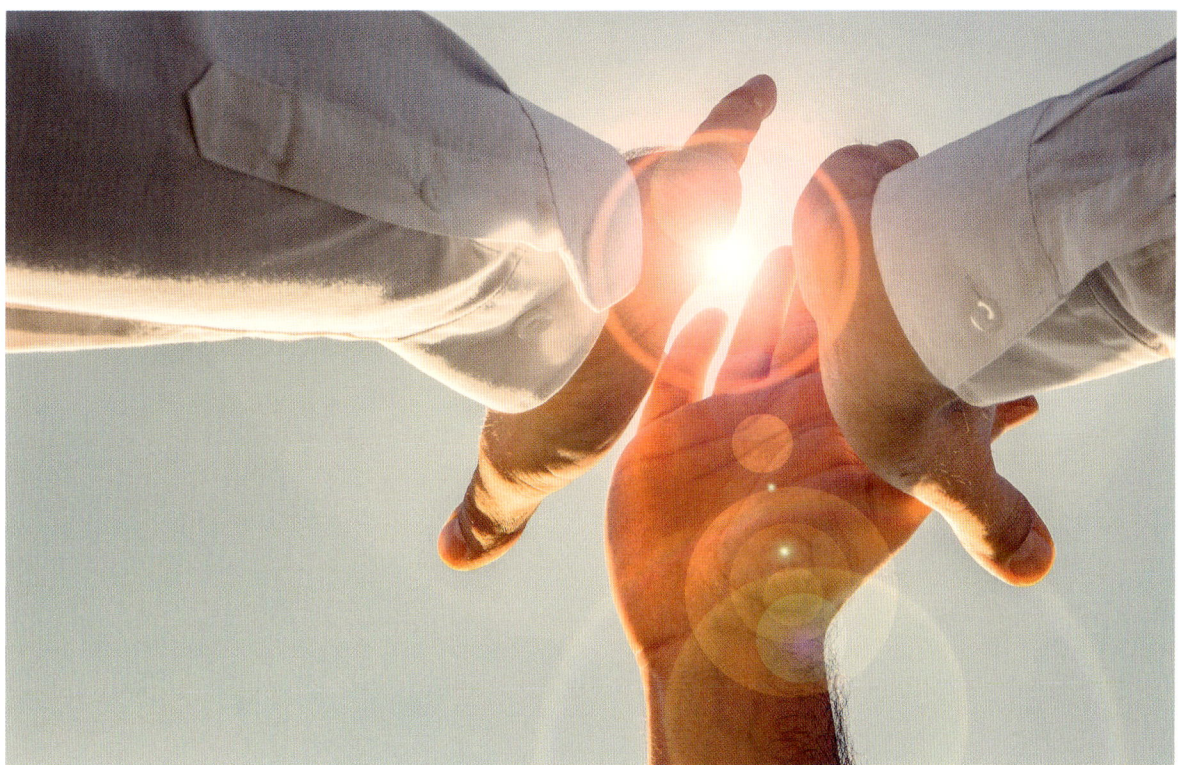

Anzeichen dafür, dass Sie den Magic Spot gefunden haben:

- Sie fühlen sich voller Energie, wach und leistungsfähig.
- Wenn Sie an Ihre Ziele denken, fühlt sich das gut an.
- Sie freuen sich darauf, sie zu erreichen.
- Sie haben Lust, daran zu arbeiten.
- Sie merken, dass Sie Ihren Zielen schrittweise näher kommen.
- Sie sind stolz auf Ihre Erfolge.

Anzeichen dafür, dass Sie den Magic Spot überschritten haben:

- Der Gedanke, Ihr Ziel nicht oder nicht schnell genug zu erreichen, macht Ihnen ziemliche Angst.
- Sie grübeln häufiger über die Möglichkeit des Scheiterns nach.
- Jede Hürde, jeder kleine Rückschlag auf Ihrem Weg macht Sie fertig.
- Sie müssen sich zwingen, den nächsten Schritt auf Ihr Ziel zuzumachen.
- Ihr Ziel kommt Ihnen plötzlich unerreichbar weit weg vor.
- Die Arbeit daran fühlt sich anstrengend an.
- Alles andere in Ihrem Alltag und in Ihrem Leben wird ebenfalls anstrengend.
- Sie fühlen sich getrieben.

Wenn Sie eine Weile bewusst auf Ihr Energielevel geachtet haben, dann erkennen Sie irgendwann den Punkt, an dem die Kurve nach unten weist und der Stress langsam kontraproduktiv wird. Meine persönlichen

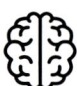

BLICK AUS DER ZUKUNFT

Ein guter Trick, um die Bedeutung von Zielen, Erwartungen oder bevorstehenden Ereignissen mit Stresspotenzial ein bisschen zurechtzurücken und damit den Druck zu reduzieren: Ich stelle mir vor, wie ich in fünf oder zehn Jahren (oder sogar kurz vor meinem Tod) auf das Thema zurückblicke. Sieht es aus dieser Perspektive immer noch so existenziell wichtig aus? In der Regel schrumpft sich durch dieses Gedankenexperiment die aufgeblähte Bedeutung auf ein realistisches Maß zurecht, und der Druck nimmt ab.

Alarmsignale sind beispielsweise Lustlosigkeit, Rückzug und Fressattacken. Wenn ich diese Anzeichen bei mir feststelle, weiß ich: Achtung, ich habe den Magic Spot verlassen. Dann gönne ich mir bewusst Erholung, sage Termine ab und mache mal Pause. Meditation holt mich zuverlässig wieder aus der negativen Stress-Spirale, und auch Musikhören funktioniert für mich sehr gut.

Vor allem aber versuche ich, die Bedeutung der Sachen zu reduzieren, die ich mache. Denn, wie gesagt: je größer die Bedeutung, desto höher das Stresspotenzial. Merke ich also, dass ich über den Magic Spot drüber bin, dann frage ich mich, was mich gerade stresst: Ist es eine Erwartung an mich

selbst? Eine (angenommene) Erwartung anderer, die ich nicht enttäuschen will? Hindert mich mein Perfektionismus? Gibt es Unklarheiten oder unausgesprochene Konflikte, und kann ich sie lösen, um damit eine Baustelle weniger zu haben? Mit diesen Überlegungen gelingt es mir normalerweise gut, Druck rauszunehmen.

RESSOURCEN NUTZEN

Das ideale Stresslevel sieht nicht nur von Mensch zu Mensch total unterschiedlich aus, sondern liegt bei allen Leuten zusätzlich mal etwas höher und mal etwas niedriger. Niemand kann Druck immer gleich gut wegstecken und in jeder Lebensphase gleich motiviert auf die eigenen Ziele hinarbeiten. Das liegt daran, dass unsere inneren Speicher von allem Möglichen beansprucht werden.

Katja hat Schwierigkeiten, sich auf ihre Fortbildung zu konzentrieren, obwohl sie sich dieses Ziel selbst gesetzt hat und anfangs auch hochmotiviert war. Aber dann steckte die Eigenbedarfskündigung ihrer Wohnung im Briefkasten, und seit sie einen Blick in die üblichen Immobilienportale geworfen hat, rechnet sie permanent hin und her, wie sie sich die Miete für eine neue Wohnung leisten soll – und die muss sie auch erst mal finden. Außerdem macht sich Katja Sorgen um ihren Vater, der immer häufiger Sachen vergisst. Ist das schon Demenz? Wie lange wird er noch alleine leben können? Und was, wenn nicht mehr? Das alles belastet sie. In dieser Woche kam

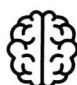

noch eine kaputte Waschmaschine dazu – es reicht langsam, findet sie. Für die Fortbildung hat sie gerade echt nicht auch noch den Kopf frei.

Je mehr Dinge gleichzeitig von unserer Energie zehren, desto schneller ist sie aufgebraucht. Anders herum gedreht heißt das aber auch: Je mehr Ressourcen wir haben, desto besser können wir mit Stress umgehen.

Der Begriff Ressourcen stammt aus dem Französischen und bedeutet übersetzt »Mittel« oder »Quelle«. Man versteht darunter in der Psychologie alle positiven Rahmenbedingungen, Instrumente und Eigenschaften, die einem helfen, Ziele zu erreichen und mit Problemen oder Herausforderungen umzugehen. All das füllt wie eine Quelle die Speicher auf, aus denen wir schöpfen können. Zu den Ressourcen gehören unter anderem:

- körperliche Gesundheit
- ein sicheres Zuhause
- Bildung und Wissen
- Erfahrungen
- Motivation
- positive Gewohnheiten
- Begabungen
- persönliche Fähigkeiten und Fertigkeiten
- Freunde, Familie und ein persönliches Netzwerk
- ausreichende finanzielle Mittel
- Hobbys
- Ehrenämter und andere Aufgaben, die das Gefühl vermitteln, gebraucht zu werden und einen Beitrag zu leisten

Wir haben uns angewöhnt, immer auf die bevorstehenden Herausforderungen und Probleme zu gucken, und verlieren dabei oft das aus dem Blick, was wir schon alles mitbringen, um sie zu bewältigen. Das ist so in uns angelegt (mehr darüber auf S. 78 beim Thema Wahrnehmung), macht aber das Leben nicht einfacher. Nehmen Sie sich doch einmal die Zeit, für sich zu notieren, welche Ressourcen Sie haben.

DAGMAR FRAGT JACOB

»Vor lauter Abnehmmotivation geht ja manchen der Genuss beim Essen verloren. Gibt es da Abhilfe?«

Dass Abnehmen und Genießen nicht zusammenpassen, ist ein verbreiteter Glaubenssatz – und trotzdem falsch. Wenn wir uns nämlich beim Essen die Zeit zum Genießen nehmen, kauen wir besser, die Sättigung setzt viel früher ein, und wir entspannen dabei auch noch. Um das wieder zu lernen, kann man sich vornehmen, zunächst mal den ersten und den letzten Bissen einer Mahlzeit bewusst zu schmecken und zu genießen. Wer dabei mit anderen darüber redet, verstärkt die Wirkung noch. Also ruhig mal Bemerkungen machen wie: »Schmeckt richtig lecker, oder?«

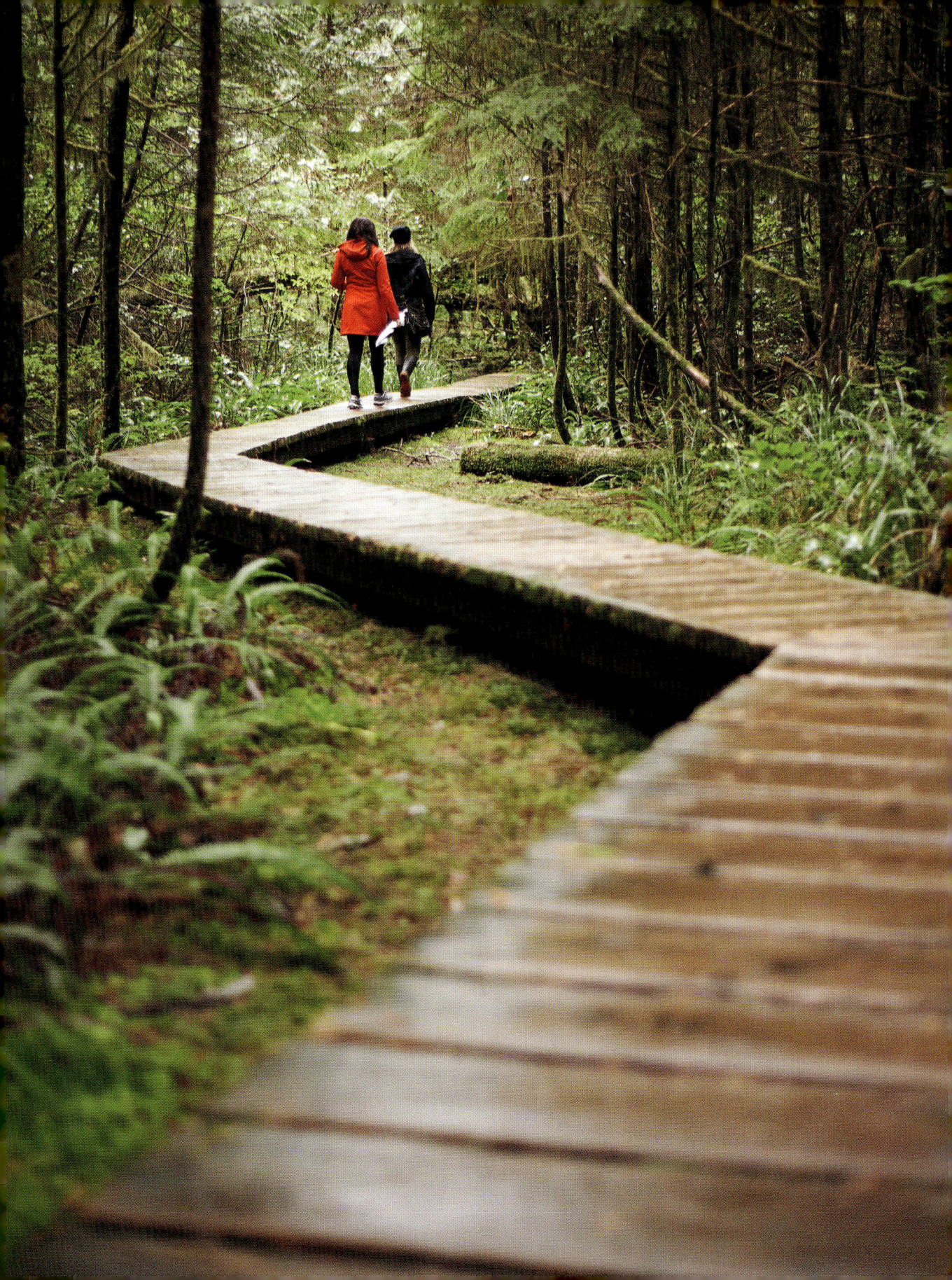

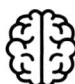

Katja fällt dabei beispielsweise ein, dass sie sich seit Jahren in einem weit verzweigten beruflichen Netzwerk engagiert. Sie nimmt sich vor, dort einmal herumzufragen, ob jemand von einer Wohnung weiß oder jemanden kennt, der jemanden kennt ... Außerdem wird ihr mal wieder bewusst, wie froh sie über ihre ziemlich solide Gesundheit ist – und über die Fähigkeit, trotz allem problemlos ein- und durchzuschlafen. Sie erinnert sich an den Spruch ihres Vaters: »Probleme, die man mit Geld lösen kann, sind keine.« Zumindest das mit der Wohnung und der Waschmaschine klingt so schon weniger bedrohlich. Die Sorge um ihren Vater fällt natürlich in eine vollkommen andere Kategorie. Aber auch die kann sie zumindest zeitweise hinter sich lassen, wenn sie am Wochenende mit ihrer kleinen Wandergruppe durch die Natur läuft.

Die Liste Ihrer persönlichen Ressourcen soll Ihnen aber nicht nur bewusst machen, wie viel positive Unterstützung und Stresspuffer Sie haben. Sie soll Sie auch dazu motivieren, diese Ressourcen bewusst zu pflegen.

Dazu gehört beispielsweise, sich regelmäßig bei Freunden zu melden, in das eigene Wissen zu investieren oder es sich zu Hause schön zu machen. Natürlich geht es gerade bei zwischenmenschlichen Beziehungen nicht um eine reine Zweckorientierung: Du nützt mir, also halte ich den Kontakt zu dir. Nein, gemeint ist echte Wertschätzung – für den Menschen und für die Beziehung, die im besten Fall beiden Beteiligten Kraft und Energie gibt.

PUSH & PULL

Um bei dem Bild des Energiespeichers zu bleiben: Wenn wir dauerhaft in der Lage sein wollen, aus diesem Reservoir zu schöpfen, dann müssen wir dafür sorgen, dass es nachgefüllt wird. Genauso funktioniert unser Körper tatsächlich: Energie verbrauchen und Energie schöpfen, Anspannung und Entspannung wechseln sich ständig ab.

Verantwortlich dafür sind zwei Teile unseres vegetativen Nervensystems, der Sympathikus und der Parasympathikus. Das sympathische Nervensystem haben wir schon kennengelernt. Es ist zuständig für die Angst- oder Stressreaktion und sorgt dafür, dass sich der Herzschlag beschleunigt, der Blutdruck erhöht, die Muskeln mit Energie versorgt und angespannt werden – kurz: dass wir in den Zustand höchster Wachheit und Leistungsfähigkeit kommen und sozusagen Bäume ausreißen können.

Genauso wichtig für unser Wohlbefinden ist aber das parasympathische Nervensystem. Wie sein Name schon andeutet (das griechische πάρα bzw. pára bedeutet unter anderem »wider, gegen«), ist seine Rolle die eines Gegenspielers des Sympathi-

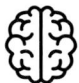

kus. Er verlangsamt den Herzschlag und senkt den Blutdruck, sodass wir zur Ruhe kommen. Er regt die Verdauungstätigkeit an, die während einer Stressreaktion vom Sympathikus lahmgelegt wird – wer von einem Säbelzahntiger verfolgt wird, hat schließlich keine Zeit, sich mal eben gemütlich hinter einen Busch zu hocken. Er sorgt dafür, dass die Energiespeicher wieder aufgefüllt werden, vor allem im Schlaf. Und er steuert Körperfunktionen, für die nur in Ruhephasen Zeit ist, wie zum Beispiel die sexuelle Erregung.

Ohne das alles können wir nicht leben. Ein Leben unter permanenter Regie des Sympathikus würde permanentes Herzklopfen bedeuten. Wir würden herumhetzen, nicht schlafen, hätten keine Zeit zum Essen und Verdauen und schon gar keine Lust auf Sex. Im Extrem würden wir natürlich innerhalb kürzester Zeit einfach umkippen und sterben.

Tun wir aber nicht, denn wir haben ja den Parasympathikus. Die gute Nachricht ist also: Unser Körper sorgt selbstständig für Entspannung. Die – sagen wir: herausfordernde Nachricht ist, dass wir uns Ruhephasen gönnen müssen, damit der Parasympathikus seinen Job auch tatsächlich machen kann.

Unproduktiv sein
ist manchmal
das Produktivste,
was wir machen können.

Um mit Stress gut klarzukommen und ihn bestmöglich zu nutzen, müssen wir also darauf achten, dass Anspannung (Sympathikus) und Entspannung (Parasympathikus) in einem ausgewogenen Verhältnis stehen. Ich nenne diese beiden Zustände »Push« und »Pull«. Das zweite zentrale Element der Drachenberg-Methode besteht darin, eine Balance zwischen den beiden zu erreichen.

Das heißt, auf eine Phase des Stressaufbaus muss immer auch eine Phase des Stressabbaus folgen. Nur so gelangen wir in den Pull-Modus, in dem die verbrauchte Energie regeneriert werden kann. Reicht die Regenerationsphase nicht aus, so erreichen wir in der nächsten Push-Phase schon nicht mehr den Punkt unserer größten Leistungsfähigkeit.

Wenn es uns jetzt nicht gelingt, den Energieverbrauch auf längere Sicht durch ausreichende Entspannung zu kompensieren, dann können wir in den Push-Phasen entsprechend immer weniger von den positiven Seiten des Stresses profitieren. Andererseits gelingt es uns aber auch nicht mehr, richtig zu entspannen. Schließlich wird der Stress chronisch, und irgendwann kommen wir an den Punkt, an dem nichts mehr geht.

Das Schlimme daran ist, dass sich diese Dynamik selbst verstärkt. Das hat mit dem Cortisol zu tun, dem Stresshormon, das auch zumindest zum Teil für die Frust-

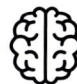

pfunde verantwortlich ist (mehr darüber ab S. 25). Cortisol verändert die Struktur unseres Gehirns genau an den Stellen, die für die Kontrolle unserer Gefühle und unseres Verhaltens sowie für die Erinnerung zuständig sind – und die deshalb in ausgeglicheneren Phasen auch die Stressreaktion zügeln können. Denn wie gesagt: Ob ein Reiz als bedrohlich einzustufen und eine Kampf-oder-Flucht-Reaktion wert ist, checkt unser Gehirn zunächst durch einen Vergleich mit gespeicherten ähnlichen Situationen ab. Sagt die Erfahrung: »Nichts zu befürchten!«, dann investiert unser Körper auch nicht in das volle Programm von Herzklopfen bis Muskelanspannung.

Wenn aber genau diese Teile des Gehirns, die quasi als Prüfzentrum fungieren, durch ständigen Cortisolbeschuss verändert wer-den, dann entgleitet uns die Kontrolle über die Stressreaktion. Immer mehr und immer kleinere Anlässe lösen Stress aus, der Cortisolspiegel bleibt kontinuierlich hoch, und das Gehirn verändert sich immer weiter. Irgendwann liegen im wahrsten Sinne des Wortes die Nerven blank: Der Sympathikus regiert uns, ohne dass das Hirn ihm noch wirksam Einhalt gebieten könnte.

RUHEPHASEN AKZEPTIEREN

Wenn wir also unseren Frieden mit dem Stress machen und gleichzeitig unseren Magic Spot finden und halten wollen, dann müssen wir zuerst akzeptieren, dass es im Leben einen ewigen Wechsel von Anspannungs- und Ruhephasen geben muss. Und nicht immer können wir die Pull-Phasen aktiv gestalten, etwa durch einen Spaziergang oder eine Meditationseinheit oder

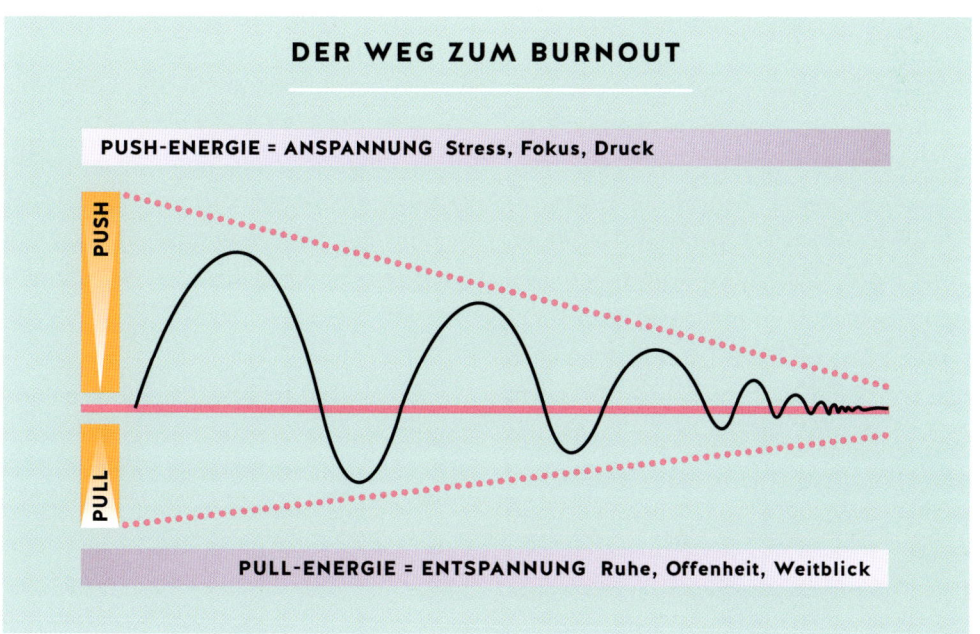

DER WEG ZUM BURNOUT

PUSH-ENERGIE = ANSPANNUNG Stress, Fokus, Druck

PUSH

PULL

PULL-ENERGIE = ENTSPANNUNG Ruhe, Offenheit, Weitblick

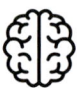

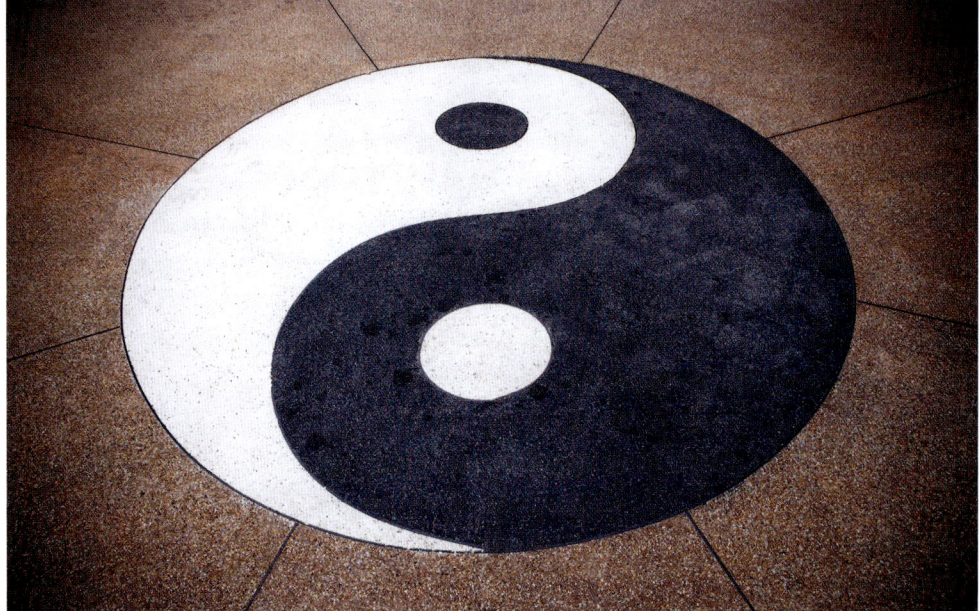

einen Wellnessurlaub. Manchmal nimmt sich der Körper das, was er braucht, auch vollkommen ohne Erlaubnis – typischerweise dann, wenn wir vorher eine Weile im Push-Modus gefahren sind.

Ich musste das selbst erst akzeptieren lernen. Dabei hätte ich als Wasserballer wissen sollen, welche Bedeutung Regenerationsphasen haben. Es ist schließlich kein Zufall, dass Leistungssportlerinnen und -sportler nicht Tag und Nacht trainieren, sondern dass zu jedem Trainingsplan auch die Trainingspausen gehören. Trotzdem dachte ich, die aktiven Phasen seien das Maß aller Dinge beziehungsweise das Maß meiner Leistung – und irgendwie auch meines Wertes als Mensch. Die anderen Phasen kannte ich zwar auch, aber ich habe sie als Zeiten der Schwäche abgewertet.

Inzwischen weiß ich, dass sie ganz natürlich zum Leben dazugehören. Niemand fühlt sich immer toll und stark und happy; wir alle haben diese schlechten Tage oder Wochen, in denen wir uns ausgelaugt fühlen und wenig Energie haben. Genau die holt sich der Körper dann zurück. Wichtig ist, dass wir uns für diese Phasen nicht kritisieren, dass wir nicht versuchen, das Gefühl der Energielosigkeit einfach zu ignorieren und trotzdem im Push-Modus weitermachen.

Als ich mitten in der Gründung meines Unternehmens steckte, erwischte mich geradezu bilderbuchmäßig eine Pull-Phase. Ich war supermotiviert, mein Start-up zum Erfolg zu machen. Die ersten Aufträge für Workshops und Vorträge kamen herein, und ich musste beweisen, dass ich

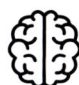

nicht nur groß reden, sondern auch liefern konnte. Nebenher waren Hunderte von Details zu organisieren, von der Buchhaltung bis zur Website, die gefühlt alle gleichzeitig erledigt werden mussten. Das alles verbunden mit der Unsicherheit, ob sich das Ganze nicht womöglich als totaler Flop erweisen würde – na ja, sagen wir: Die Anspannung war ziemlich hoch.

Und dann kam eine Phase, in der ich kurzfristig einfach nicht mehr arbeiten konnte. Klingt beängstigend, vor allem wenn man bedenkt, dass ich schon ein Burnout hinter mir hatte! Aber es gab einen riesigen Unterschied: Diesmal akzeptierte ich, dass gerade nichts ging. Ich machte mir keine Vorwürfe, ich zog weder meinen Wert als Person noch meinen gesamten Lebensplan in Zweifel, sondern ich akzeptierte,

dass ich im Pull-Modus war, weil Körper und Geist genau das brauchten. Sprich: Ich nahm die Dramatik raus. Und tatsächlich ging es nach einiger Zeit wieder, und ich konnte mich mit frischer Energie von Neuem in mein »Passion Project« Unternehmensaufbau werfen. Zu meiner Überraschung waren mir in der Pull-Phase sogar ein paar der besten Ideen dafür gekommen. Das führte mir deutlich vor Augen, dass wir den Pull nicht nur zum Erholen brauchen: Wir sind in diesem Modus ebenfalls produktiv – aber eben auf eine andere Art und Weise.

Inzwischen weiß ich, dass Push und Pull zusammengehören, und zwar ähnlich wie die Idee des Yin und Yang aus der chinesischen Philosophie. Beides sind gegensätzliche Prinzipien, die aber erst zusammen

PUSH-ENERGIE = ANSPANNUNG Stress, Fokus, Druck	PULL-ENERGIE = ENTSPANNUNG Ruhe, Offenheit, Weitblick
PUSH-MODUS	**PULL-MODUS**
Trennung	Verbindung
laut	leise
Sympathisches Nervensyste	Parasympathisches Nervensystem
Stressreaktion	keine Stressreaktion
Anspannung	Entspannung
Fokus (Engstirnigkeit)	Offenheit (Zerstreuung)
Härte	Weichheit
wenig Abstand, Anhaftung	viel Abstand, kein Anhaften
Feuer	Wasser
schnell	langsam
unbewusst	bewusst(er)
Dinge drücken	Dinge (an-)ziehen

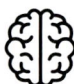

ein Ganzes ergeben. Sie ergänzen sich und müssen beide im gleichen Maß vorhanden sein, damit die Gesamtenergie stimmt.

• Im Push arbeiten wir auf unsere Ziele hin. Im Pull halten wir inne und überlegen, wo wir eigentlich hinwollen und warum. Das kann uns unseren Zielen durchaus auch näher bringen. Gerade wenn es um Kreativität oder Strategie geht, sind diese Pull-Phasen enorm wichtig, denn Gedanken und Ideen kommen oft nicht, wenn wir aktiv daran arbeiten, sondern wenn wir loslassen und zulassen, dass sie uns gewissermaßen zufliegen.

• Der Push-Modus gibt uns eine gewisse Selbstdisziplin und Härte, um Dinge nach vorn zu bringen. Im Pull-Modus können wir das ausgleichen, indem wir nachgiebiger und verständnisvoller werden, uns selbst und anderen gegenüber.

• Im Push haben wir fest unsere Ziele im Blick. Damit das nicht zum Tunnelblick wird, brauchen wir ein gewisses Maß an Pull. In diesen Phasen gehen wir ein bisschen auf Abstand und können aus dieser erweiterten Perspektive die Bedeutung mancher Dinge auf ein gesundes Maß reduzieren.

• Im Push-Modus können wir schnell und effizient Entscheidungen treffen. Das ist oft notwendig und bringt uns weiter, aber uns muss klar sein, dass es oft nicht die am besten durchdachten Schritte sind, die wir auf diese Weise vollziehen. Denn in Zeiten, wenn das sympathische System die Oberhand hat, ist das rationale Denken weitgehend ausgeschaltet. Jetzt regieren Automatismen; wir schalten auf Autopilot. Im Pull-Modus, wenn wir nicht getrieben

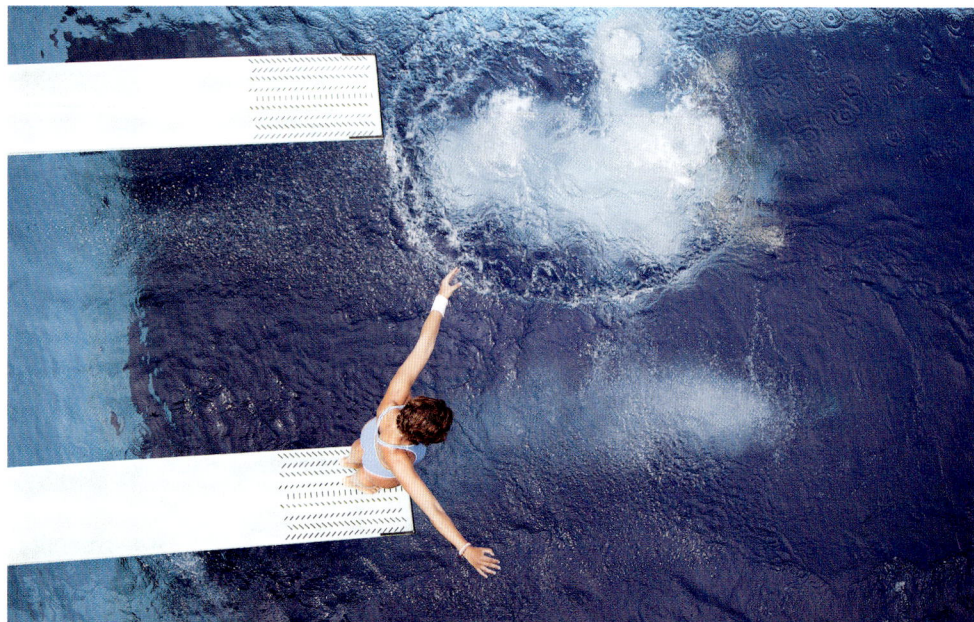

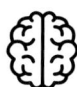

sind von Deadlines, gelingt es uns besser, Entscheidungen zu durchdenken und ganz bewusst – und dafür unter Umständen etwas langsamer – zu treffen.

• Und selbst im Sport gehören Push und Pull zusammen: Wenn wir joggen, Handball spielen oder uns auf den doppelten Salto vom Zehn-Meter-Brett konzentrieren, sind wir im Push-Modus. Aber die meisten Menschen würden wohl gar nicht erst die Sportschuhe (oder Schwimmsachen) anziehen, wenn sie nicht darauf vertrauen würden, dass nach der Anstrengung die Entspannung kommt: In der Pull-Phase fühlt sich der Körper angenehm erschöpft an, wir sind stolz auf uns selbst, die Gedanken werden frei, und wir können den täglichen Stress hinter uns lassen.

Sowohl Push als auch Pull haben ihren Wert. Wir brauchen beides, und zwar in ausgewogenem Maß. Die Kunst für einen gesunden Umgang mit Stress liegt darin, den idealen Rhythmus von Anspannung und Entspannung zu finden. Auch das ist natürlich eine höchstpersönliche Sache, und was für den einen perfekt ist, muss für die andere noch lange nicht passen. Wenn Sie daher spüren, dass Sie eine Pause brauchen, dann vertrauen Sie darauf! Auch wenn Ihr Kollege, Ihre Partnerin, Ihr Sportkumpel wie ein Duracell-Häschen immer weitermacht.

Aus meiner Sicht ist das Ziel, möglichst nur dann in den Stressmodus zu gehen, wenn es nötig ist, um die eigenen Ziele zu

BEWUSSTE ERNÄHRUNG MIT PUSH & PULL

Sich gesünder ernähren, Pfunde loswerden oder das Gewicht halten: Auch diese Ziele erfordern ein gewisses Maß an Push. Wir müssen Regeln aufstellen und die Selbstdisziplin aufbringen, uns daran zu halten. Aber oft gehen wir dabei ganz schön hart mit uns um. Dabei gehört auch hier der Pull-Modus dazu! Lassen Sie zwischendurch bewusst mal locker und gönnen Sie sich was. Vertrauen Sie Ihrem Körper! In der Regel will er uns gar nicht zu Exzessen verführen. Die ganze Tafel Schokolade oder die doppelte Portion Pommes sind eher klassisches Stress-, Frust- und Trostessen. Und wenn sich die Bedeutung des Ernährungsthemas zu sehr aufgebläht hat: Lassen Sie Luft raus! Ihr Wert als Mensch hängt nicht von diesem Ziel ab. Selbst wenn mal etwas nicht geklappt hat, hilft es nicht, sich dafür zu bestrafen. Überlegen Sie lieber, wie Sie es sich in Zukunft leichter machen können, Erfolg zu haben.

erreichen. Zu allen anderen Zeiten ist Runterfahren angesagt. Die Königsdisziplin erreichen wir dann, wenn wir ein gewisses Maß an Pull mit in unseren aktiven Alltag nehmen können. Denn dann wird es eine Energiequalität, die uns begleitet und uns erlaubt, Dinge entspannt anzugehen: entspannt einen Vortrag zu halten, entspannt Auto zu fahren oder entspannt einkaufen zu gehen.

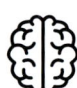

SMARTPHONE-ZEIT DOSIEREN

Das Smartphone ist Fluch und Segen zugleich. Klar, es verbindet uns mit anderen, es bietet Unterhaltung und kann mit Meditations-Apps sogar zum Entspannungstool werden. Andererseits versorgt es uns ständig mit Nachrichten aus aller Welt, die uns alarmieren, und es erhöht den Druck, immer und für alle erreichbar zu sein, die E-Mails zu checken und möglichst darauf zu reagieren. Das ist purer Push-Modus!

Wenn Sie feststellen, dass Ihnen so das Entspannen schwerfällt, dann heißt es: Abschalten! Und zwar erst das Smartphone, dann Sie. Schalten Sie die Benachrichtigungen für alle Apps stumm und testen Sie vielleicht mal einen handyfreien Tag in der Woche. Wenn Sie sich vom Handy wecken lassen, dann schalten Sie es nachts in den Flugmodus. So überfällt Sie das Gerät morgens nicht schon gleich mit allen möglichen Nachrichten, die Sie in den Push-Modus katapultieren. Noch simpler: Schaffen Sie sich wieder ganz altmodisch einen Wecker an!

ENTSPANNUNG AKTIV GESTALTEN

Und was bringt uns jetzt in den Pull-Modus? Nun ja, vermutlich haben die meisten von uns eine recht gute Vorstellung, was bei ihnen zur Entspannung beiträgt. Die Werbung auf allen Kanälen sorgt zusätzlich dafür, dass uns die Ideen nicht ausgehen – vorzugsweise solche, für die wir Geld

zahlen sollen, von der Wellness-Massage über den Relax-Tee bis zum Anti-Stress-Sessel. Aber es gibt reichlich Dinge, für die wir weder Geld hinlegen noch zuerst einen Kurs machen müssen, um darin Entspannung zu finden:

• Einfach mal nur dasitzen und auf den Atem achten. (Das ist schon fast Meditation – siehe dazu S. 74.)
• Entspannende Musik anmachen. Für viele funktionieren dazu bestimmte klassische Stücke sehr gut. Falls Sie gerade keine Idee haben, was das sein könnte, dann lassen Sie sich von den entsprechenden Playlists der Streaming-Dienste inspirieren. Wenn Sie nach »Relax« oder »Entspannung« suchen, werden Sie bestimmt fündig.
• Mal wieder mit lieben Menschen treffen und einfach eine gute Zeit zusammen verbringen. Wir sind soziale Wesen und brauchen Nähe. Falls physische Nähe nicht geht, sind »Treffen« per Video oder Telefonate die nächstbeste Lösung.
• Einen Spaziergang unternehmen. Umso besser, wenn Sie dafür ein Stück schöne Natur finden. Allein schon die Möglichkeit, in die Weite zu blicken oder in das Grün von Bäumen und Wiesen, bringt uns dazu, tiefer durchzuatmen.
• Kochen. Das ist natürlich eine Typfrage, aber manche finden Entspannung darin, über zwanzig Minuten hinweg einen Risotto zu rühren oder genüsslich Gemüse zu schnippeln. Tipp: Nicht ausprobieren, wenn Sie schon Hunger bis unter beide

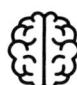

Achseln haben (oder jemand anders im Haushalt). Denn Zeitdruck ist der Entspannung nicht zuträglich.

• Sudokus oder Kreuzworträtsel lösen oder mal wieder die alte Spielesammlung rausholen. Puzzlen, Kartenhäuser bauen oder Jonglieren üben. Vieles, was äußerlich betrachtet zweckfrei ist, lässt uns super runterkommen.

Außerdem gibt es noch jede Menge Dinge (oder Tätigkeiten), die uns in den Pull-Modus bringen und für die es sich lohnt, ein Minimum an Ausrüstung anzuschaffen oder tatsächlich einen Kurs zu machen:

• Ausdauersportarten wie Schwimmen, Joggen, Walken, Inlineskaten oder Radfahren – jedenfalls solange Sie damit keine ehrgeizigen Ziele verbinden wie die Teilnahme an einem Marathon. Aber einfach locker loslaufen, -radeln oder -schwimmen trägt bei vielen dazu bei, den Kopf freizukriegen.

• Yoga, Chi-Gong oder Tai-Chi. Natürlich ist auch hier nicht unbedingt das Power-Yoga gemeint. Gerade für Yoga gibt es unzählige Video-Tutorials. Es lohnt sich trotzdem, gerade am Anfang einen Kurs zu machen, um sich keine falschen Haltungen anzugewöhnen.

• Entspannungstechniken wie Autogenes Training oder Progressive Muskelentspannung nach Jacobson. Auch hier lohnt sich ein Kurs, um mit dem Konzept vertraut zu werden.

• Ätherische Öle oder Düfte wie Lavendel,

Jasmin oder Melisse. Sie können einfach ein bisschen in den Handflächen verreiben und daran schnuppern oder auch den ganzen Raum beduften, ob mit Duftstäbchen oder einer Duftlampe.

Und dann sind da natürlich auch noch all die Hobbys, die Sie einmal gerne gemacht und dann aufgegeben haben, weil Sie meinten, Sie hätten die Zeit dafür nicht mehr. Denn bei allen Möglichkeiten: Für die meisten von uns besteht die Herausforderung darin, im Alltag überhaupt Raum für Entspannung zu finden. Aber genau da liegt der Denkfehler.

Um dauerhaft leistungsfähig zu bleiben, müssen wir für genügend regelmäßige und ausreichend lange Pull-Phasen sorgen. Es bringt also nicht viel, einfach im Push-Modus weiterzupowern, bis nichts mehr geht, und dann mal zu gucken, wie viel Zeit noch für Entspannung übrig ist. Deshalb: Planen Sie die Pull-Zeiten von vornherein ein! Setzen Sie sich Termine in den Kalender, die Sie genauso ernst nehmen wie berufliche Pflichten. Manchen hilft es, sich mit anderen zu verabreden oder einen Kurs zu buchen, denn damit bekommt der Plan zur Entspannung eine gewisse Verbindlichkeit.

Klingt trotzdem schwierig? Wenn es Ihnen im Moment unmöglich vorkommt, Stunden oder sogar ganze Tage für die Entspannung einzuplanen, dann nehmen Sie sich wenigstens regelmäßig Minuten oder

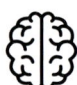

MEDITIEREN OHNE PERFEKTIONISMUS

Meditation klingt für viele ziemlich anspruchsvoll. Dabei kann jeder und jede ohne Vorkenntnisse meditieren:

• Suchen Sie sich am besten einen Ort, an dem Sie ein paar Minuten ungestört sind. Wenn Sie das schwierig finden: Es reicht auch, mal kurz die Tür zu schließen und das Handy stumm zu schalten. Manche meditieren sogar während der Busfahrt.

• Machen Sie es sich bequem – ob im Sitzen, Stehen oder Liegen, ist nicht so wichtig.

• Schließen Sie die Augen.

• Konzentrieren Sie sich auf Ihren Atem. Anfangs fällt das leichter, wenn Sie innerlich mitsprechen: »Einatmen, ausatmen, einatmen …«

• Wenn Ihnen Gedanken dazwischenfunken: Lassen Sie sie zu, aber beschäftigen Sie sich nicht damit. Lassen Sie sie ziehen. Kehren Sie wieder zu Ihrem Atem zurück: »Einatmen, ausatmen, einatmen …«

Das war's schon, das ist Meditieren. Ein paar Minuten bringen schon viel, und noch mehr, wenn Sie sie regelmäßig einschieben.

Übrigens: Es gibt inzwischen eine große Auswahl an Meditations-Apps, die den Einstieg noch leichter machen und Erinnerungsfunktionen mitbringen. Einfach testen, was Ihnen gefällt und auch tatsächlich guttut.

Sekunden. Takten Sie Ihre Termine weniger eng und trauen Sie sich, auch mal etwas abzusagen oder zu verschieben. Manchmal sind die anderen Beteiligten dafür sogar dankbar! Denn auch andere haben viele Termine, Familie, Haushalt, Job …

Erlauben Sie sich zwischendurch Pausen, um kurz um den Block zu gehen, sich in Ruhe eine Tasse Tee zu machen oder zu meditieren (siehe Kasten). Nutzen Sie außerdem jede erzwungene Minipause im Alltag, um durchzuatmen: das Anstehen vor der Supermarktkasse, das Warten vor der roten Ampel oder die Verzögerung beim Meeting, während Ihre Gesprächspartnerin eine wichtige Unterlage holen geht. Hauptsache, Sie können für einen Moment aus dem ständigen Push-Modus ausbrechen.

Zum Glück kostet keineswegs alles, was uns in den Pull-Modus bringt, auch Zeit. Manchmal helfen ganz andere Dinge: Wenn Sie beispielsweise wissen, dass Sie regelmäßig Zeit allein brauchen, um runterzukommen, dann nehmen Sie sich die. Dazu braucht es oft nicht mehr, als der Kollegenrunde, die traditionell gemeinsam zum Mittagessen geht, von Zeit zu Zeit zu sagen: »Heute esse ich mal nicht mit euch.« und dann in einer allein verbrachten Pause ein kleines bisschen die Batterien aufzuladen.

Oft helfen sogar bestimmte Denkweisen weiter. Eine davon ist, einfach einen Tag

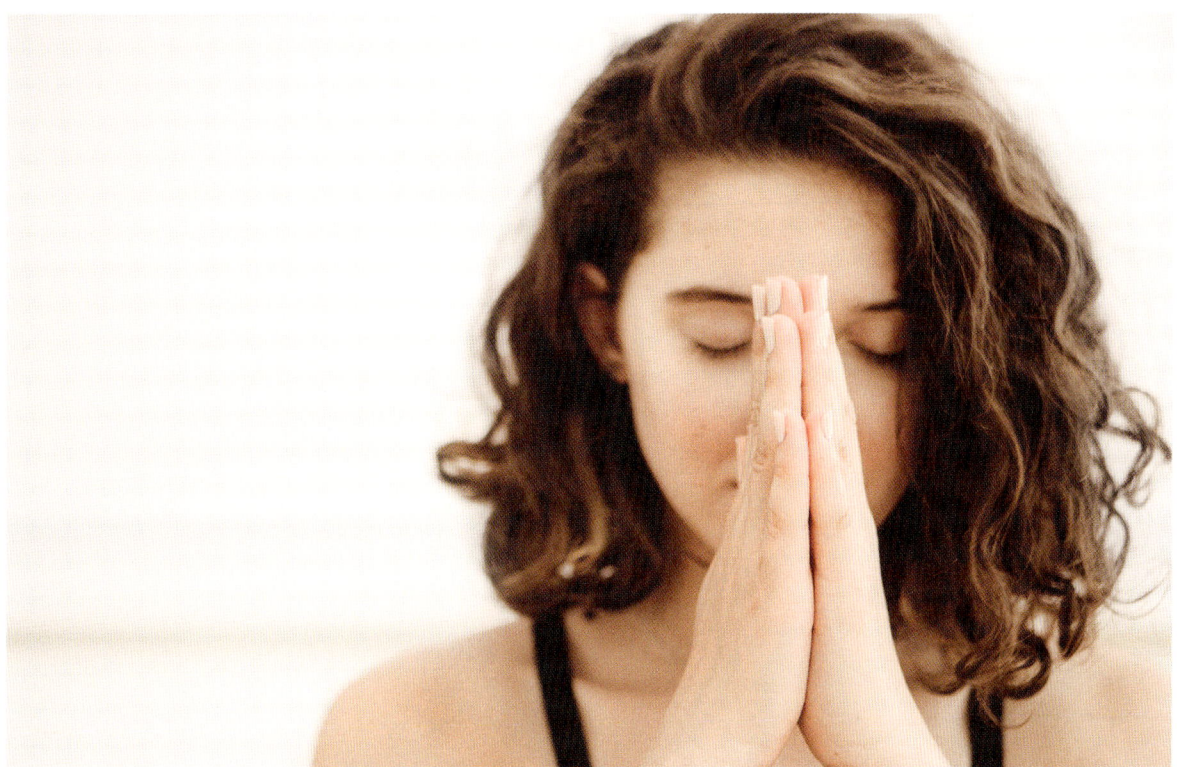

nach dem anderen anzugehen. Gerade in Phasen, in denen Sie sehr stark im Push sind und sich die Aufgaben vor Ihnen auftürmen wie Berge, entlasten Sie sich damit von Gedanken wie: »Das schaffe ich nie bis Termin xy!« Betrachten Sie einfach nur den aktuellen Tag und blenden Sie alles andere aus. Am nächsten Morgen konzentrieren Sie sich dann voll auf den dann anstehenden Tag, und so weiter.

Und wenn es ganz schlimm wird mit dem Stress, dann treten Sie innerlich mal einen Schritt zurück und sagen Sie sich: »Ich merke, dass meine Gedanken komplett angstgetrieben im Push-Modus kreisen. Ich weiß, dass hier die Stressreaktion das Ruder übernommen hat und rationale Überlegungen keinen Platz mehr ha-

ben. Deshalb beschließe ich jetzt, meinen Stressgedanken einfach nicht zu glauben.« So gewinnen Sie ein kleines bisschen Distanz zum inneren Stressgeschehen. Sie machen sich klar, dass Sie nicht gegen die Wirklichkeit ankämpfen, sondern gegen das Bild davon, das Ihnen Ihr Hirn vorspiegelt, der alte Angsthase. Sie werden sehen: Das hilft.

Und was ist von »Entspannungstechniken« wie Alkohol oder Rauchbarem aller Art zu halten? Oder vom »Binge-Watchen« von Serien beziehungsweise den vor Games verdaddelten Nächten? Darf man das? Braucht man das vielleicht sogar? Oder sollte man sich so etwas lieber verkneifen? Die negativen Folgen sind ja schließlich kein Geheimnis.

75

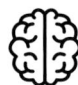

Ganz ehrlich: Ich bin kein Freund von Verboten. Von morgens bis abends vernünftig und diszipliniert zu sein, hieße ja auch nur, ständig im Push-Modus zu leben. Wer ein Glas Wein trinkt und es genießt, wer Spaß daran hat, die neue, spannende Serie bis zum Staffelfinale durchzugucken, wer hin und wieder raucht und sich gut dabei fühlt, tut sich wahrscheinlich in dem Moment zumindest kurzfristig etwas Gutes – aber ganz bestimmt nicht, wenn er oder sie sich hinterher dafür Vorwürfe macht. Ob Alkohol & Co. schaden, ist vor allem eine Frage des Maßes. Wenn Sie hin und wieder dazu greifen, es genießen und hinterher ehrlich sagen können, dass Sie sich damit besser und relaxter fühlen – völlig okay! Hauptsache, es ist für Sie nicht die einzig denkbare Form der Entspannung. Wenn Sie allerdings hinterher das heulende Elend kriegen, sich schwören, dass es nie wieder so weit kommt, und dann beim nächsten Mal trotzdem nicht widerstehen können, dann sollten bei Ihnen die Alarmglocken schrillen. Das Gleiche gilt, wenn Sie eine immer höhere Dosis brauchen. Wenn Sie an diesen Punkt gekommen sind, dann holen Sie sich unbedingt Hilfe!

WAHRNEHMUNG, BEWERTUNG UND ENTSCHEIDUNG

Bis hierher ging es darum, Stress zu akzeptieren, um ihn auf positive Art für sich zu nutzen (Magic Spot), und darum, Anspannung und Entspannung in ein ausgewogenes Verhältnis zu bringen. Aber was nützt das beste Wellness-Wochenende, wenn man in der Nacht vor dem Nachhausefahren stundenlang wach liegt und überlegt, was wohl in den Arbeits-E-Mails wieder für Katastrophen warten?

Wenn Stress, wie wir gesehen haben, größtenteils im Kopf entsteht (siehe S. 37 ff.), dann müssen wir auch im Kopf ansetzen, um auf gesunde Weise mit ihm umzugehen. Genau damit beschäftigt sich das dritte Element der Drachenberg-Methode: wahrnehmen – bewerten – entscheiden. Mit diesen drei »Kopftätigkeiten« haben wir einen enormen Einfluss auf unsere Gedanken und unser Stressempfinden.

Wie man diesen Einfluss nutzen kann, das lehrt unter anderem der Buddhismus schon seit Tausenden von Jahren. Inzwischen verbreitet sich das Konzept unter dem Begriff »Achtsamkeit« vollkommen ohne religiös-weltanschaulichen Überbau. Es war vor allem der Molekularbiologe Jon Kabat-Zinn, der es aus den buddhistischen Lehren weiterentwickelte und in eine Form goss, die als »Mindfulness-Based Stress Reduction« (MBSR, übersetzt Achtsamkeitsbasierte Stressreduktion) bekannt wurde. Ich verdanke diesem Konzept und den dazugehörigen Kursen viele Impulse und Erkenntnisse, die mich bis heute täglich begleiten und auch in die Drachenberg-Methode eingeflossen sind.

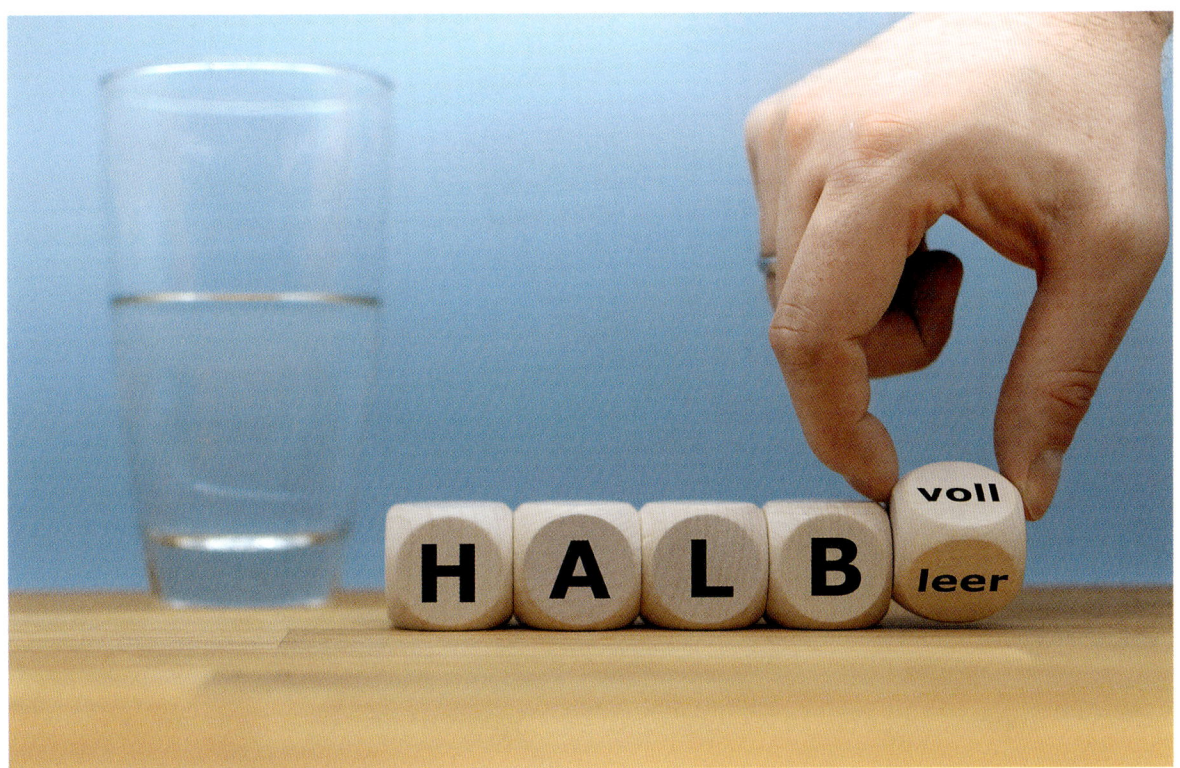

WAHRNEHMUNG

Unsere Wahrnehmung ist wie ein Filter, durch den wir die Welt betrachten. Je nach unseren Erfahrungen, Erwartungen und unserer Grundstimmung sieht dieser Filter anders aus: die berühmte rosarote Brille, wenn es uns gut geht (oder wir verliebt sind), zu anderen Zeiten eher eine, die alles deprigrau oder neidischgrün erscheinen lässt. Deshalb kriegen wir an einem Tag einen Lachkoller, wenn etwas schiefgeht, und an einem anderen bringt uns der gleiche Fail auf die Palme.

Aber warum nehmen wir nicht einfach das wahr, was ist? Am Anfang, in unseren ersten Lebenstagen als Säuglinge, tun wir genau das. Sämtliche Eindrücke stürmen ungefiltert auf uns ein, alles ist gleichermaßen neu und aufregend – und überfordernd. Wir können nichts davon einordnen, mit unseren Erfahrungen abgleichen, filtern. Alles ist gleich wichtig: das Summen einer Fliege, ein Lichtfleck auf der Wand, Hautkontakt, der Geschmack von Milch auf der Zunge. Wir haben noch nicht die Erfahrung gemacht, was davon für uns lebenswichtig ist und was nicht.

Aber unser Gehirn lernt vom ersten Tag an. Sein Ziel: Effizienz. Um Dinge schnell einordnen und darauf passend reagieren zu können, speichert es Muster ab. Nach einer Weile nehmen wir nicht mehr wahr, was wirklich da ist, sondern das, was in unsere inneren Muster passt und was unser Hirn in einer bestimmten Situation jeweils für relevant hält.

77

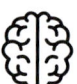

4 MINUTEN MIT GROSSER WIRKUNG

Ein Dankbarkeitstagebuch zu führen, kostet Sie geschätzte vier Minuten am Tag. Ähnlich sieht es mit einer kleinen Meditationseinheit aus. Das klingt ziemlich wenig und ist es auch. Aber vier Minuten am Tag summieren sich auf 28 in der Woche, und bei 52 Wochen im Jahr kommen wir damit auf 24 Stunden. Das heißt, mit einem minimalen Zeitaufwand am Tag beschäftigen wir uns im Endeffekt einen ganzen Tag und eine Nacht lang mit dem, was uns wichtig ist. Mit dem Zähneputzen verbringen wir übrigens ähnlich viel Zeit, und das ist es uns wert, um unsere Zahngesundheit zu erhalten. Was halten Sie davon, die zusätzlichen vier Minuten in Ihre seelische Gesundheit zu investieren?

wir vielleicht: »Schon wieder so eine Radfahrerin, die in irrem Tempo gegen die Einbahnstraße unterwegs ist!« Darüber regen wir uns dann auf – und ignorieren die zwanzig anderen Radlerinnen und Radler, die sich korrekt verhalten. Und wer eher mit dem Fahrrad unterwegs ist, regt sich vielleicht über »diese rücksichtslosen Autofahrer« auf.

Das liegt daran, dass unser Hirn im Laufe der Evolution darauf getrimmt wurde, vor allem Negatives zu erkennen und abzuspeichern. Klar: Für die Evolution ist nicht wichtig, dass ein Lebewesen eine möglichst gute Zeit hat, sondern dass es angesichts einer gefährlichen Umwelt überlebt und sein Erbgut weitergeben kann. Und auch für uns ist es in bestimmten Situationen unbestreitbar wichtiger, das potenziell gefährliche Geschehen im Verkehr gut im Blick zu behalten, als den hübschen Anblick blühender Stockrosen zu genießen.

Fahren wir beispielsweise im Stadtverkehr Auto, dann nehmen wir vor allem Schilder, Straßenverläufe, andere Autos und Verkehrsteilnehmer wahr, aber nicht die lustige Form der Wolke dort oben oder die blühende Stockrose an der Hausecke.

So weit ist das alles vernünftig, denn wir brauchen unsere Aufmerksamkeit ja tatsächlich in erster Linie für den Verkehr, um niemanden zu gefährden. Allerdings sortiert unser Hirn die Wirklichkeit nicht nur, sondern verzerrt sie auch. So denken

Allerdings haben wir schon gesehen, dass unser evolutionäres Erbe in unserem heutigen Leben teilweise nicht mehr nützt, sondern zur Belastung geworden ist. Die menschliche Angewohnheit, in allem das Schlechte zu sehen, trägt zu unserem hohen Stresslevel bei. Und Negatives gibt es reichlich, auch weil uns die Medien sekündlich mit Nachrichten von Katastrophen und Kriegen aus aller Welt versorgen.

Wenn uns aber bewusst ist, dass unsere Wahrnehmung für unser Bild von der

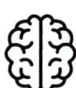

MIT DEM KÖRPER IM HIER UND JETZT

Der Body Scan ist eine wirksame Achtsamkeitsübung. Indem Sie bewusst wahrnehmen, wie sich Ihr Körper in genau diesem Moment anfühlt, verankern Sie sich im Hier und Jetzt.

Legen Sie sich am besten bequem auf den Rücken. Sie können aber auch im Sitzen oder Stehen üben.

Beginnen Sie bei den Füßen und schicken Sie Ihre Aufmerksamkeit erst in die Zehen, dann zu Fußballen, Mittelfuß und Ferse. Nehmen Sie mit Interesse wahr, wie sich diese Körperteile anfühlen. Dann kommen Unter- und Oberschenkel an die Reihe; das Becken mit den Geschlechtsorganen, der Bauch, die Brust, die Arme und Schultern, dann Hals und Kopf mit Mund, Nase, Ohren, Augen.

Lassen Sie alle Empfindungen zu, die dabei auftauchen, positive, negative und neutrale. Registrieren Sie sie, aber bewerten Sie sie nicht. Wenn Sie merken, dass Ihre Gedanken abschweifen, kehren Sie bewusst zurück.

Sie können Beine und Arme zusammen oder jeweils einzeln »durchnehmen« und den Körper in kleinere oder größere Regionen einteilen, je nach Zeit. Ein ausführlicher Body Scan kann 45 Minuten dauern. Aber üben Sie besser kürzer als gar nicht!

Anleitungen dafür, teilweise mit Audio-Dateien, gibt es kostenlos im Internet.

Wirklichkeit verantwortlich ist, dann können wir dieses Bild verändern, indem wir die Wahrnehmung gezielt steuern. Hier hilft die Achtsamkeit: Sie ist eine Methode, mit der wir lernen können, einfach wahrzunehmen, was ist, ohne es direkt einzuordnen, zu bewerten, zu durchdenken. Achtsamkeit bringt uns ins Hier und Jetzt und hilft uns, ganz bei uns selbst zu bleiben. Das muss man vor allem am Anfang immer wieder üben, beispielsweise mit dem Body Scan (siehe Kasten) oder Meditation (siehe S. 74).

Aber auch im Alltag können Sie das ganzheitliche Wahrnehmen trainieren. Wenn Sie sich beispielsweise einen Tee aufgießen, versuchen Sie einmal, sich auf die konkreten Sinneseindrücke zu konzentrieren. Welches Geräusch macht der Wasserkocher? Wie sehen die trockenen Teeblätter aus und wie klingen sie, wenn Sie sie aus der Dose löffeln? Wie fühlt sich der heiße Wasserdampf auf der Haut an, wenn Sie das Wasser aus dem Kocher in die Teekanne gießen? Welcher Duft steigt Ihnen dabei in die Nase? Auftauchende Gedanken und Bewertungen nehmen Sie dabei genauso wahr wie diese Sinneseindrücke, ohne sich ihnen näher zu widmen.

Aber es geht nicht nur darum, mehr vom Hier und Jetzt mitzubekommen, statt über die Vergangenheit zu grübeln oder sich über die Zukunft Sorgen zu machen. Wenn die Wahrnehmung unsere Wirklichkeit formt, dann heißt das auch, dass

79

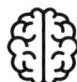

wir unsere Aufmerksamkeit bewusst auf das lenken können, was uns guttut. Ein sehr wirkungsvolles Instrument dafür ist ein Dankbarkeitstagebuch. Nehmen Sie sich einfach regelmäßig (am besten jeden Tag) ein paar Minuten Zeit und notieren Sie, wofür Sie an diesem Tag dankbar sind:

• Was haben Sie Positives erlebt?
• Haben Sie etwas Schönes gesehen oder gehört?
• Haben Sie etwas Gutes geschmeckt, gerochen, etwas Angenehmes gefühlt?
• Was haben Sie für Komplimente oder nette Worte bekommen – oder selbst verschenkt?
• Welche Menschen haben heute Ihren Tag bereichert?
• Und welche Dinge?

• Was haben Sie richtig gut gemacht – ob es jemand gemerkt hat oder nicht?
• In welchen Momenten haben Sie sich gut gefühlt?
• Worüber haben Sie heute gelächelt – oder sogar gelacht?

Ihnen fällt nichts ein? Wirklich gar nichts? Dann denken Sie auch an das, was wir allzu oft für selbstverständlich halten (bis es uns abhandenkommt): Gesundheit und ein solides Gesundheitssystem. Ein Einkommen. Ein Dach über dem Kopf. Menschen um Sie herum. Frieden. Demokratie. Das klingt so lapidar, aber es tut gut, sich regelmäßig klarzumachen, wofür wir dankbar sein können. Und irgendwann können Sie diese Dankbarkeit auch tatsächlich spüren.

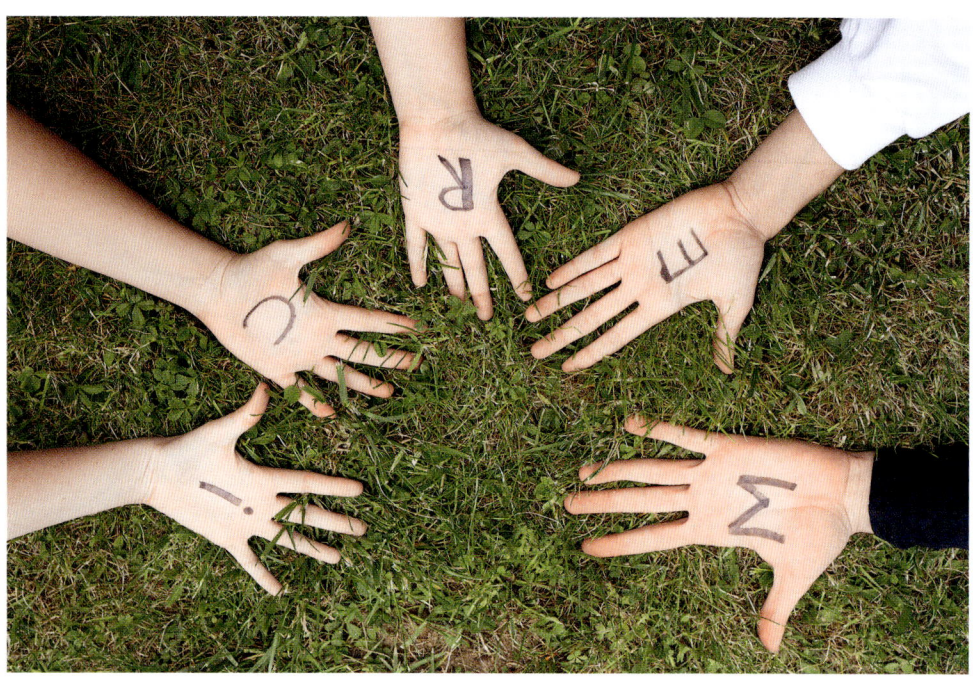

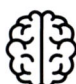

DAGMAR FRAGT JACOB

»Was bringt eine Morgenroutine in Sachen Entspannung und Gelassenheit?«

Viele möchten gern Sport oder Entspannung in den Tag einbauen, nur um nach lauter Terminen und Unvorhergesehenem abends festzustellen: »Mist, wieder nicht geschafft!«

Mit einer Morgenroutine passiert das nicht so leicht: Das, was mir guttut, bekommt seinen festen Platz gleich am Tagesanfang, bevor das Telefon klingeln kann und der Alltag richtig losgeht. Das tut nicht nur gut, sondern hilft mir auch, mit einem stolzen Gefühl in den Tag zu starten.

Vielleicht kommen Ihnen die Fragen, die Sie sich für diese kleine tägliche Schreibübung stellen, anfangs aufgesetzt vor. Denn wir sind viel eher daran gewöhnt, uns mit Fragen zu konfrontieren, die auf das Negative und die Defizite, die wir haben, abzielen: Was fehlt mir, um glücklich zu sein? Worin bin ich nicht gut? Was habe ich wieder mal nicht hingekriegt? Was ist heute schiefgelaufen, und was wird wohl morgen schieflaufen?

Aber die Qualität unserer Fragen bestimmt die Qualität unseres Lebens.

Mit unseren negativ gefärbten Fragen suggerieren wir uns ständig, dass wir fehlerhaft sind und nach Verbesserung und Selbstoptimierung streben müssen. Damit sind wir natürlich wieder komplett im Push-Modus: immer machen, immer tun, immer an uns arbeiten, denn es genügt nie – wir genügen nie. Die Lehre der Achtsamkeit verändert den Fokus: Das, was ist, darf sein. Auch Sie dürfen so sein, wie Sie sind. Sie sind schon in diesem Moment ganz und genug. Aber diese Sichtweise ist uns so fremd, dass wir sie erst einüben müssen. Deshalb ist es wichtig, Übungen wie dem Dankbarkeitstagebuch oder der Meditation regelmäßig Platz im Alltag einzuräumen.

Das, was ist, darf sein.

Sie können das Dankbarkeitstagebuch in den Tag einbauen, wann es Ihnen am besten passt. Viele schreiben es abends, ich habe es in meine Morgenroutine eingebaut (siehe Kasten S. 78). Das heißt, dass ich gleich morgens meine Aufmerksamkeit auf Positives richte, statt zum Beispiel sofort Nachrichten zu lesen und mitzubekommen, was wo auf der Welt mal wieder schiefläuft. So starte ich viel besser gelaunt und energievoller in den Tag.

Mit einem Dankbarkeitstagebuch gewöhnen Sie sich an, Ihre Aufmerksamkeit auf die guten Dinge im Leben zu richten. Damit setzen Sie nicht nur ein Gegengewicht gegen unsere angeborene Tendenz, das

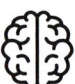

BELIEBTE IRRTÜMER ÜBER STRESS

»NUR WER STRESS HAT, GEHÖRT DAZU.«

Zugegeben, der Irrtum ist weit verbreitet, aber gefährlich: Erst klagen auch die über Stress, die eigentlich ganz glücklich sind mit ihrem Leben – soll bloß niemand denken, sie würden nichts leisten! Und irgendwann spüren sie ihn wirklich, den negativen Stress, denn schließlich haben sie ihre Aufmerksamkeit ständig darauf gerichtet.

Um dieser sich selbst verstärkenden Entwicklung zu entkommen, müssen wir alle vielleicht öfter mal sagen: »Stress? Na ja, viel zu tun halt – aber mir geht's gut dabei!«

Schlechte wahrzunehmen – ja, Sie schlagen das Gehirn auch sozusagen mit seinen eigenen Waffen, denn es nimmt darin neue Muster wahr und bildet entsprechende neuronale Verknüpfungen. Das heißt: Je häufiger Sie Dankbarkeit oder Freude empfinden, desto leichter wird Ihnen genau das fallen. Und damit bauen Sie im Laufe der Zeit einen machtvollen Schutzpanzer gegen schädlichen Stress und negatives Denken auf.

Versuchen Sie, sich auch über das Dankbarkeitstagebuch hinaus zur Gewohnheit

zu machen, das Positive zu sehen. Gehen Sie aufmerksam durch die Welt und nehmen Sie tatsächlich die Stockrosen wahr (vielleicht nicht gerade beim Autofahren!). Oder den Geruch der Erde nach dem Regen. Oder das Rascheln von buntem Herbstlaub, das Sie mit den Füßen beim Gehen aufwirbeln. Oder das Lied eines Straßenmusikers. Oder die Kinder, die sich genau die gleichen Nonsens-Verse zurufen, die Sie früher auch schon kannten. Sie werden feststellen, dass Sie auf einmal Dinge sehen, hören und wahrnehmen, an denen Sie bisher achtlos vorbeigelaufen sind.

Übrigens kann man es sich angewöhnen, auch im Schlechten noch positive Aspekte zu entdecken, ohne das Negative zu leugnen. Wann immer Sie gestresst, verärgert, gekränkt, sauer sind: Erlauben Sie sich diese Gefühle. Sie einfach wegzudrängen, wäre kontraproduktiv. Aber fragen Sie sich auch, ob Sie nicht doch einen positiven Aspekt finden können.

Deniz beispielsweise ärgert sich über sich selbst: Er hat gerade eine halbe Packung Eiscreme leer gegessen. Und das Ganze mit einer Flasche Cola runtergespült. Dabei hatte er sich vorgenommen, Zucker zu reduzieren und insgesamt gesünder zu essen, um endlich den Bauchansatz loszuwerden, der ihn echt stört. Und eine ganze Weile hat er das auch durchgehalten. Bis heute. Jetzt ist ihm nicht nur schlecht, sondern er fühlt sich auch als Versager. Der Stress folgt der Aufmerksamkeit. Deniz kann

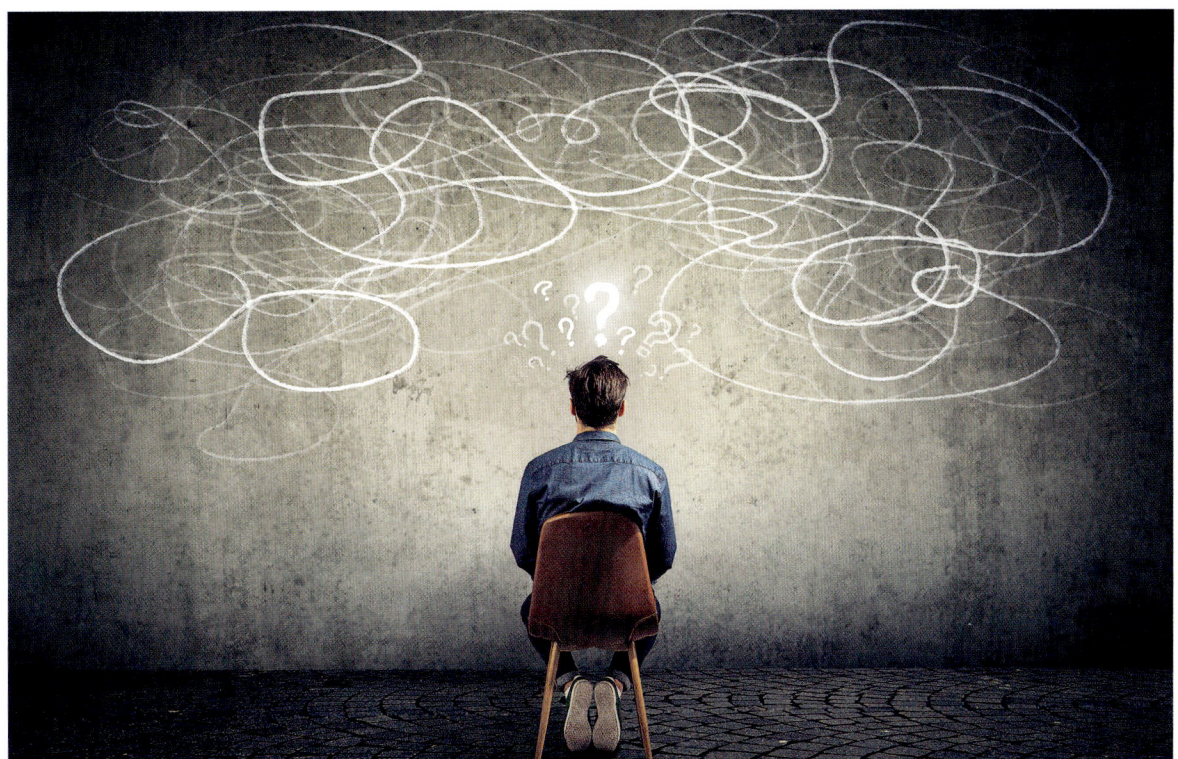

sich also in dieser Situation weiter selbst beschimpfen und sich damit weiter in die Stress-Spirale drehen.

Vielleicht wirft er auch das ganze Projekt »gesündere Ernährung« hin, weil es ja sowieso keinen Zweck hat.

Oder er richtet seine Aufmerksamkeit auf die drei Wochen, in denen er sein Vorhaben ziemlich konsequent umgesetzt hat, und erkennt an, dass ein einzelner Cheat-Abend demgegenüber kaum ins Gewicht fällt. Und hatte er nicht gestern erst das Gefühl, dass die Hose schon etwas lockerer sitzt? Morgen früh startet ein neuer Tag, und zwar mit etwas Obst und Joghurt, wie er es sich in den letzten Wochen doch schon so zielstrebig angewöhnt hat.

Der Unterschied ist klar, oder? Mit etwas Übung gelingt es immer leichter, auch in stressigen, ärgerlichen Situationen die positiven Aspekte zu finden, auch wenn es für den Moment scheinbar gar nicht rund läuft. Diese Fragen können Ihnen dabei weiterhelfen:

• Kann ich aus der Sache etwas lernen? Vielleicht sogar etwas, das mir hilft, ähnliche Situationen in Zukunft besser durchzustehen?
• Gab es ähnliche Situationen, die viel besser verlaufen sind und auf die ich meine Aufmerksamkeit in scheinbar schlechten Phasen richten kann?
• Habe ich trotz Stress und Ärger in der Situation etwas richtig gemacht?
• Haben sich aus der Situation Chancen

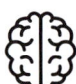

ergeben?

• Habe ich Unterstützung und Zuspruch erhalten?

BEWERTEN

Unsere selektive Wahrnehmung trägt aber nur zu einem Teil dazu bei, dass wir uns ein höchst persönlich gefärbtes Bild von der Wirklichkeit machen. Hinzu kommt, dass wir quasi nichts einfach nur wahrnehmen, ohne es zu bewerten. Und wie gesagt: Es ist die Bewertung einer Situation als potenziell bedrohlich, die die Stressreaktion in unserem Körper in Gang setzt – mit allem, was dazugehört.

Zum Glück ist es möglich, Wahrnehmung und Bewertung zu entkoppeln. Dazu müssen wir erst einmal verstehen, dass das, was wir erleben, und das, was wir darüber denken, zwei verschiedene Dinge sind. Man nennt dieses Nachdenken über das Denken auch Metakognition (von griechisch μετά, meta, übersetzt »über«, und Kognition als Sammelbegriff für geistige Vorgänge).

Eine wichtige metakognitive Technik ist das Einnehmen einer inneren Beobachterposition. Dabei treten Sie innerlich einen Schritt zurück und beobachten Ihre Gedanken, Gefühle und inneren Bilder mit einer gewissen Distanz. Die erste Erkenntnis dabei ist oft: Hui, da ist ja ganz schön was los! Unser Gehirn produziert einen pausenlos ablaufenden Film, ob wir es wollen oder nicht. Das lässt manche Leute am Meditieren verzweifeln, weil sie glau-

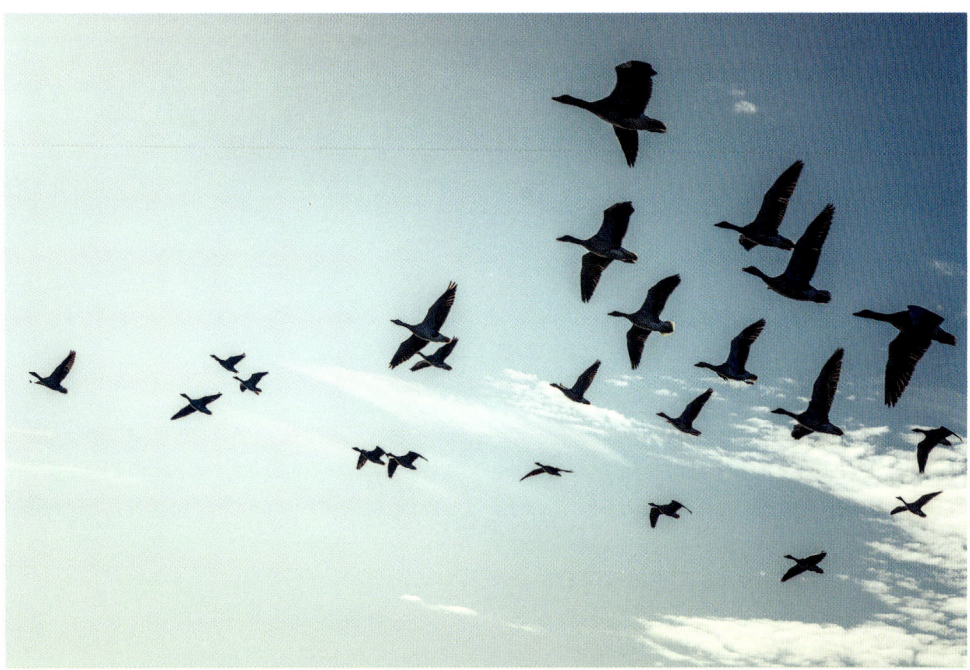

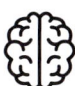

DAGMAR FRAGT JACOB

»Was mache ich, wenn mein Partner oder meine Familie alle Veränderungen blockiert und mich das zusätzlich belastet?«

Erste Maßnahme: Ich checke ab, wie viel Wahrheit überhaupt drinsteckt. Blockiert da wirklich jemand, oder denke ich das nur, weil mal ein Witz oder ein abfälliger Kommentar kam? Im Zweifel hilft es, einfach mal direkt nachzufragen.

Reden ist sowieso eine gute Idee: die anderen ins Boot holen, ihnen erzählen, warum ich etwas verändern möchte und dass diese Veränderung nicht das bisherige gemeinsame Leben (und Essen) infrage stellt. Und wenn dann immer noch Widerstand kommt, mache ich mir die eigenen Ziele noch mal klar. Denn im Endeffekt ist es meine Entscheidung, ob ich sie verfolge oder nicht. Gesünder essen oder Stress reduzieren – das kann ich auch für mich allein.

ben, sie dürften dabei nichts mehr denken. Aber wer dem Gehirn befiehlt, mit dem Denken aufzuhören, wird erst recht sein buntes Wunder erleben!

Was dagegen mit einiger Übung schon geht: die Gedanken vorbeiziehen lassen, ohne einzelne festzuhalten, und ihnen einfach nur zuzusehen. Dabei helfen manchmal Bilder. Sie können sich die Gedanken zum Beispiel als Vögel vorstellen, die vor-

beifliegen. Sie können ihnen nachblicken, ohne einzelne Vögel einzufangen. Je häufiger Sie diese Technik der bewussten Aufmerksamkeitslenkung trainieren, desto müheloser gelingt es, Ihre Gedanken, Gefühle und Bewertungen als Produkte Ihres Gehirns zu verstehen. Sie kommen und gehen, aber sie sind nicht die Realität.

Wenn Sie auf diese Weise trainieren, Ihre Wahrnehmung von Ihren Bewertungen zu trennen, können Sie im nächsten Schritt diese Bewertungen kritisch hinterfragen – vor allem natürlich dann, wenn sie Stress auslösen. Wir alle tragen eine Menge Glaubenssätze mit uns herum, die wir gelernt und verinnerlicht haben. Bei näherer Betrachtung erweisen sich die meisten aber keineswegs als so wahr, wie sie sich anfühlen. Versuchen Sie einmal, für sich herauszufinden, welche Glaubenssätze und Grundüberzeugungen bei Ihnen Stress auslösen. Zu den häufigsten gehören:

• Ich werde nur geliebt, wenn ich fleißig (oder auch: dünn, immer hilfsbereit, erfolgreich, gut gelaunt, perfekt …) bin.
• Arbeit darf keinen Spaß machen, denn: erst die Arbeit, dann das Vergnügen.
• Ich kann einfach kein Mathe (nicht mit Geld umgehen, nicht singen, keine Vorträge vor Publikum halten).
• Ich darf keine Fehler machen.
• Alles, was ich anpacke, geht sowieso schief.
• Keiner mag mich um meiner selbst willen.

85

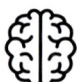

GLAUBENSSÄTZE HERAUSFINDEN

Unsere stärksten Überzeugungen sind uns oft gar nicht bewusst, deshalb kann es ein bisschen Zeit kosten, sie herauszufinden. Am besten gehen Sie von konkreten Stresssituationen aus und überlegen, welche Glaubenssätze der Grund sein könnten, dass darin so ein Stresspotenzial steckt. Hauptverdächtige sind alle Gedanken mit Absolutheitsanspruch, also solche, in denen »immer«, »nie« oder »sowieso« vorkommt, außerdem »ich muss« und »ich darf nicht«.

• Es geht anderen nur um meinen Körper (mein Geld, meinen Einfluss).

Wenn Sie Ihren persönlichen Glaubenssatz (oder Ihre Glaubenssätze) herausgefunden haben, dann klopfen Sie ihn doch mal auf seinen Wahrheitsgehalt ab. Fallen Ihnen für die Behauptung Gegenbeispiele ein? Falls nicht Ihnen, dann vielleicht einem guten Freund oder einer guten Freundin? Woher kommt der Glaubenssatz? Hat ihn zuerst jemand anders zu Ihnen gesagt? Wenn ja: Wer war das, und würden Sie einem so weitreichenden Urteil dieser Person auch heute noch bedingungslos trauen? Falls Sie sich den Glaubenssatz selbst anhand von Erfahrungen zurechtgelegt

haben: Gab es vielleicht auch ganz andere Erfahrungen, die Sie nur als nicht so wichtig beiseitegeschoben haben? Graben Sie einmal in Ihrem Gedächtnis, und fragen Sie ruhig auch andere Menschen, die Ihnen nahestehen – die können sich manchmal besser an Gegenbeispiele erinnern als Sie. Und wenn Sie das alles überlegt haben: Kommt Ihnen dieser Glaubenssatz immer noch so richtig vor?

Das Gute an dieser Beschäftigung mit den eigenen automatischen Gedanken und Bewertungen ist: Sobald wir sie uns bewusst gemacht haben, können wir sie auch verändern. Wir können jederzeit Dinge, Menschen und Situationen anders bewerten als bisher, und wir können uns neue, hilfreiche Glaubenssätze aufstellen. Denn Gedanken, so viel sollte klar geworden sein, sind keine Fakten. Deshalb steht es uns frei, die auszuwählen, die uns voranbringen und nicht hemmen.

Wenn wir uns neue Glaubenssätze und Bewertungen überlegen, dann sollten wir gleichzeitig den Absolutheitsanspruch der alten Überzeugungen über Bord werfen. Einen Satz wie »Ich muss perfekt sein« könnten wir beispielsweise durch »Ich gebe mein Bestmögliches« ersetzen. Während beim ersten Satz das Scheitern und damit Selbstabwertung und Selbstvorwürfe vorprogrammiert sind (wer ist schließlich schon perfekt?), spornt der zweite Satz an, ohne den Selbstwert vom Erfolg abhängig zu machen. So geht positive Verstärkung!

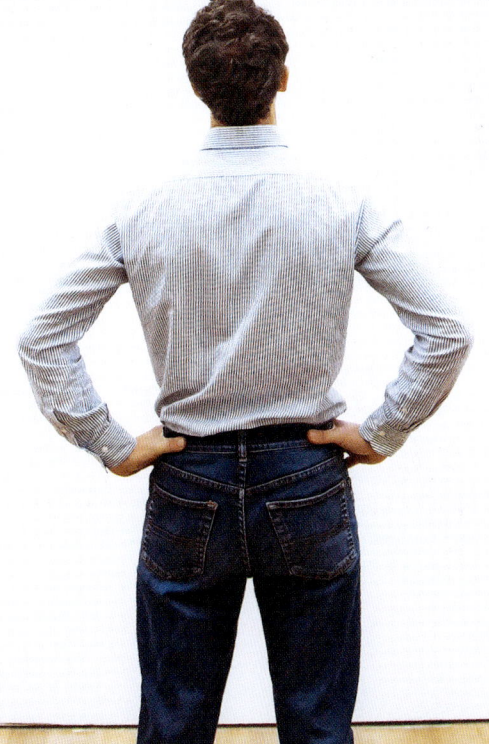

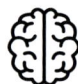

Ähnlich sieht es bei Glaubenssätzen wie »Ich bin zu dick« aus. Auch darin steckt eine Absolutheit und Selbstabwertung, die ein enormes Stresspotenzial entfalten kann. Hier hilft es, erst mal ein bisschen Bedeutung rauszunehmen. Denn unser Wert als Mensch hängt genauso wenig von unserem Körper ab wie von unseren Leistungen. Wir sind mehr als das – und wenn Sie das nicht auf Anhieb glauben können, dann fragen Sie einmal die Menschen, die Ihnen nahe sind, was sie an Ihnen besonders mögen und warum sie gern mit Ihnen zusammen sind!

Statt so viel Wert auf unser Gewicht zu legen, sollten wir mehr Gewicht auf unseren Wert legen.

Wenn Sie die aufgeblasene Bedeutung Ihres alten Glaubenssatzes etwas zurechtgeschrumpft haben, können Sie ihn einfach zu einem Ziel umformulieren, etwa »Ich will versuchen, etwas abzunehmen.« Oder: »Ich will mein Bestmögliches tun, um fitter zu werden.« Und dann können Sie mit Motivation darangehen, dieses Ziel umzusetzen – in dem guten Wissen, dass Ihr Wert als Mensch nicht davon abhängt, ob Sie es schaffen.

Manchmal braucht es eine gewisse Zeit, bis wir uns neue Denkweisen angewöhnt haben. Unter Umständen hilft es, den neuen, hilfreichen Gegengedanken zum alten Glaubenssatz aufzuschreiben und an einer gut sichtbaren Stelle (beispielsweise an der Wohnungstür) aufzuhängen.

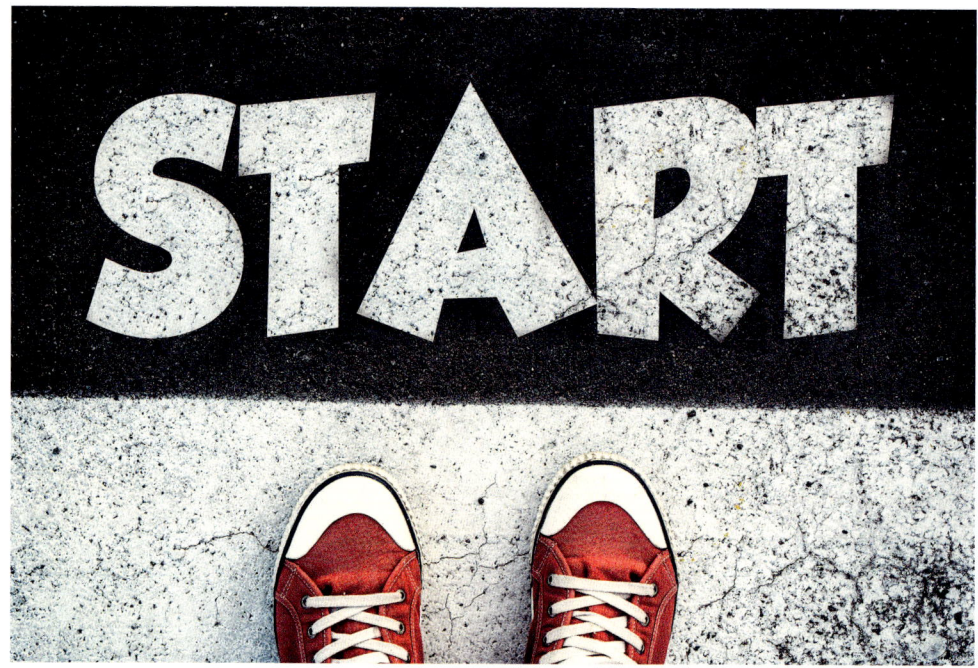

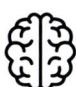

ENTSCHEIDEN

Stress entsteht im Kopf. Aber im Kopf haben wir auch gleich zwei wirkungsvolle Hebel, um besser mit Stress umzugehen:

• Wir können entscheiden, worauf wir unsere Aufmerksamkeit richten.
• Wir können entscheiden, welche Gedanken, Glaubenssätze und Bewertungen uns voranbringen, und unsere Bewertungen falls nötig anpassen.

DAGMAR FRAGT JACOB

»Soll ich eigentlich allen erzählen, dass ich jetzt Stress und Kilos reduzieren will? Oder setze ich mich damit zusätzlich unter Druck?«

Das kommt ganz drauf an, welcher Typ man ist. Bei einigen wirkt sozialer Druck, sie lassen sich dadurch zusätzlich motivieren. Wer daran zweifelt, erzählt vielleicht nur dem Partner oder der besten Freundin davon – oder, noch besser: berichtet von den ersten Erfolgen, nicht vom fernen Ziel und den guten Vorsätzen.

Auf jeden Fall ist es eine gute Idee, mit anderen über die Themen zu reden, die einen selbst beschäftigen, denn jeder offene, ehrliche Dialog kann einen weiterbringen. Warum also nicht mal andere fragen: »Hattest du auch schon mal ein Thema mit Stress? Und wie bist du so damit umgegangen?«

Das gibt uns eine ungeheure Macht über unser Leben und unser Stresslevel, denn unser Leben ist die Summe unserer Entscheidungen und Handlungen. Diese Macht können wir einsetzen, um den Magic Spot zu erreichen, das Energiepotenzial des Stresses auf konstruktive Weise zu nutzen und dadurch unseren Zielen und Wunschvorstellungen näherzukommen.

Dass wir die Macht und die Freiheit besitzen, Dinge zu verändern, bedeutet allerdings nicht, dass wir selbst schuld sind, wenn unser Leben aktuell nicht so verläuft, wie wir es uns vorstellen. Vieles von dem, was wir tun, wird von unserem Hirn auf der Basis von Grundannahmen und Mustern gesteuert, die wir nicht in jedem Moment bewusst beeinflussen können. Aber wir können anfangen, den Mustern auf den Grund zu gehen. Und diese Entscheidung liegt in unserer Hand.

Wenn Sie etwas in Ihrem Leben zum Besseren verändern wollen, dann müssen Sie nicht die große Revolution lostreten. Um loszugehen, reicht ein erster Schritt – Hauptsache, der Prozess kommt überhaupt in Gang. Und Sie müssen damit auch nicht auf Silvester warten; ja, noch nicht einmal auf den nächsten Tag.

Fangen Sie doch einfach sofort an.

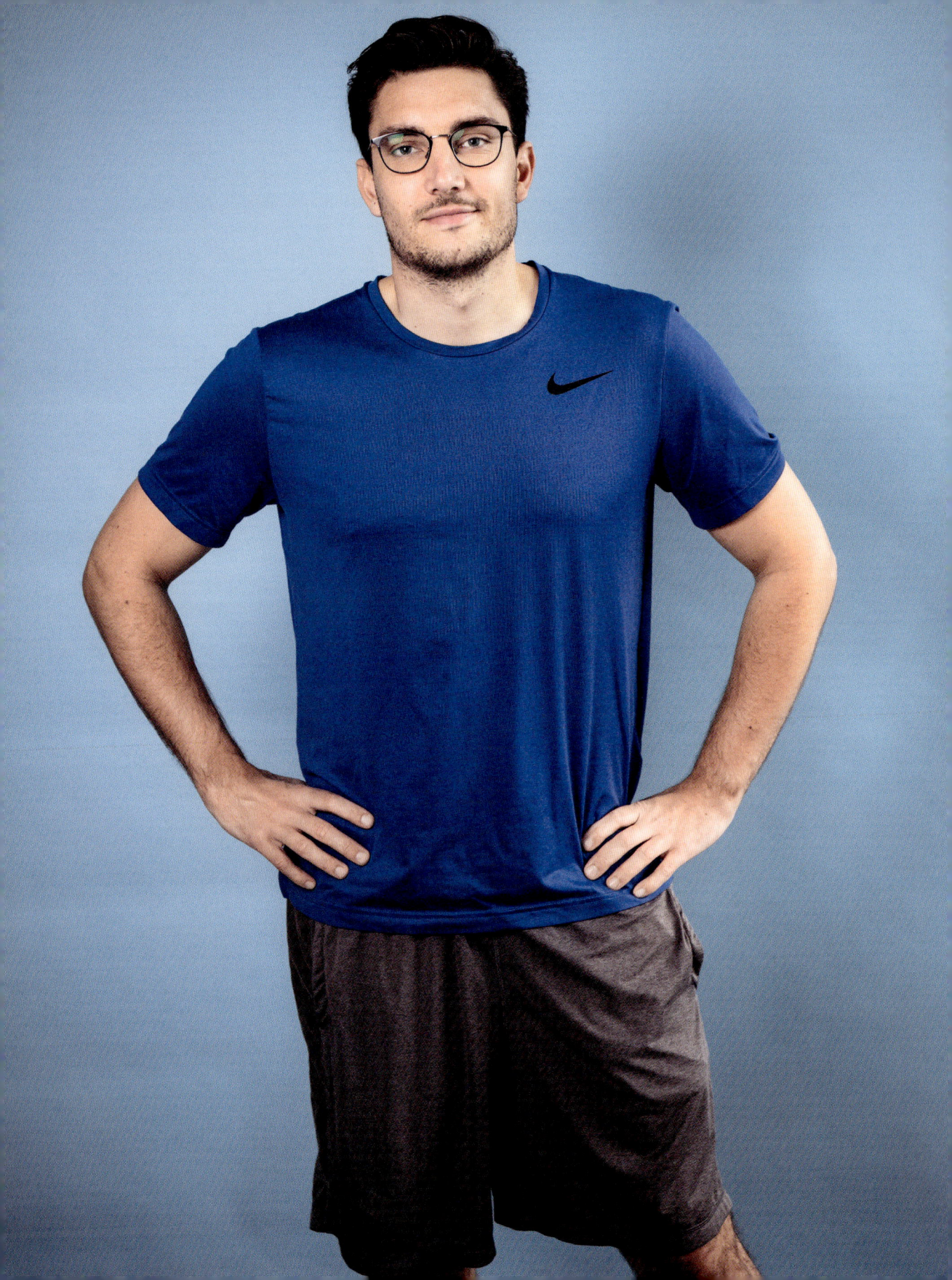

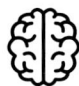

5. Rezepte für die Stressbewältigung

Jetzt wird's praktisch: Hier kommen ein paar »Rezepte« für Alltagssituationen, die erfahrungsgemäß häufig in eine negative Stress-Spirale führen. Sie sollen Ihnen zeigen, wie Sie in solchen Momenten genau da ansetzen, wo der Stress entsteht: im Kopf. Picken Sie sich einfach die Situationen heraus, die für Sie passen, und spielen Sie einmal die Rezeptschritte durch.

Vermutlich werden Sie schnell merken, dass gewisse Denkweisen, Perspektivwechsel und Mentaltechniken immer wieder auftauchen. Wenn Sie die verinnerlichen, dann werden Sie sich irgendwann auch in völlig anders gelagerten Fällen selbst helfen können.

Es ist dann wie beim Kochen: Am Anfang braucht man Rezepte. Hat man aber einmal die Prinzipien dahinter verstanden, dann kann man nach Lust, Laune und Vorratslage variieren und irgendwann sogar selbst am Herd kreativ werden.

SELBSTFÜRSORGE STATT SELBSTVORWÜRFE

DAS MACHT STRESS: ICH ÄRGERE MICH ÜBER MICH SELBST.

Gründe, uns so richtig runterzumachen, finden die meisten von uns mit Leichtigkeit: Na, mal wieder an der Serie hängen geblieben, statt die Steuer zu erledigen? Es

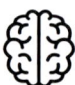

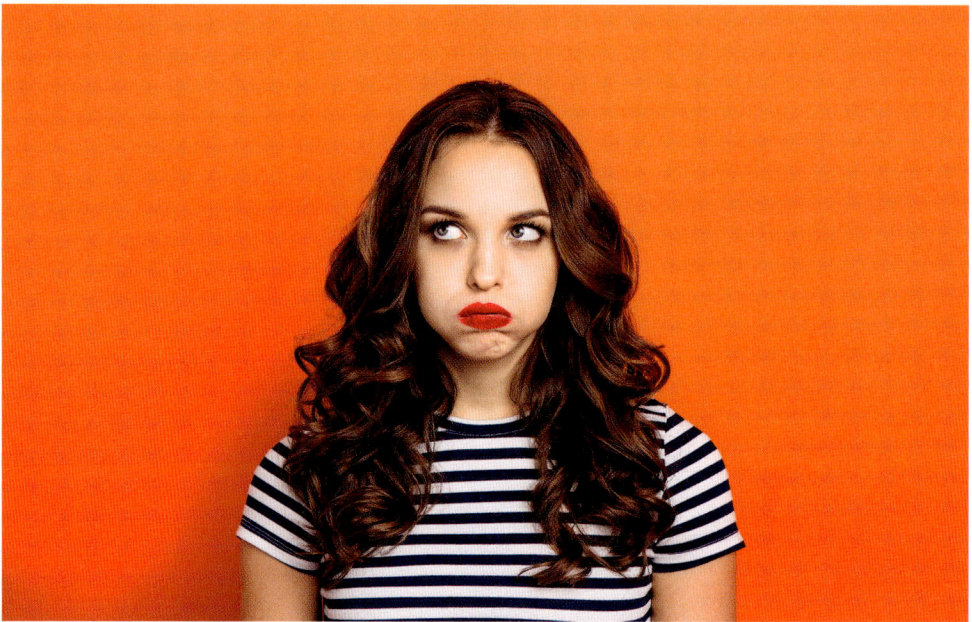

mal wieder nicht geschafft, auf eine Übergriffigkeit mit einem lockeren Spruch zu reagieren? Nicht aus dem Bett gekommen, obwohl doch morgendliches Joggen auf dem Programm stand? Der Versuchung einer Portion Pommes auf dem Heimweg nachgegeben, statt zu Hause etwas Leckeres zu kochen? Je höher die Erwartungen, die wir an uns selbst stellen, desto leichter scheitern wir daran und desto häufiger ärgern wir uns über uns selbst.

DAS NIMMT DEN STRESS RAUS

1. KLÄREN: WEN BETRIFFT DAS PROBLEM ÜBERHAUPT?

Haben wegen dieser Sache andere Personen Grund, sich über Sie zu ärgern? Oder sind Sie die oder der Einzige? In den meisten Fällen stehen wir mit unserem Ärger über uns selbst allein da. Ob wir den Sport geschwänzt oder viel zu viel Schokolade gegessen haben, stört die Menschen um uns herum meistens nicht. Das ist in Ihrem Fall auch so? Großartig! Denn dann können Sie sich ganz allein um Ihren Ärger kümmern und sind nicht abhängig von anderen.

Wenn es Streit gab, muss der natürlich mit den anderen Beteiligten geklärt werden. Aber das ist dann eher ein Fall für das Rezept »Ärger über andere loswerden« (siehe S. 107).

2. DEN ÄRGER AKZEPTIEREN – UND DANN LOSLASSEN

Wut bringt nicht weiter. Das stimmt zwar, aber wenn Sie sich jetzt auch noch Vorwürfe machen, weil Sie sich über sich ärgern, dann geraten Sie noch tiefer in die

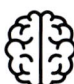

Selbsthass-Spirale. Gucken Sie sich Ihren Ärger lieber mal einen Moment genau an. Erlauben Sie sich, ihn zu fühlen, am besten mit der genauen Stelle im Körper. So kann er Sie nicht mehr beherrschen. Und dann machen Sie sich klar, dass er nichts ungeschehen machen kann und lediglich für negative Stimmung sorgt. Während Sie durch die übrigen Schritte gehen, können Sie ihn nach und nach loslassen.

3. EINE SELBSTFÜRSORGLICHE HALTUNG EINNEHMEN

Überlegen Sie: Was würde meine beste Freundin / mein bester Freund in dieser Situation zu mir sagen? Vermutlich nicht schimpfen, sondern tröstende Worte finden, oder? Können Sie diese Worte für sich selbst finden? Tun Sie das. Seien Sie nett zu sich. Sie haben es verdient.

4. REALISTISCH BEWERTEN

Worum geht es bei Ihrem Ärger? Was steckt dahinter? Und wie wichtig ist das Thema wirklich? Falls Sie beispielsweise an Ihren guten Vorsätzen zu Sport und gesunder Ernährung gescheitert sind, überlegen Sie: Ist dieser kleine Rückschlag wirklich so entscheidend? Schließlich haben Sie jede Chance, es morgen (oder noch besser: jetzt gleich) besser zu machen. Und noch wichtiger: Sie sind mehr als nur Ihr Körper, mehr als Ihre Ernährung, mehr als Ihr Verhalten in einer bestimmten Situation. Ihr Wert als Mensch bleibt davon vollkommen unberührt. So ein vermeintliches Versagen kann sich in unserer Vorstellung manchmal ganz schön aufblähen. Lassen Sie die Luft raus, indem Sie sich vor Augen führen: So lebensentscheidend war das nicht.

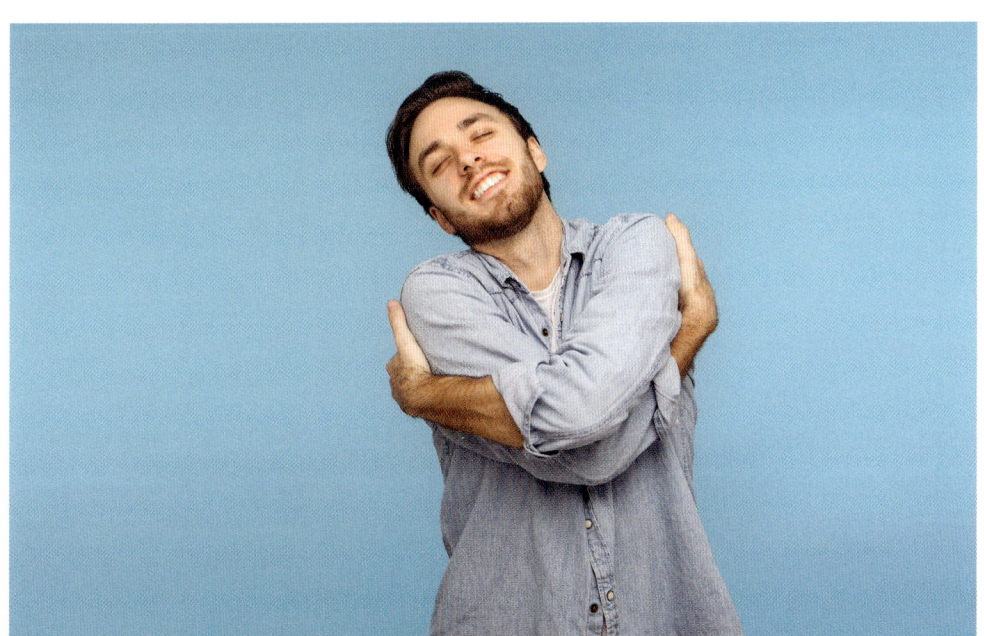

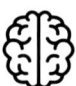

5. AUS DER ERFAHRUNG LERNEN

In jedem Scheitern steckt auch die Chance, etwas zu lernen. Überlegen Sie, wie Sie sich lieber verhalten hätten – und wie Sie sich fürs nächste Mal dabei unterstützen können. Malen Sie sich regelmäßig Ihre (realistischen) Ziele in den leuchtendsten Farben aus, damit Sie sie immer vor Augen haben. Machen Sie es sich mit kleinen Verhaltenstricks leichter, konsequent zu sein: indem Sie zum Beispiel die Joggingschuhe direkt vors Bett stellen oder einfach keine Süßigkeiten mehr einkaufen. Und vor allem: Gewöhnen Sie sich das Alles-oder-nichts-Denken ab! Wer nach einem Keks denkt: »Jetzt ist eh schon alles egal!«, isst auch noch den Rest der Packung. Üben Sie sich lieber darin, immer wieder neu anzufangen: »Okay, ich wollte ihn eigentlich nicht essen, aber passiert ist passiert – dann bin ich eben ab jetzt wieder konsequent. Schlanke Menschen essen auch mal Kekse und rollen danach nicht davon.«

DURCHATMEN TROTZ HEKTIK

DAS MACHT STRESS: DER ALLTAG IST MAL WIEDER NUR HEKTISCH!

Termine, To-dos und das Gefühl, nur von einem zum anderen zu hetzen – das kennen wir alle. Und dann passieren garantiert auch noch lauter unvorhergesehene Sachen, und irgendwann ist da dieses Gefühl: Ich komme überhaupt nicht mehr zum Durchatmen!

DAS NIMMT DEN STRESS RAUS

1. REALITY CHECK

Gerade weil alle über die Hektik des Alltags stöhnen, stöhnen wir oft automatisch mit. Aber ist die Zeit wirklich in diesem Moment so knapp, wie es Ihnen vorkommt? Wie viel von dem auf der To-do-Liste ist noch gar nicht so dringend (oder hätte überhaupt keine schlimmen Konsequenzen, wenn es unerledigt bliebe)? Welche Termine sind unumgänglich, und aus welchen könnten Sie sich rauswinden?

2. MINI-ATEMPAUSEN MACHEN

Wenn Sie an einem hektischen Tag an einer roten Ampel stehen, können Sie vor lauter Wut und Eile ins Lenkrad (oder den Fahrradlenker) beißen. Oder Sie nehmen das Angebot einer Mini-Pause dankbar an und atmen mal tief durch. Funktioniert auch beim Warten vor der Kasse im Supermarkt oder dann, wenn Sie an den Menschen auf der Rolltreppe nicht vorbeikommen: einfach stehen bleiben und die Zwangspause als das nehmen, was sie ist: eine kleine Unterbrechung in der Hektik.

ZEIT FÜR GESÜNDERE ERNÄHRUNG FINDEN

DAS MACHT STRESS: ICH HABE EINFACH KEINE ZEIT, UM BESSER ZU ESSEN.

Statt der Mittagspause gibt es nur ein pappiges Salamibrötchen vor dem Computer. Nach Feierabend reicht die Zeit nicht mehr zum Einkaufen – also mal wieder

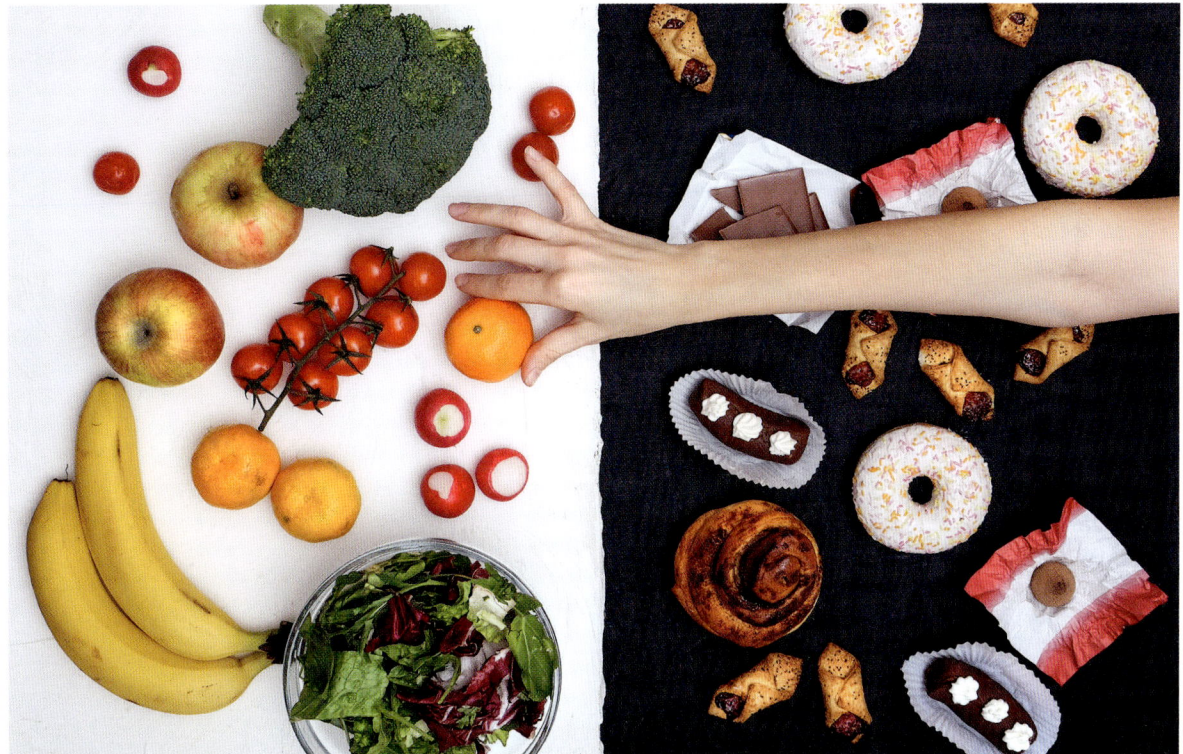

Tiefkühlpizza. Und während andere ihre Instagram-Bilder vom samstäglichen Einkauf auf dem Wochenmarkt posten, stehen Sie am Sportplatzrand, um nach dem Abpfiff eine Horde dreckiger Fußballkinder ins Auto zu packen. Wie soll das da klappen mit der gesunden Ernährung?

DAS NIMMT DEN STRESS RAUS

1. REALITY CHECK

Nur zu oft sehen wir den Wald vor lauter Bäumen und die Möglichkeiten vor lauter Terminen nicht. Setzen Sie sich hin und machen Sie eine Liste von dem, was die nächste Woche anliegt. Ist das alles auf den zweiten Blick wirklich so dringend, unaufschiebbar und alternativlos wie auf den ersten? Was können Sie auf später verschieben? Was können Sie delegieren, wo

den Aufwand mit anderen teilen? Was können Sie mit etwas weniger Zeitaufwand vielleicht nicht ganz perfekt, aber doch immer noch gut genug erledigen?

Bitten Sie im Zweifel eine Freundin, mit Ihnen gemeinsam zu überlegen, wo Sie noch zeitliche Ressourcen freisetzen können – und reagieren Sie auf ihre Vorschläge nicht automatisch mit »Aber …«!

2. PRIORITÄTEN NEU SETZEN

Wenn Sie viel um die Ohren haben, dann ist es umso wichtiger, dass Sie gut für sich sorgen. Sonst halten Sie das alles nicht auf Dauer durch. Und wem wäre damit geholfen, wenn Sie mittelfristig aus Gesundheitsgründen ausfallen? Schreiben Sie konkret auf, was Sie tun können, damit

95

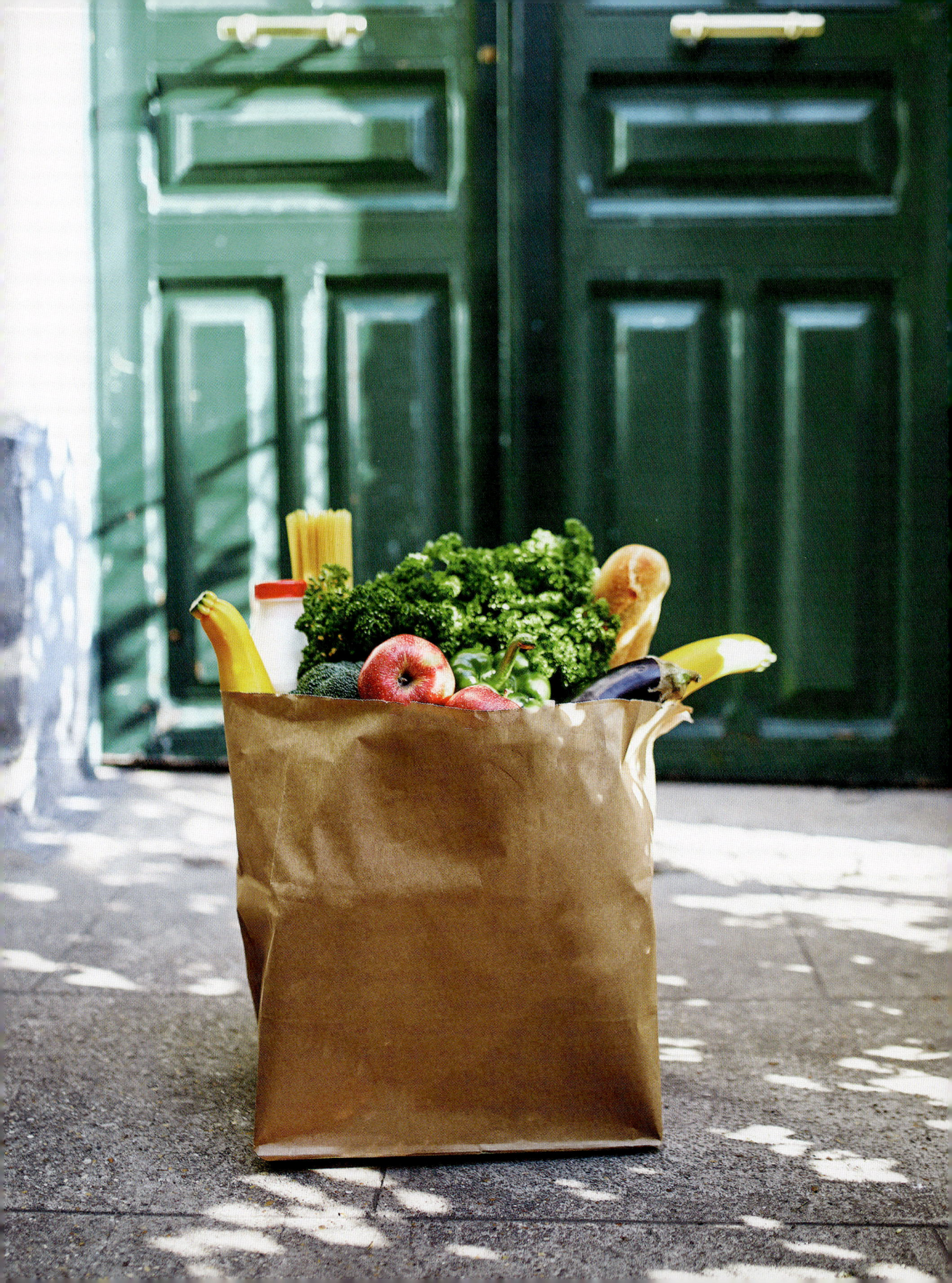

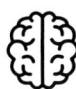

die Sache mit dem gesunden Essen in der kommenden Woche besser läuft – nicht perfekt, einfach besser.

Vielleicht deponieren Sie im Büro Müsli und ein bisschen Obst, um wenigstens nicht immer auf die belegten Brötchen des Backshops angewiesen zu sein. Oder Sie abonnieren eine Biokiste, sodass Sie immer einen Vorrat an frischem Gemüse zu Hause haben. (Viele weitere Tipps finden Sie ab S.111 im Ernährungskonzept von Dagmar von Cramm.) Und dann räumen Sie diesen Maßnahmen Priorität ein.

3. WENN ALLES NICHT GEHT – WAS GEHT DANN TROTZDEM?

Gesünder essen heißt nicht, ab jetzt entweder alles perfekt zu machen oder zu resignieren und es ganz sein zu lassen. Ein bisschen Spielraum ist immer da! Gehen Sie auf die Suche danach. Wenn schon nur die Option Tiefkühlpizza bleibt, dann legen Sie das Augenmerk eben nicht auf Qualität, sondern auf Quantität und essen nur so lange, bis Sie satt sind. Keine Zeit für die Mittagspause – dann tut es vielleicht auch ein Fertigsalat aus dem Supermarkt anstelle des Brötchens. Oder Sie entscheiden sich am Imbiss lieber für ein Falafelsandwich statt für den Döner.

Und vor allem: Fangen Sie immer wieder neu an. Sie müssen mit der Verwirklichung Ihrer guten Vorsätze nicht auf Neujahr warten – genau jetzt ist ein viel besserer Zeitpunkt dafür.

MIT DER ANGST UMGEHEN

DAS MACHT STRESS: ICH HABE EINE PRÜFUNG (ODER PRÄSENTATION), UND ICH GLAUB, ICH PACK DAS NICHT!

Der wichtige Termin rückt immer näher, und der Berg, der bis dahin noch zu bewältigen ist, wird gefühlt immer größer. Noch so viel zu lernen, noch so viel vorzubereiten – und dann der Gedanke an den Moment der Wahrheit … Panik!

DAS NIMMT STRESS RAUS

1. DIE ANGST SCHRUMPFEN LASSEN

Wenn Sie in sich hineinhorchen: Wo genau spüren Sie die Angst? In der Magengrube, in der Herzgegend, im Genick oder ganz woanders? Und wie genau äußert sie sich? Als flaues Gefühl, als Prickeln, als dumpfer Schmerz, als Anspannung? Versuchen Sie die Angst so gut wie möglich zu erspüren. Weil Sie dazu eine Beobachterposition einnehmen müssen, wird sie durch diesen Kniff automatisch kleiner. Denn sobald Sie sagen können, wo genau die Angst sitzt, füllt sie Sie nicht mehr komplett aus. Sie haben Angst, aber Sie sind nicht mehr nur Angst. Jetzt können Sie sich daranmachen, einen guten Umgang mit diesem Gefühl zu finden.

2. DIE ANGST AKZEPTIEREN

Angst und Stress sind keine Feinde, die wir bekämpfen müssten. Im Gegenteil: Die Angst spielt für uns die wichtige Rolle eines Bodyguards, der uns vor Schaden beschüt-

97

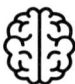

zen möchte. Das ist natürlich super, wenn sie uns daran hindert, beim Wandern zu nah an den Abgrund zu treten oder die Hand in den Tigerkäfig zu stecken. Auch bei einer Prüfung, einem öffentlichen Auftritt oder einer Präsentation erfüllt sie – positiv betrachtet – eine nützliche Funktion. Sie treibt uns beispielsweise an, uns gründlich vorzubereiten, um uns damit vor einer Blamage zu bewahren. Eigentlich gut, oder? Akzeptieren Sie, dass Sie in diesem Moment Angst haben. Gestehen Sie sich selbst zu, Herzklopfen zu haben und unsicher zu sein. Sagen Sie Ihrer Angst, dass Sie verstanden haben und alles dafür tun, dass die bevorstehende Situation ein Erfolg wird.

3. DIE ANGST INS TEAM HOLEN

Manchmal übertreibt es die Angst etwas mit ihrem Schutzauftrag. Wenn Sie bei dem Gedanken an die Prüfung oder Präsentation nicht nur ein bisschen Herzklopfen bekommen, sondern am liebsten weglaufen und sich im Putzschrank verstecken möchten, dann wird die Angst hinderlich. Ein Bodyguard, der Sie vor jedem noch so vernünftigen Risiko schützen möchte, wird zum Gefängniswärter. Zeit, mal ein ernstes Wörtchen mit ihm zu reden! Und zwar im wahrsten Sinne des Wortes. Stellen Sie sich die Angst dazu ruhig als Person vor, als einen Teil Ihrer Persönlichkeit neben vielen anderen. Sagen Sie, dass Sie ihre Fürsorge zu schätzen wissen, dass diese Prüfung oder Präsentation für Sie aber wichtig ist, und bitten Sie die Angst

um Unterstützung. Sie holen sie damit sozusagen ins Team, statt sie zu bekämpfen. Denn das macht erst recht Stress.

4. DEN WORST CASE DURCHSPIELEN

Was kann Ihnen eigentlich wirklich Schlimmes passieren? Ja, gut – durch die Prüfung fallen. Oder bei der Präsentation eine eher laue Performance abliefern, die niemanden so recht überzeugt. Aber wie existenziell wäre das wirklich? Die meisten Prüfungen kann man wiederholen, und wegen einer schlechten Leistung werden Sie vermutlich nicht gleich entlassen. Versuchen Sie sich vorzustellen, wie Sie in fünf, zehn oder zwanzig Jahren über diesen Misserfolg denken werden, den Sie jetzt so sehr fürchten: Wird er wirklich Ihr Leben entscheidend zum Schlechteren verändern? In der überwiegenden Zahl der Fälle wohl nicht.

5. TUN, WAS MAN KANN

Nutzen Sie die Energie der Angst für die Vorbereitung auf den großen Moment. Stellen Sie beispielsweise einen Lernplan mit realistischen Zwischenzielen auf, oder brechen Sie die Vorbereitung der Präsentation in kleine, handhabbare Schritte herunter, die Sie abarbeiten können. Aber behalten Sie dabei im Hinterkopf, dass Sie nicht komplett in der Hand haben, wie die Sache ausgeht. Je nachdem, ob die Prüferin einen schlechten oder einen guten Tag hat, kann das Ergebnis unterschiedlich ausfallen. Und wenn Ihnen bei der Präsentation

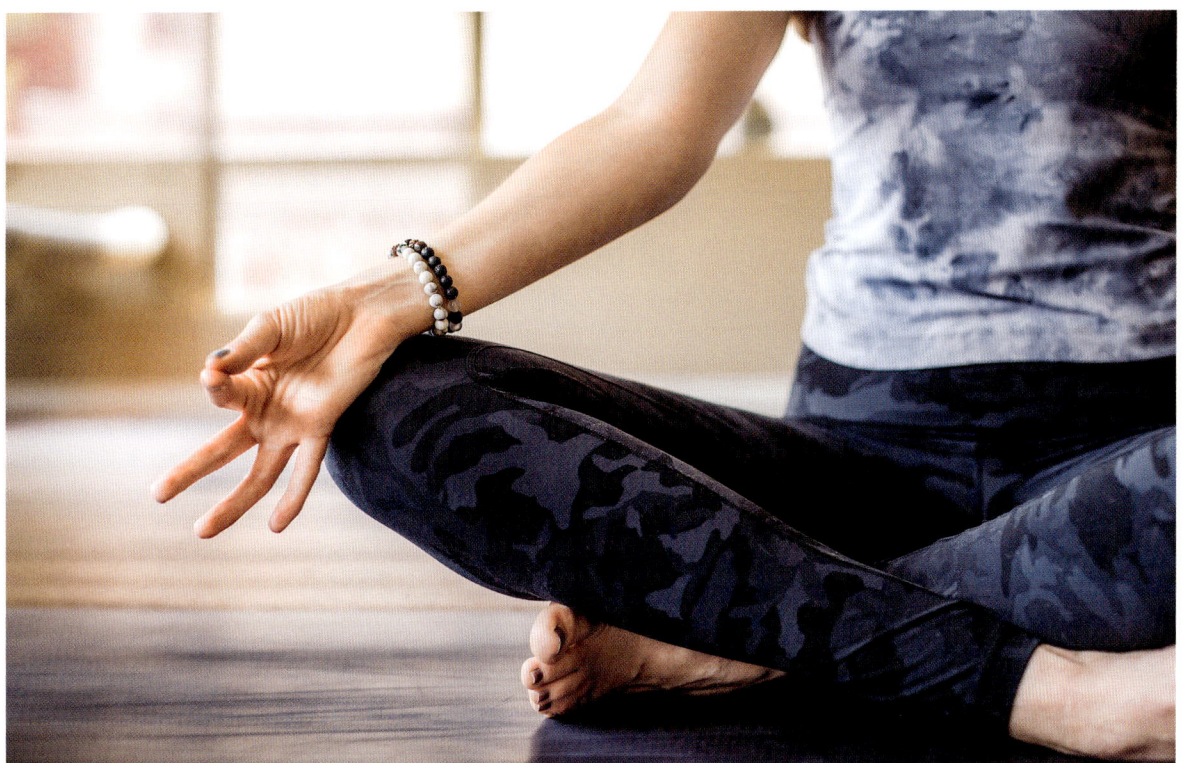

jemand gegenübersitzt, der sich unbedingt auf Ihre Kosten profilieren möchte, dann wird sie nicht so glatt laufen wie bei einem wohlwollenden Publikum. Das soll jetzt keine zusätzliche Angst machen, sondern nur darauf hinweisen, dass Sie Ihre persönliche Leistung vom Ergebnis trennen müssen. Sie haben nicht alles in der Hand, aber das, was in Ihrem Machtbereich liegt, sollten Sie tun – und dann unabhängig vom Ergebnis stolz darauf sein.

6. DIE ENTSPANNUNG NICHT VERGESSEN!

Selbst wenn Sie mit Hochdruck auf den wichtigen Termin hinarbeiten, planen Sie genügend Pull-Phasen ein! Machen Sie Yoga, gehen Sie joggen, nehmen Sie sich die paar Minuten Zeit für eine kurze Me-

ditation. Denn gerade jetzt brauchen Sie Entspannung und Stressabbau, um die bestmögliche Leistung bringen zu können.

UNTERSTÜTZUNG STATT SELBSTABWERTUNG

DAS MACHT STRESS: ICH FÜHLE MICH FETT UND HÄSSLICH.

Sie gucken beim Zähneputzen tunlichst am Spiegel vorbei? Sie schieben den Klamottenkauf vor sich her, um nur ja keine Umkleidekabine betreten zu müssen? Und Sie erwischen sich immer wieder dabei, wie Sie sich innerlich als »Wal«, »Fettsack« oder »fette Kuh« beschimpfen? Wow, dann haben Sie sich offenbar mit akutem Selbsthass infiziert. Im schlimmsten Fall führt

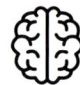

das in einen Teufelskreis aus schlechter Stimmung, Frustessen und Gewichtszunahme. Zum Glück gibt es ein paar Gegenmittel.

DAS NIMMT DEN STRESS RAUS

1. GEWICHT UND SELBSTWERT TRENNEN

Wir alle neigen dazu, uns über das Aussehen zu definieren. Klar, wir bekommen ja auch überall vorgeführt, wie schlank, fit und strahlend schön andere durch die Welt spazieren (und vergessen dabei gerne, dass sie vor dem Fotoshooting für Instagram, dem Auftritt vor Filmkameras oder der Bühnenshow von Stylistinnen und Visagisten umgeben waren). Aber jeder Mensch ist mehr als sein Aussehen. Überlegen Sie doch mal, was Sie in den Augen Ihrer Freundinnen und Freunde alles

wertvoll macht. Falls Ihnen nichts einfällt: Fragen Sie sie! Versuchen Sie, sich für diese Eigenschaften selbst schätzen zu lernen, und das Gewicht als das zu sehen, was es ist: eine Äußerlichkeit.

2. ALTE GLAUBENSSÄTZE LOSLASSEN

Wo kommen die abwertenden Stimmen in Ihrem Inneren eigentlich her? Ab wann haben sie sich bemerkbar gemacht? Wer hat als Erstes zu Ihnen gesagt: »Du bist fett und hässlich«? Waren Sie es selbst oder jemand anders? Wenn Sie es selbst waren: Welche Erfahrungen steckten dahinter? Und würden Sie heute dieselbe Schlussfolgerung daraus ziehen? Und wenn es jemand anders war: Würden Sie dem Urteil dieser Person heute auch noch bedingungslos trauen? Es kann sehr aufschlussreich sein,

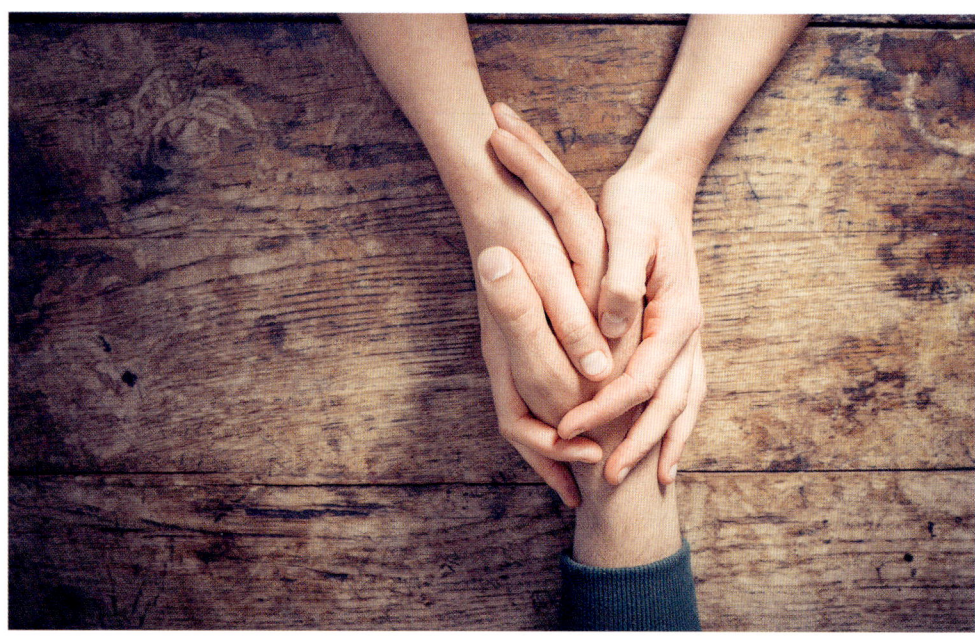

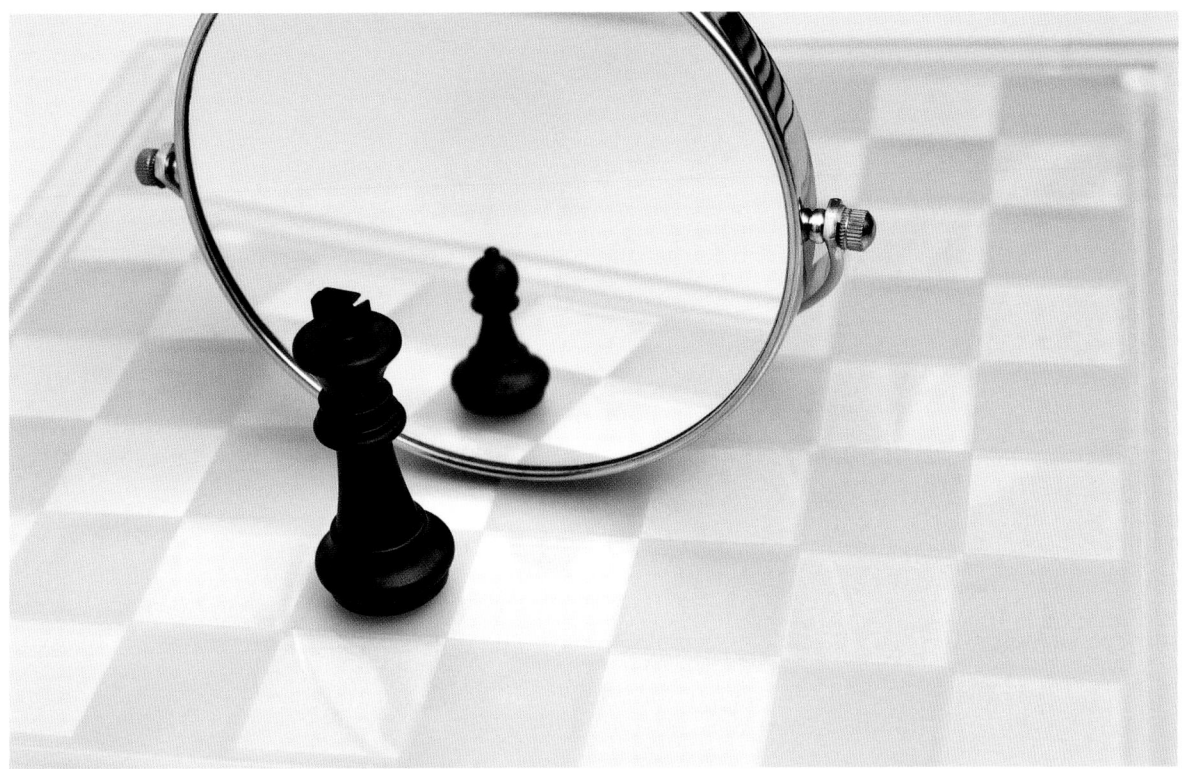

den Ursachen der Selbstabwertung auf die Spur zu kommen. Wichtig ist aber, dass Sie an einem gewissen Punkt sagen können: Ich bin jetzt erwachsen. Die Erfahrungen der Vergangenheit beherrschen nicht mehr mein Leben. Ich habe es in der Hand, mich bewusst davon zu lösen und ganz andere Erfahrungen zu machen.

3. DEN INNEREN DIALOG NEU SCHREIBEN

Wenn Sie sich mal wieder dabei erwischen, wie Sie sich beschimpfen: Rufen Sie sich innerlich ein »Stopp!« zu. Und dann versuchen Sie doch mal, so liebevoll und zugewandt mit sich zu sprechen, wie es eine gute Freundin täte. Das fällt Ihnen schwer? Dann versuchen Sie es zumindest mit sachlichen Feststellungen statt Abwertung. Aus »Ich bin fett« wird dann beispielsweise: »Mein Bauch ist runder, als ich gern hätte« oder »Ich liege ein paar Kilo über meinem Wunschgewicht«.

4. SICH SELBST UNTERSTÜTZEN

Der Vorteil an einem Gewichtsproblem: Man kann daran etwas ändern. Aber dafür ist es ziemlich kontraproduktiv, wenn man sich selbst fertig macht – im Gegenteil: Zum Abnehmen braucht man sämtliche Unterstützung, die man kriegen kann. Das gilt natürlich genauso für andere Änderungen des Lebensstils, sei es mehr Obst und Gemüse zu essen, regelmäßiger Sport oder pünktliches Ins-Bett-Gehen. Und wer könnte Sie besser unterstützen als Sie selbst? Machen Sie sich klar, dass Sie sich auch gern haben dürfen, wenn Sie Überge-

101

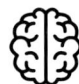

wicht haben (oder in irgendeinem anderen Punkt nicht Ihren Vorstellungen von Perfektion entsprechen). Schließlich brauchen wir Zuwendung und Unterstützung genau dann am dringendsten, wenn nicht alles perfekt läuft und wir uns schlecht fühlen.

SELBSTBEWUSST MIT DEM SPORT ANFANGEN

DAS MACHT STRESS: ICH DRÜCKE MICH AUS SCHAM VOR DEM SPORT.

Die einen trauen sich nicht mehr zum Joggen – sie haben Angst, andere Leute könnten sie anstarren, weil da alles Mögliche wackelt und wabbelt. Die anderen haben sich ewig nicht mehr im Fitnessstudio blicken lassen, weil sie auf dem Crosstrainer nach drei Minuten rot anlaufen und beim Yogakurs keine Chance haben, die Zehen mit den Fingern zu erreichen. Und die Dritten würden am liebsten nur noch mit Burkini oder einer anderen Ganzkörperverhüllung ins Schwimmbad gehen – aber eigentlich auch dann nicht, denn dann gucken ja erst recht alle! Die Hürden, die wir uns selbst bauen, können manchmal ganz schön hoch werden. Aber: Sie können sie auch wieder einreißen!

DAS NIMMT DEN STRESS RAUS

1. REALITY CHECK

Gucken tatsächlich alle? Die Leute, denen wir beim Joggen begegnen, sind normalerweise mit ganz anderen Dingen beschäftigt. Und im Fitnessstudio brauchen die meisten ihre gesamte Aufmerksamkeit für ihren eigenen Atem, ihren eigenen Körper, ihren eigenen Puls – oder die komplizierte Bewegungsabfolge beim Zumba oder Bauch-Beine-Po. Und im Zweifel sind sie selbst damit beschäftigt, sich zu fragen, wer wohl guckt.

Außerdem gehen gerade in Fitnessstudios ständig untrainierte Sport-Newbies ein und aus, und die Bandbreite der Körperformen reicht von–bis. Warum sollten da ausgerechnet Sie herausstechen? Ach, bei Ihnen ist das anders? Da laufen nur die Schlanken, Schönen und Fitten rum? Dann überlegen Sie, ob Sie Ihren Vertrag kündigen und sich schleunigst ein anderes Studio suchen.

2. ALTERNATIVEN FINDEN

Im Grunde muss sich beim Sport niemand den Blicken anderer aussetzen: Es gibt genügend Möglichkeiten, auch in den eigenen vier Wänden fitter und beweglicher zu werden. Dazu brauchen Sie noch nicht mal einen Hometrainer, ein Trampolin oder ein teures Hantelset anzuschaffen. Selbst eine Sport- oder Yogamatte ist für den Anfang nice to have. Viel wichtiger ist, dass Sie einfach anfangen mit dem Bewegen.

Fragen Sie im Bekanntenkreis herum: Wer kann welche Apps oder Onlinevideos mit Sportübungen empfehlen? Es müssen keine ausgefuchsten Ein-Stunden-Programme sein; viele schwören auf Sieben- oder Acht-Minuten-Häppchen zum Aufbau

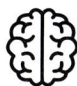

einer Grundfitness. Hauptsache, Sie finden einen Einstieg, der Ihnen Spaß macht.

3. FITNESS IST EIN PROZESS

Wer hat eigentlich die Regel aufgestellt, dass Sie erst Sport machen dürfen, wenn Sie perfekt trainiert sind? Also, mit der Logik hat es die Person jedenfalls nicht so. Ach, Sie waren das selbst? (Erlauben Sie sich an dieser Stelle ruhig ein Grinsen über diese widersinnigen Ansprüche an die eigene Person!) Im Ernst: Gestehen Sie sich zu, auch ohne definierte Muskeln, bewundernswerte Ausdauer und mühelose Körperbeherrschung Sport zu machen. Einfach so, wie die Bedingungen halt gerade sind. Sie tun damit sich selbst und Ihrem Körper etwas Gutes. Anfangen ist viel wichtiger als Perfektion! Die erste Phase mit dem Schnaufen und dem Rotwerden und dem Schwitzen gehört dazu. Sie ist Teil des Prozesses. Umso schöner, wenn Sie vielleicht nach einiger Zeit die ersten Fortschritte spüren, nicht mehr so schnell aus der Puste kommen, zum ersten Mal drei Liegestütze schaffen oder eine Viertelstunde Joggen. Vielleicht ist es dann sogar ein bisschen schade, dass keiner guckt.

LANGSAM ANS KOCHEN HERANTASTEN

DAS MACHT STRESS: ICH KANN NICHT KOCHEN. ALLEIN DIE VORSTELLUNG SETZT MICH UNTER DRUCK.

Ja, ja, ja – alle guten Ratschläge für eine gesündere Ernährung beginnen und enden mit »Kochen Sie möglichst frisch, statt die Fertigpizza in den Ofen zu schieben«.

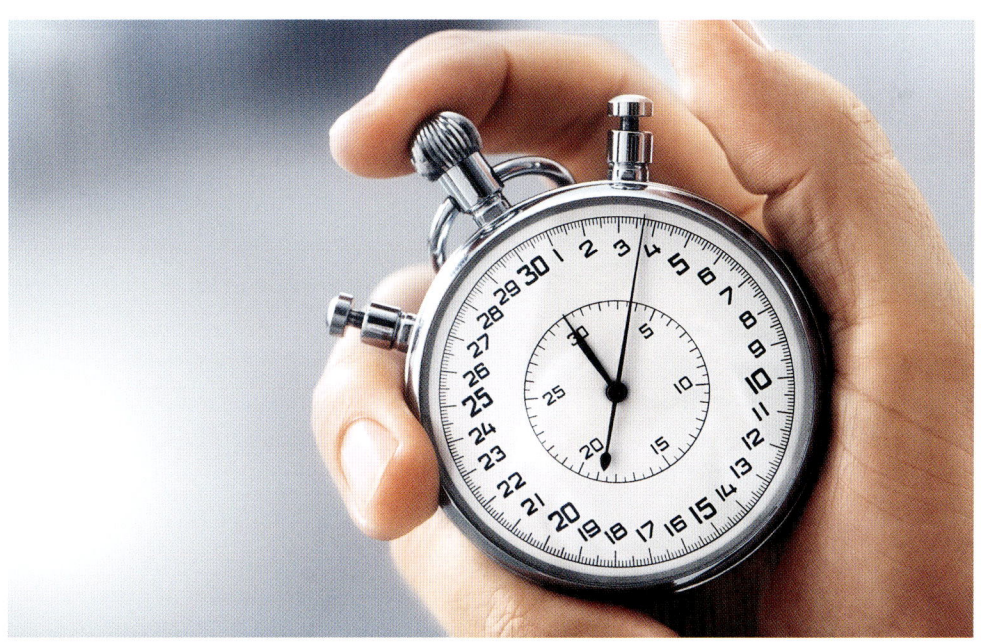

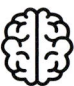

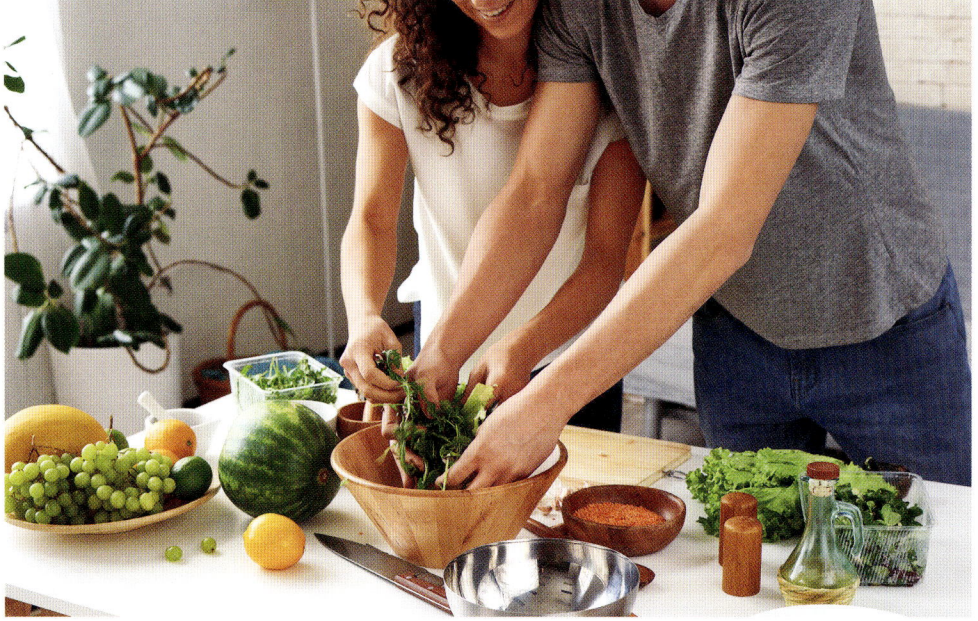

Und was machen bitteschön die, die nicht kochen können? Bei denen schon das Nudelwasser anbrennt und das Spiegelei zum Gummiflummi wird? Die das Kochen, ehrlich gesagt, von Herzen hassen?

DAS NIMMT DEN STRESS RAUS

1. KEEP IT SIMPLE

Also, das mit dem Nudelwasser stufen wir jetzt als maßlose Übertreibung ein und fragen mal ernsthaft: Woran machen Sie denn die Behauptung fest, Sie könnten nicht kochen? An welchen Gerichten haben Sie sich versucht und sind grandios gescheitert? Könnte es sein, dass Sie am Anfang zu hoch gegriffen und beim ersten Misserfolg gleich aufgegeben haben? Dann fangen Sie eben mit etwas Einfacherem noch mal neu an, sich dem Thema zu nähern. Denn ja, es gibt durchaus Rezepte, die auch bekennende Nichtköchinnen und -köche hinkriegen: Blättern Sie doch mal zu S. 132, 157 und 184. Denn Pilz-Überraschung, Rahm-Dal mit Spinat und Käsefondue auf leichte Art sind kein Hexenwerk und richtig lecker.

2. UNTERSTÜTZUNG BESORGEN

Vielleicht finden Sie in Ihrem Umfeld jemanden, der oder die richtig gut kocht. Falls Sie diese Person mögen und sowieso gern Zeit mit ihr verbringen, dann bitten Sie sie doch um ein kleines Coaching. Suchen Sie vorher ein, zwei Rezepte aus, die supersimpel sind und die so klingen, als könnten sie Ihnen schmecken. Kochen Sie sie gemeinsam. Und dann gehen Sie nach Hause und kochen sie das nächste Mal allein. Zack – schon zwei Gerichte im Repertoire! Darauf kann man doch aufbauen.

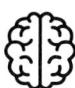

3. BESTMÖGLICH STATT PERFEKT

Ihre Kreationen haben keinerlei Ähnlichkeiten mit den Rezeptfotos im Internet? Und der Geschmack haut Sie jetzt auch nicht gerade von den Socken? Es gibt vermutlich bei allen mal etwas, was nur so lala aussieht und schmeckt. Auch das gehört zum Kochen dazu: Nicht jedes Gericht ist der große Wurf, und hin und wieder misslingt etwas total. Das geht sogar Spitzenköchen so. Na und? Dann kochen Sie halt beim nächsten Mal etwas anderes.

4. ANSPRUCH RAUSNEHMEN

Falls Sie übrigens immer noch darauf warten, dass Sie beim Kochen endlich diesen Kick, diese Faszination, diesen Riesenspaß erleben, von dem alle immer reden – vergessen Sie das doch einfach. Auch mit solchen Erwartungen kann man sich prima unter Druck setzen. Aber vielleicht ist Kochen wirklich nichts für Sie. Es soll ja auch Leute geben, die unverständlicherweise nichts mit Makramee oder Formationsschwimmen anfangen können. Die Geschmäcker sind eben verschieden. Vielleicht wird Kochen für Sie nie den riesigen Spaßfaktor bekommen. Na und? Manches darf auch Mittel zum Zweck sein, ohne riesige Glücksgefühle. Die empfinden wir beim Zähneputzen ja auch nicht und tun's trotzdem.

5. ALTERNATIVEN SUCHEN

Sie haben also wirklich keine Lust zum Kochen. Dann sehen Sie sich nach Alternativen um, mit denen Sie trotzdem Ihren Ernährungszielen ein bisschen näher kommen. Vielleicht finden Sie ausgewogene Tiefkühlgerichte ohne überflüssige Zusatzstoffe. Oder in der Kühltheke des Supermarkts Suppen ohne Schnickschnack. Oder ein Café in Ihrer Nähe bietet ausgewogene Bowls an, die Sie sich gelegentlich gönnen. Vielleicht brauchen Sie ein bisschen und müssen etwas genauer auf Zutatenlisten schauen, bis Sie gefunden haben, was Sie suchen. Aber dafür brauchen Sie auch nicht mehr zu kochen.

ZIELE SETZEN OHNE VERSAGENSÄNGSTE

DAS MACHT STRESS: ICH HABE ANGST, DASS ICH MEINE KILOS NIE LOSWERDE.

Auf der Waage bewegt sich nichts. Hartnäckig präsentiert sie bei jedem Wiegen dieselbe Zahl, statt zu zeigen, wie das Gewicht langsam, aber sicher dahinschmilzt. Und dabei wollen Sie doch schon so lange abnehmen! Vielleicht haben Sie es schon mehrfach mit Diäten probiert, aber entweder tat sich nichts, oder die Pfunde waren irgendwann wieder da. Was, wenn es diesmal wieder nicht klappt?

DAS NIMMT DEN STRESS RAUS

1. JEDER VERSUCH IST NEU

Die Zukunft ist nicht die Verlängerung der Vergangenheit. Sprich: Wenn Sie bisher noch keinen Erfolg hatten, dann heißt das noch lange nicht, dass Sie auch in Zukunft keinen haben werden. Sinnvoll ist be-

105

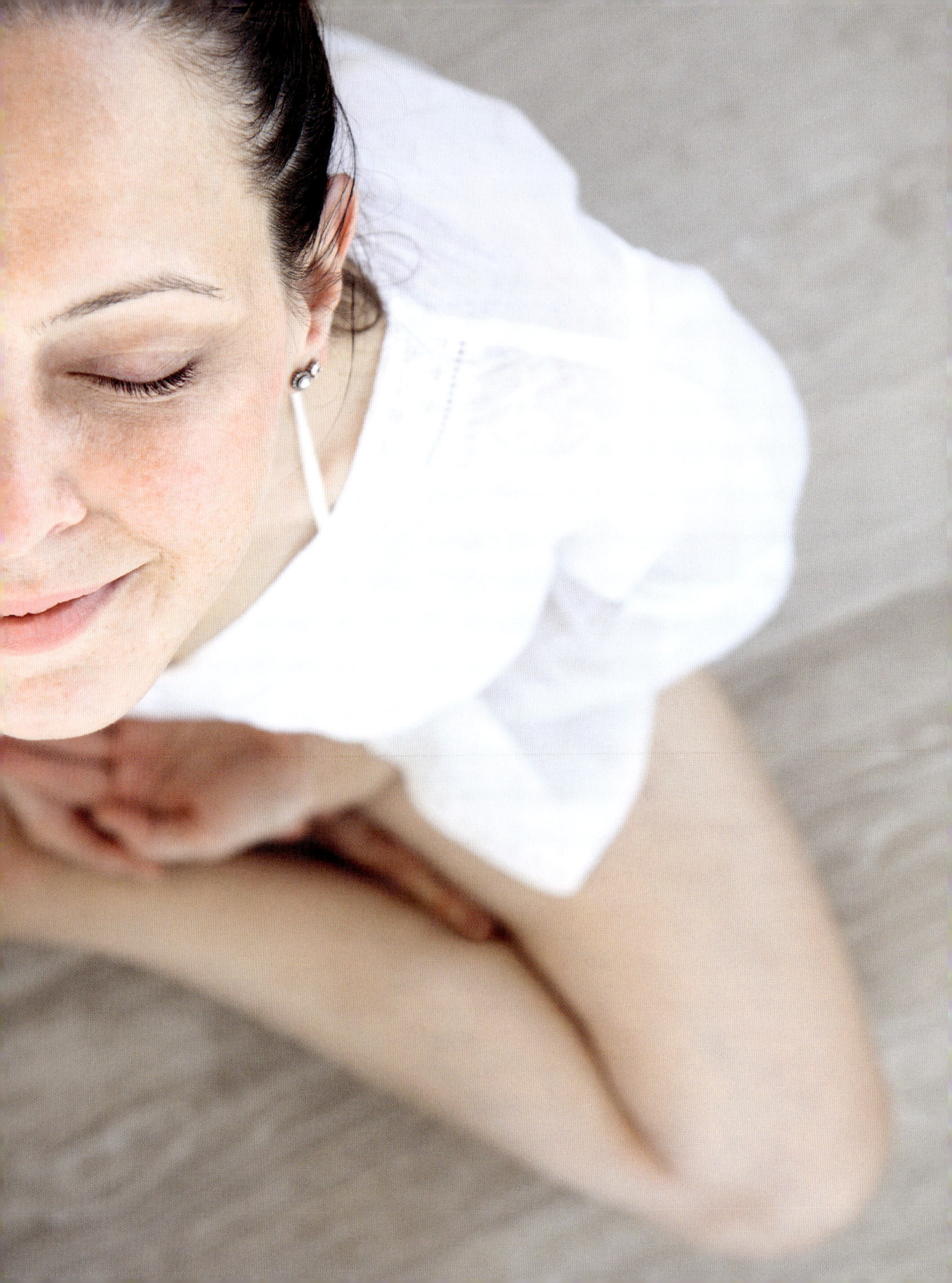

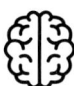

stimmt, mal auf die Suche nach den Ursachen zu gehen, vielleicht mithilfe einer Ernährungsberatung. Aber gleich aufgeben? Klar kann es sein, dass Sie Ihr Abnehmziel nicht erreichen oder nicht dauerhaft halten können. Aber es gar nicht erst zu versuchen, wäre doch schade.

2. DIE ANGST INS BOOT HOLEN

Lassen Sie sie zusammenschrumpfen, bis sie Sie nicht mehr beherrscht, erkennen Sie ihre Schutzfunktion an und holen Sie sie ins innere Team. Wie das geht, können Sie auf S. 98 nachlesen.

3. ERWARTUNGEN RUNTER-SCHRAUBEN

Wenn Ihr eigenes Ziel Ihnen so viel Druck macht, dass Sie sich damit nicht mehr wohlfühlen, dann gönnen Sie sich doch Erfolgserlebnisse, indem Sie Ihre Ansprüche an sich selbst reduzieren. Vielleicht muss ja gar nicht ein Kilo pro Woche runter, sondern es reicht eins pro Monat. Oder sogar zwei in sechs Monaten. Oder Sie nehmen sich einfach vor, Ihr Gewicht ein Jahr lang zu halten – und dann feiern Sie diesen Erfolg und erlauben es sich, stolz auf sich zu sein.

4. BEDEUTUNG RELATIVIEREN

Angst und Stress zeigen zuverlässig an, was uns wichtig ist (mehr darüber auf S. 58 f.). An Ihren Sorgen können Sie also ablesen, dass Ihnen offenbar Ihr Körper und Ihre Gesundheit wichtig sind. Das ist doch etwas Gutes! Jedenfalls dann, wenn

Sie daraus positive Energie für Veränderung ziehen können. Statt auf die Waage zu starren, können Sie sich ja zum Beispiel auch vornehmen, mit dem Körper, den Sie jetzt im Moment haben, fitter und gesünder zu werden – einen Sport zu finden, der Ihnen Spaß macht, und das eine oder andere Detail an Ihrer Ernährung zu verändern. Aber verlieren Sie dabei nicht aus dem Blick, dass Ihr Körper nicht das Wichtigste in Ihrem Leben ist – und Ihr Gewicht schon gar nicht. Sie sind viel mehr als das. (Das können Sie ausführlicher noch mal im Rezept »Unterstützung statt Selbstabwertung« auf S. 99 f. nachlesen.)

ÄRGER ÜBER ANDERE LOS-WERDEN

DAS MACHT STRESS: ALLE SABOTIEREN STÄNDIG MEINE ABNEHMPLÄNE!

Da liegt ja schon wieder eine Großpackung Süßes im Schrank, obwohl Sie gerade so sorgfältig sämtliche Versuchungen in Ihrem Umfeld aus dem Weg geräumt haben! Die Freunde haben zum x-ten Mal zum jährlichen Gänseessen eingeladen – und Sie sollen wohl jetzt dabeisitzen und Möhrensticks knabbern? Oder sollen Sie sich etwa Tausende Kalorien aufs Diätkonto schreiben? Und über den üppig dekorierten Geburtstagskuchen von den Kollegen können Sie sich auch kaum freuen – schließlich wissen alle, dass Sie sehnlichst Gewicht loswerden möchten. Sie fühlen sich sabotiert, und das ausgerechnet von

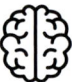

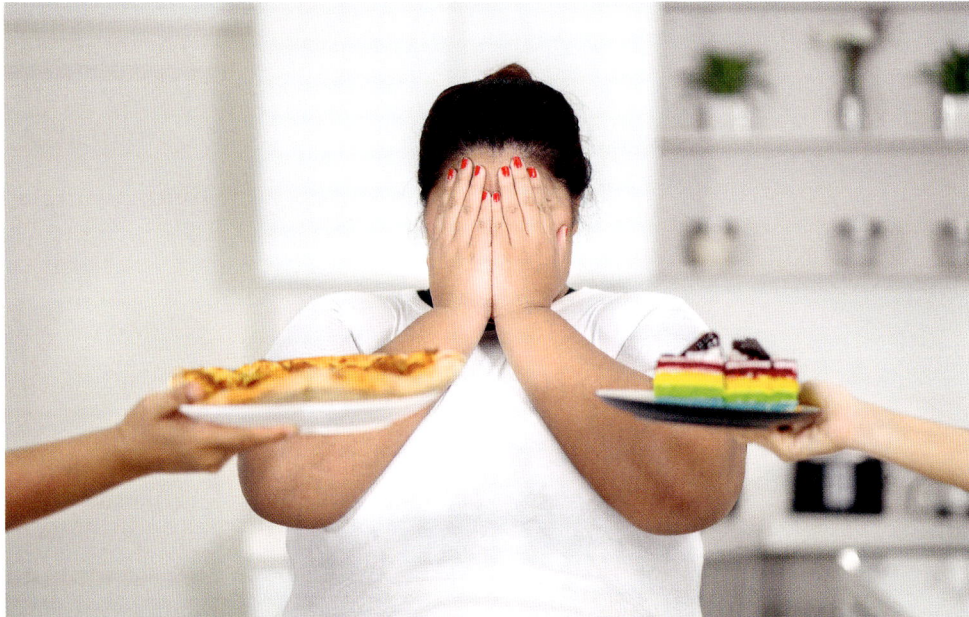

den Menschen, von denen Sie sich am dringendsten Unterstützung wünschen.

DAS NIMMT DEN STRESS RAUS

1. REALITY CHECK

Zugegeben, nach liebevoller Unterstützung klingen die Beispielsituationen nicht gerade. Aber sind es wirklich bewusste Sabotageakte, oder nehmen Sie es nur so wahr? Ich glaube an das Menschenbild, das dem Konzept der Gewaltfreien Kommunikation zugrunde liegt: dass alle Menschen in jeder Situation das Bestmögliche tun – und zwar grundsätzlich auch für andere. Wenn Sie mal für einen Moment lang davon ausgehen, dass das wahr ist: Wollen diese Ihnen nahen Menschen Sie wirklich ärgern und Ihnen schaden? Oder könnte etwas anderes dahinterstecken – und sei es bloße Gedankenlosigkeit?

Überlegen Sie doch mal, ob Sie Ihre Diätpläne wirklich so kommuniziert haben, dass alle verstehen, wie ernst es Ihnen damit ist. Vielleicht dachten Sie ja auch einfach, alle merken es von selbst?

2. DAS GESPRÄCH SUCHEN

Sprechen Sie noch einmal mit diesen Personen. Erklären Sie ihnen, warum Ihnen dieses Ziel so wichtig ist, und bitten Sie sie um Unterstützung für Ihr Vorhaben. Aber seien Sie auch bereit, die andere Seite anzuhören. Vielleicht befürchten die anderen ja, Sie wollten ihnen (und sich selbst) den ganzen Spaß vermiesen oder zumindest den Genuss verbieten. Oder sie finden, dass Sie es mit der Disziplin übertreiben und es überhaupt nicht nötig hätten, sich selbst zu kasteien. Reden Sie darüber! Und vielleicht lassen sich ja Kompromisse fin-

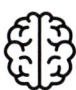

den – beispielsweise dass Süßigkeiten in der Wohnung erlaubt sind, aber möglichst vor Ihnen versteckt werden sollen, damit Sie nicht schwach werden.

3. DIE EIGENEN ERWARTUNGEN ANPASSEN

Wenn Erwartung (»Alle unterstützen mich bei meinem Vorhaben.«) und Realität (»Tun sie leider nicht.«) auseinanderklaffen, dann können Sie natürlich zuerst versuchen, die Realität zu verändern – wie gesagt: Vielleicht klappt es besser, wenn Sie Ihre Erwartungen klar kommunizieren. Aber vielleicht stellen Sie auch fest, dass nur Ihnen das mit dem Abnehmen (oder was Ihr Ziel auch immer ist) so wichtig ist und dass die anderen zu sehr in ihren eigenen Themen gefangen sind, um ständig Rücksicht auf Sie zu nehmen. Dann können Sie ver-

letzt, wütend und nachtragend sein. Oder Sie verabschieden sich von dem Gedanken, dass die anderen Sie bedingungslos unterstützen müssen. Denn vielleicht brauchen Sie diese Hilfe ja doch nicht so dringend und kommen aus eigenen Kräften viel weiter, als Sie dachten. »Love it, change it or leave it« – der tausendmal gehörte, tausendmal gelesene Kalenderspruch hat viel für sich: Wenn ich etwas nicht ändern kann, kann ich entweder gehen oder lernen, es zu lieben. Na ja, »lieben« muss vielleicht nicht sein – mit »akzeptieren« haben Sie auch schon eine Menge gewonnen. Denn die Energie, die Sie bisher aufgewendet haben, um sich über die anderen zu ärgern, können Sie bestimmt besser für Ihre eigenen Ziele gebrauchen.

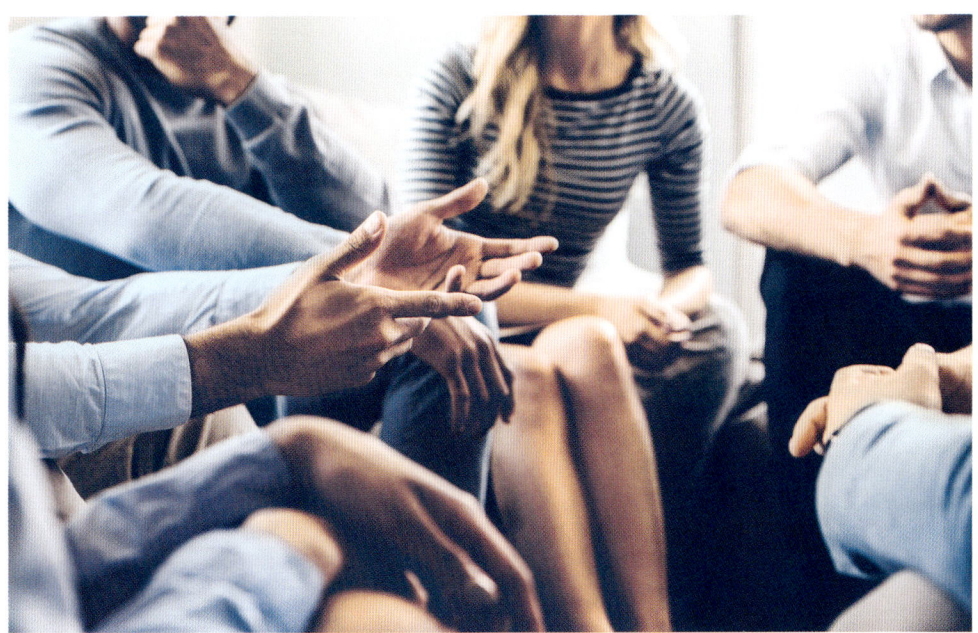

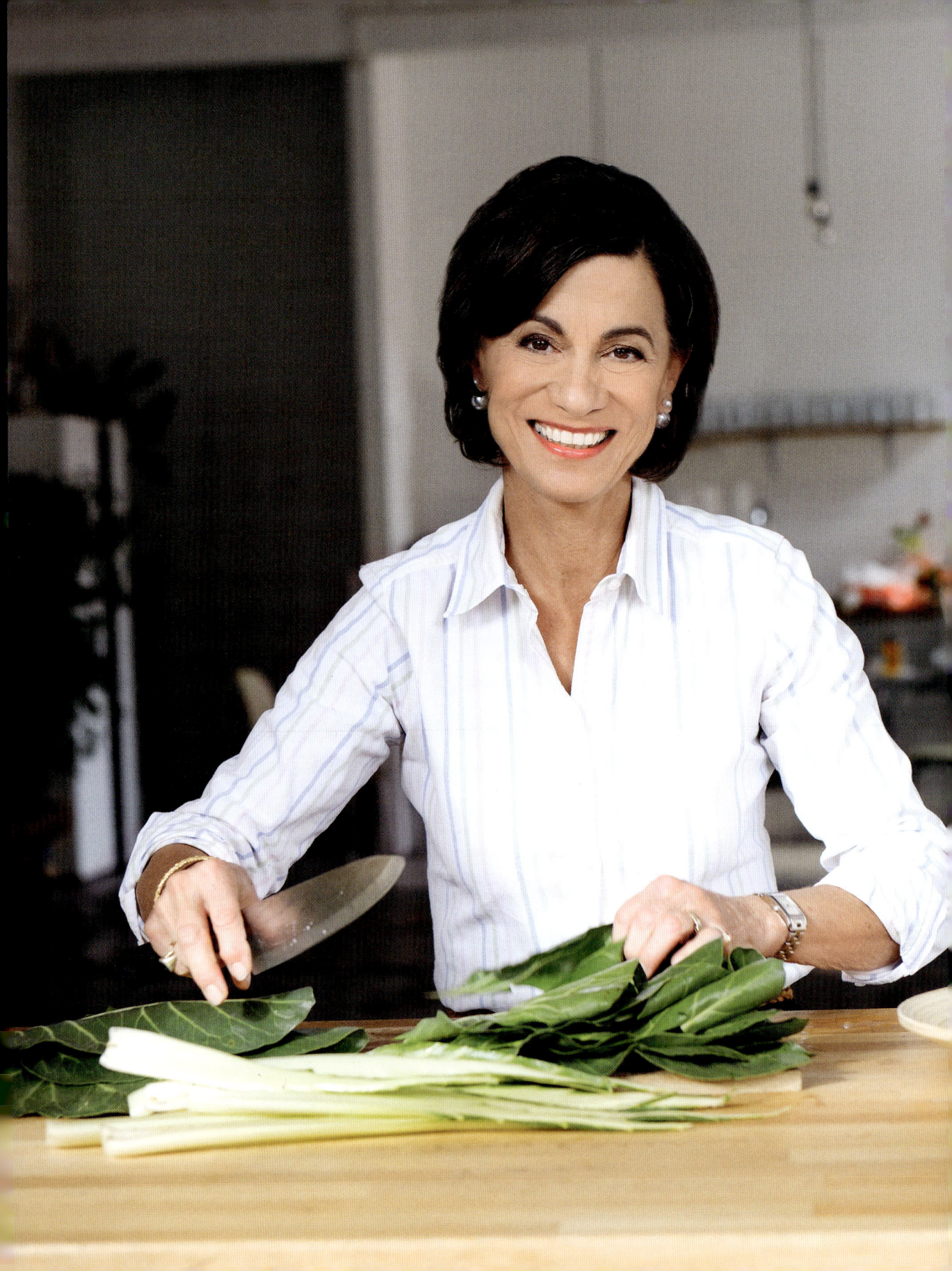

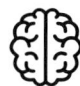

6. Ernährungskonzept Dagmar von Cramm: Strategie gegen Stresspfunde

---

Eines ist sonnenklar: Eine strenge Diät gegen Stresspfunde ist der falsche Weg. Denn Diät bedeutet immer auch: Stress. Und würde die Situation verschlimmern. Der Ernährungspsychologe Prof. Pudel unterschied zwischen rigider Kontrolle – also einer Diät. Und flexibler Kontrolle, die das eigene Essen im Blick hat, aber auch einmal fünfe gerade sein lässt, ganz ohne Schuldgefühle. Mit dieser flexiblen Kontrolle sind Betroffene besser vor Essanfällen, Frust-Snacken und Jojo-Effekt geschützt. So kann der Geburtstagskuchen mit gutem Gewissen genossen werden, wenn dafür die nächste Mahlzeit kleiner ausfällt. Oder vor einem großen Abendessen das Mittagessen durch einen Salat ersetzt wird. Denn beim Essen funktioniert das »Alles oder Nichts«-Prinzip nicht. Es führt im Gegenteil zu einem »Jetzt ist es auch egal«-Gefühl, wenn die eigenen strengen Regeln nicht eingehalten werden. Und das öffnet die Tür sehr, sehr weit für regelrechte Fressanfälle.

Also egal, was man isst? Keinesfalls! Die Stressforschung zeigt: Es gibt durchaus Lebensmittel bzw. Nährstoffe, die einen positiven Einfluss auf den Teufelskreis von Stress und Essen haben. Und es spielt eine Rolle, wie oft und wann gegessen wird. Sie gehören zu den Stressessern und haben Gewicht zugelegt?

Dann sollten Sie ergänzend zur Verhaltenstherapie nicht nur für mehr Bewegung

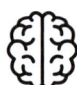

sorgen, sondern auch besser essen. Das ist einfacher, als Sie denken. Vorher müssen Sie aber erst ein mal ein paar Vorurteile über Bord werfen.

MYTHOS LOW CARB

Zurzeit gelten Kohlenhydrate als die wahren Dickmacher – Low Carb, also wenig Kohlenhydrate, oder sogar Keto-Kost, bei der kaum Kohlenhydrate gegessen werden, gelten als Königsweg zur guten Figur. Dabei gibt es keine einzige Studie, die nachweist, dass eine kohlenhydratarme Ernährung schlanker macht als eine, die reich an Kohlenhydraten ist. It's the calorie, stupid! Am Ende ist es immer eine Frage der Energiebilanz: Wer mehr isst, als er verbraucht, bunkert die Energie in seinen Fettzellen. Dass wir abends tatsächlich weniger essen, wenn man uns Brot, Pizza und Pasta wegnimmt, kann schon sein. Ebenso wahrscheinlich: Wir werden uns das Brot essen nicht völlig abgewöhnen. Mal ganz abgesehen davon, dass es Stress pur bedeutet, seine Essgewohnheiten und -vorlieben völlig auf den Kopf zu stellen.

Das müssen Sie auch nicht: Kohlenhydrate sind nämlich bei Stress wichtig. Sie sorgen dafür, dass Tryptophan in unser Gehirn gelangt und dort Serotonin freisetzt. Das wiederum vermindert depressive Gefühle und erhöht die geistige Leistungsfähigkeit. Sie sind durch ihre Ballaststoffe zudem die Basis für einen gesunden Darm: Das erhöht die Immunabwehr und das Wohlbefinden. Und sie sorgen für einen gesunden Cortisolspiegel. Das gilt aber nur für komplexe Kohlenhydrate! Die sind enthalten in Gemüse, in Getreidevollkorn, Kernen und Nüssen und in Obst. Isolierte Kohlenhydrate in Zucker, in Süßigkeiten, in Gebäck, in Säften oder Limonaden, in weißem Mehl haben dagegen einen eher gegenteiligen Effekt: Sie treiben den Blutzucker kurzfristig in die Höhe, das löst eine Insulin-

JACOB FRAGT DAGMAR

»Gibt es eine ernährungswissenschaftliche Erklärung für Süßhunger? Und wie entgehe ich der plötzlichen Lust nach Süßem?«

Entwicklungsforscher gehen davon aus, dass die Geschmacksnote »süß« schnell verfügbare Kohlenhydrate signalisiert. Und weil Stress ja unsere Bereitschaft zu Flucht oder Angriff auslöst, braucht unser Körper vermeintlich schnelle Energie. Das sind nun einmal Kohlenhydrate. Zusätzlich kommen Konditionierungen dazu: Muttermilch ist süß, belohnt wird mit Süßem. Außerdem haben Kohlenhydrate tatsächlich einen beruhigenden Effekt.

Süßhunger am besten kanalisieren: Zu einer Mahlzeit etwas Süßes essen, das den Blutzuckerspiegel nicht zu schnell steigen lässt und gleichzeitig mit wichtigen Nährstoffen versorgt. Und süße Snacks sollten Sie einfach nicht mehr griffbereit haben.

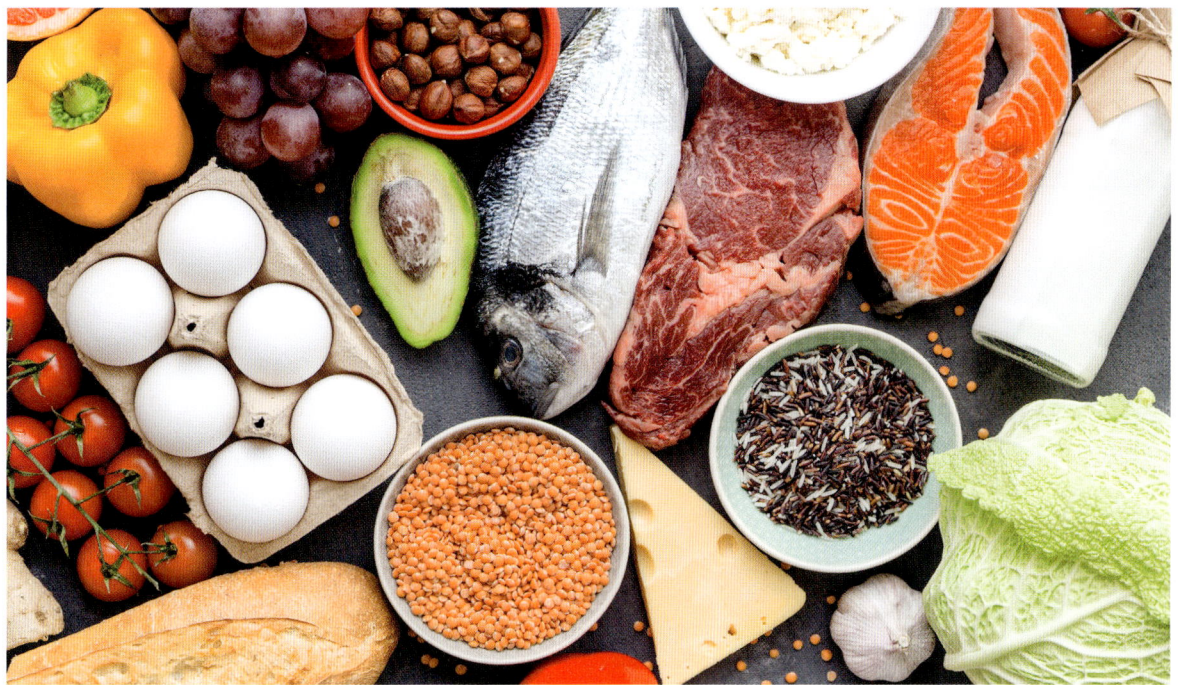

flut aus. Die Energie wird in die Fettzellen transportiert und der Heißhunger kommt wieder. Dieser Teufelskreis ist allen Stressessern bekannt: Sie haben oft einen Jieper auf Süßes und snacken deshalb gerade Süßigkeiten, wenn sie angespannt sind. Und genau das führt zu den Stresskilos.

Komplexe Kohlenhydrate sorgen für eine stetige Energiezufuhr und helfen dabei, leistungsfähig zu bleiben und Stress abzubauen.

PROTEIN: DIE MENGE UND DIE MISCHUNG MACHT'S

Die Hormone, die uns glücklich und leistungsfähig machen, bestehen aus Eiweiß: Tryptophan, Adrenalin, Noradrenalin, Do-pamin und Acetylcholin. Ganz ohne Eiweiß geht es also nicht. Außerdem steigt der Proteinbedarf in Stress-Situationen an. Wenn dann nicht genug Eiweiß aufgenommen wird, dann werden Muskelzellen als Reserve abgebaut. Und das wiederum lässt den Grundumsatz sinken: Sie nehmen schneller zu. Das bedeutet aber nicht, dass Sie sich Eiweißshakes mixen oder dicke Fleischportionen in die Pfanne hauen sollten. Das eine führt zu Einseitigkeit, das andere bedeutet zu viel gesättigte Fette.

Ideal ist dagegen ein bunter Mix aus pflanzlichem und tierischem Eiweiß. Das ergibt insgesamt die beste Aminosäuremischung – das sind die Bausteine, aus denen Eiweiß besteht. Je besser sie geeignet sind, unser körpereigenes Eiweiß zu ersetzen, desto höher ist ihre biologische Wertigkeit. Der »PDCAAS« (Protein digestibility-correc-

113

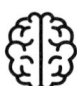

ted amino acid score) berücksichtigt dabei auch, wie das Lebensmittel verdaut und das Protein verwertet wird. Und es zeigt sich: Pflanzliches Eiweiß aus Kartoffeln, Süßlupinen, Sojabohnen, Erbsen, Nüssen oder Getreidevollkorn kann sich durchaus mit dem von Ei, Milch oder Fleisch messen – auch wenn es vom Körper nicht ganz so intensiv verwertet wird.

Am besten ist es deshalb, Milch und Milchprodukte, Ei, wenig Fisch und Geflügel und viel Vollkorn und Hülsenfrüchte in den Speiseplan einzubauen. Bei Fisch sind fette Sorten toll, weil sie Omega-3-Fettsäuren enthalten (siehe unten). Bei Fleisch lieber magere, weiße Sorten bevorzugen. Vor allem rotes, fettes verarbeitetes Fleisch – also auch Wurst und Aufschnitt – lässt das Risiko für Krebs und koronare Herzkrankheiten wachsen. Hier ist weniger mehr.

Pflanzeneiweiß aus Hülsenfrüchten, Vollkorn und Nüssen wird durch Eiweiß aus Milch, Ei, wenig Fisch und Fleisch perfekt ergänzt.

DAS RICHTIGE FETT – IN MAßEN

Es gilt als neuer Schlankmacher. Aber in Zusammenhang mit Stress ist zu viel Fett keine gute Idee. Wohl essen Männer öfter und mehr fette Snacks, wenn sie gestresst

sind. Und Frauen in derselben Situation ebenfalls – nur in eher süßer Kombi. Das Problem: Gerade verstecktes Fett in Seelentröstern von Pommes rot-weiß über Chips, Mini-Salami bis zu den süßen Riegeln, Eiscremes und Schokolade enthalten reichlich gesättigte Fette. Die braucht unser Körper nicht – er kann sie selber bauen. Außerdem liegen sie schwer im Magen und belasten zusätzlich, erhöhen den Blutfettspiegel und verstärken die Stress-Symptome. Schließlich hat Fett doppelt so viele Kalorien wie Eiweiß und Kohlenhydrate – man kann also leicht zu viel davon essen. Gerade das trägt zu den Stresspfunden bei.

Aber es geht auch anders: Mehrfach ungesättigte Fette sind lebensnotwendig – wir brauchen sie. Sie verbessern unsere Blutverdünnung und neutralisieren so die Wirkung des Adrenalins, das unser Blut dicker werden lässt. Insgesamt wirken sie gegen Depressionen und schützen vor Gehirnerkrankungen und zu hohem Blutdruck. Die besten sind in Fischen wie Lachs und Hering. Aber auch Öle, vor allem aus Raps, Hanf, Leinsaat, Walnuss und Soja, enthalten besonders viele der wertvollen Omega-3-Fettsäuren. Olivenöl liefert Bioaktivstoffe, die sich ebenfalls positiv auswirken. An diesen sichtbaren Fetten lieber nicht sparen. Mit 2 EL am Tag sind Sie bestens damit versorgt.

Gute Öle, Nüsse und Saaten sowie Fisch liefern uns die besten Fette.

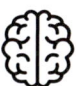

OHNE SIE GEHT NICHTS: MINERALSTOFFE UND VITAMINE

Mineralstoffe und Vitamine sind alle lebensnotwendig. Es gibt aber einige, deren Bedarf in stressigen Zeiten besonders hoch ist. Chronischer Stress erhöht den oxidativen Stress im Körper. Die antioxidativen Vitamine A, C und E (mit der Vorstufe Beta-Karotin) schützen die Zellen davor. Bei lang anhaltenden Stressphasen spielen auch die Vitamine eine Rolle, die wichtige Funktionen im Nervensystem haben: Folsäure, Vitamin B_1 und B_6. In Versuchen konnten sie die persönliche Belastung von Stressgeplagten tatsächlich reduzieren. Alle diese Vitamine sind vor allem in frischen, vollwertigen Lebensmitteln enthal-

ten. Vollkornprodukte, Nüsse und rohes Gemüse sowie Obst sind besonders potente Lieferanten.

Und Mineralstoffe? In Phasen von chronischem Stress ist der Magnesiumspiegel erhöht. Auch Eisen und Kalium sind jetzt besonders wichtig. Während Magnesium und Kalium vor allem in Gemüse enthalten sind, kommt Eisen in Getreidevollkorn, Nüssen und Saaten, Kräutern und Blattgemüse in einer biologisch nicht so gut verwertbaren Form vor. In Kombination mit Vitamin C wird es vom Körper wesentlich besser aufgenommen. Deshalb ist zusätzlich ab und zu mageres Fleisch sinnvoll: Es enthält besonders viel Eisen.

Ballaststoffe sind wie alle Bioaktivstoffe nicht lebensnotwendig, aber gesundheits-

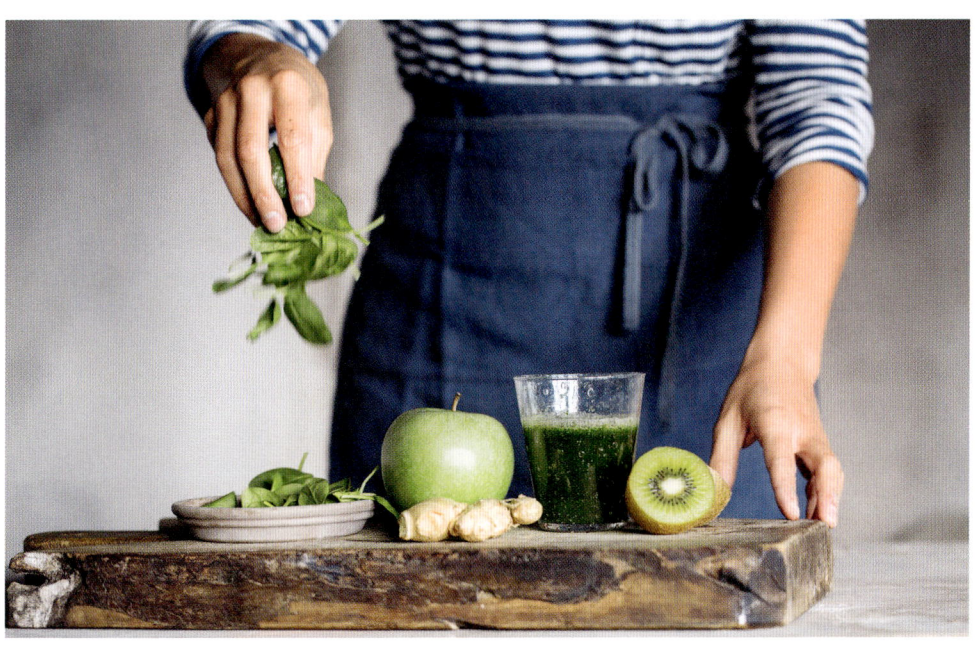

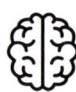

fördernd. Gerade Ballaststoffe spielen bei Stress eine positive Rolle. Sie zwingen uns zum Kauen – das reduziert den Stress nachweislich. Sie geben dem Körper Sättigungssignale und füllen den Magen fast kalorienfrei. Und sie sorgen für gute Darmbakterien. Das erhöht nicht nur die Immunabwehr, sondern verbessert auch Ihre Stimmungslage.

Frische, vollwertige Lebensmittel versorgen am besten mit den Vitaminen A, C und E, Folsäure, B_1 und B_6 sowie den Mineralstoffen Magnesium, Kalium und Eisen.

JACOB FRAGT DAGMAR

»Brauche ich in stressigen Phasen eigentlich besondere Nährstoffe?«

Tatsächlich sinkt bei Stress der Magnesiumspiegel im Plasma und der oxidative Stress im Körper ist erhöht. Dagegen hilft eben magnesiumreiche Kost und viel der antioxidativen Vitamine A, C und E. Auch Eisen und Zink gelten als kritisch. Nachweislich helfen B-Vitamine aus dem Stimmungstief am besten heraus.

Mit anderen Worten: Viel Vollkorn, viel frisches Gemüse, viele Nüsse und Saaten helfen beim Entspannen!

EINFACHE LEBENSMITTEL: KEEP IT SIMPLE

Gehen Sie an Ihren Vorratsschrank und checken Sie, wie viele Zutaten in all den Müslis, Riegeln, Snacks und Fertigprodukten enthalten sind. Kennen Sie alle Begriffe? Sicher nicht. Der amerikanische Food-Experte Michael Pollan empfiehlt, Lebensmittel mit mehr als fünf Inhaltsstoffen zu meiden, die zudem unbekannt oder unaussprechlich sind. Er sagt außerdem: »Essen Sie nichts, was Ihre Großmutter nicht als Essen erkannt hätte«. Ganz oben auf seiner Tabuliste steht außerdem Fructosesirup. Ich würde zugesetzten Zucker dazustellen. Und brauchen wir das alles wirklich?

Meinungsforscher fanden heraus, dass Kunden gerne beim größten deutschen Discounter kaufen, nicht etwa, weil es besonders billig ist. Sie schätzten, dass sie keine großen Entscheidungen treffen müssen: Die Lebensmittel sind immer am selben Ort. Es gibt wenig Sortimentstiefe – also nur eine Sorte Spaghetti, eine Sorte Weizenmehl, eine Sorte Tellerlinsen. Die Kunden hatten das Gefühl, Herr ihrer Kaufentscheidung zu sein. Sie schätzten außerdem, schnell mit dem Einkauf fertig zu sein und sich nicht durch eine verwirrende Produktvielfalt kämpfen zu müssen.

Mit anderen Worten: Holen Sie sich die Entscheidung über das, was Sie essen, wieder zurück. Vereinfachen Sie Ihren

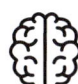

Einkauf. Bei natürlichen Lebensmitteln können Sie nichts falsch machen. Und es ist simpler, als Sie denken, selber frisch zu kochen. Manchmal reicht ein Stück Obst, eine Bowl, für die nur geschnippelt werden muss. Im Buch finden Sie ab S. 126 jede Menge einfache Rezepte, die Ihnen garantiert guttun. Holen Sie sich die Hoheit über Ihren Teller zurück!

Ich allein entscheide, was ich einkaufe und was ich esse.

Mit natürlichen Lebensmitteln kann ich nichts falsch machen.

Ich kann mit wenig Aufwand für mein Essen sorgen.

Ziel: Selbstbestimmung über das, was ich esse.

DIE TOP TEN

DIESE LEBENSMITTELGRUPPEN ENTSTRESSEN AM BESTEN

Gut gegen Stress	Beste Wahl
Getreidevollkorn	Haferflocken, Vollkorn- oder Basmati-Reis, Hirse, Bulgur, Couscous, Polenta, Graupen, Roggen-Sauerteigbrot, Vollkornmehl, Mehl (Type 1050)
Kartoffeln	Festkochend; Ausnahme: für Gnocchi mehligkochende verwenden
Gemüse	Rotes, grünes, gelbes oder violettes Gemüse
Obst	Banane, Datteln, Feigen, Aprikosen, Äpfel, blaue Beeren und Trauben
Nüsse & Saaten	Wal- und Paranuss, Pistazien, Sesamsamen, Kürbiskerne, ungehäutete Mandeln
Öle	Raps-, Lein-, Leindotter-, Walnuss-, Soja- und Olivenöl
Hülsenfrüchte	Kichererbsen, Linsen, Erbsen, Bohnen, Soja
Fisch	Lachs, Saibling, Sardinen, Hering, Makrele
Milchprodukte	Vollmilch, Naturjoghurt, fettarmer Käse, Quark, Skyr
Fleisch	Mageres Geflügel, wenig Leber, Wild

ESSPAUSEN ODER INTERVALLFASTEN?

Viele Studien zeigen: Stress führt zum Snacken. Und das wiederum zu Übergewicht. Denn das Gefühl für Hunger und Sättigung geht verloren. Am Ende wissen Sie gar nicht mehr, was Sie alles gegessen haben. Und: Es sind in der Regel kalorienreiche Snacks, die nebenbei vertilgt werden. Deshalb ist die klare Regel: Dreimal am Tag essen reicht! Im Moment wird sehr viel über Intervallfasten diskutiert. Tatsache ist: Bei jeder Mahlzeit erhöht sich der Blutzuckerspiegel und dadurch wird Insulin ausgeschüttet. Je mäßiger der Blutzuckeranstieg verläuft, desto besser – dann hält sich die Insulinantwort in Grenzen. Durch die fünfstündige Esspause zwischen den Mahlzeiten hat die Bauchspeicheldrüse eine Pause. Cholesterinspiegel und Blutdruck sinken gleichermaßen. Außerdem nimmt die Vielfalt der Darmbakterien durch Fastenphasen zu.

Das alles spricht für Esspausen. Aber wie lange sollte man fasten? Wer chronisch überlastet ist, der sollte sich nicht überfordern. In meinen Augen sind drei Mahlzeiten perfekt. Wer morgens aber keinen Hunger hat, der kann stattdessen nur etwas trinken und sich auf zwei Mahlzeiten beschränken. Das hängt tatsächlich auch von Alter und körperlicher Beanspruchung im Job ab. In jedem Fall sollten Sie nicht das Gefühl von Diät, sondern von Vereinfachung und Normalität haben. Positiver Nebeneffekt der Esspausen: Sie werden wieder das Gefühl von Hunger und Sättigung kennenlernen. Entscheidend ist, dass Sie vollwertige Mahlzeiten einplanen – am besten zu bestimmten Zeiten. Nur, wenn Sie sich wirklich satt essen, sind die Esspausen kein Problem. Darauf habe ich natürlich bei meinen Rezepten geachtet.

Und wenn Sie zwischendurch Hunger bekommen? Oder Ihnen schwummrig wird? Trinken Sie ausreichend – das ist wichtig. Ich erlaube mir in solchen Situationen gerne eine kleine Handvoll ungehäutete Mandeln. Die helfen – ähnlich wie Kaugummi – auch, weil das Kauen Spannungen löst und guttut.

Aber machen Sie sich frei von der Sorge, Esspausen könnten Ihnen nicht bekommen: Unser Körper ist unglaublich gut darauf vorbereitet, mit Hunger umzugehen. Er kann und soll ja seine Fettpolster langsam abbauen. Das gelingt schon in den kurzen Fastenphasen. Wenn Sie vor der Zeit Appetit bekommen, riechen Sie an Lavendel oder Minze. Machen Sie Atemübungen oder einen kurzen Spaziergang. Schon bald hat der Körper umgeschaltet und stillt seinen Energiebedarf aus seinen Reserven. Manchmal passiert das sogar schon während des Kochens: Wenn man dann am Tisch sitzt, ist der größte Hunger bereits vergangen. Der permanente Duft der Speisen, die Sie gerade zubereiten, besänftigt den Appetit, obwohl Sie noch nicht gegessen haben.

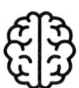

*Dreimal essen am Tag ist genug
– zweimal auch.*

*Esspausen entlasten mein
Verdauungssystem.*

*Ziel: sich an einen gesunden
Essrhythmus gewöhnen.*

PLANUNG ENTLASTET

Als ich meine Prep-Diät veröffentlichte, hat mich die Resonanz erstaunt: Für die meisten Leser war gar nicht die Gewichtsabnahme bereits nach einer Woche das größte Erfolgserlebnis. Nein – es war die gewonnene Zeit! Natürlich kostet Einkaufen und Vorkochen für eine Woche auch ein paar Stunden. Aber während der Woche mussten sie sich überhaupt keine Gedanken mehr darüber machen, was es zu essen gibt. Sie mussten nichts einkaufen, sie kamen nicht in Versuchung, zu viel zu essen. Stattdessen hatten sie auf einmal jede Menge Freizeit! Einen ähnlichen Effekt können Sie erreichen, wenn Sie sich am Wochenende hinsetzen und einen Speiseplan für die Woche machen. Ich habe Ihnen dazu ab S. 212 mehrere Musterpläne zusammengestellt. Versuchen Sie, regelmäßige Zeiten fürs Essen einzuplanen – das tut dem Körper gut und Sie werden sich daran gewöhnen. Gehen Sie Ihren Kalender durch und blocken Sie feste Zeiten für Frühstück, Mittag- und Abendessen. Planen Sie, was es zu essen geben soll. Manchmal hilft dabei auch der Blick auf einen Saisonkalender für Obst und Gemüse oder auch die Angebote im Supermarkt, die den Sonntagszeitungen häufig beiliegen. Angelpunkt sollte immer das Frischeangebot an Gemüse und Obst sein – daraus ergibt sich dann der Rest. Gleich für zwei Mahlzeiten kochen oder etwas zum Mitnehmen spart eine Menge Zeit. Steht der Speiseplan, kommt die Einkaufsliste – auch am besten für die ganze Woche. Innerlich können Sie das Thema Essen nun abhaken und gehen gut gerüstet in die Woche.

*Ich nehme mir Zeit, mein Essen
für die Woche zu planen.*

*Ich schreibe Einkaufslisten, an
die ich mich halte.*

Ich kann vorkochen.

*Ich habe etwas, an das ich mich
halten kann.*

*Ziel: Ich muss nicht ständig
an Essen denken und gerate in
keine »Notsituation«.*

ENTRÜMPELN

Ihre Schränke sind noch vollgestopft mit Riegeln, Tütensuppen, Chips, Gummibärchen und Schokolade für den Ernstfall? Dann hilft nur eines: Verschenken oder versenken! Platz schaffen für Besseres! Das können z. B. tolle Gewürze oder Tees sein. Es hilft ebenfalls den Kühlschrank einmal ganz auszuräumen, auszuwischen und nur noch einzuräumen, was Sie wirklich

119

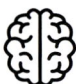

essen wollen – und können. Gewöhnen Sie sich Vorratshaltung größeren Stils ab: Sie haben Kalorienreserven für mindestens 30 Tage auf den Rippen – verhungern werden Sie also sicher nicht. Außerdem ist kaum ein Land so gut mit Supermärkten versorgt wie Deutschland – auch hier brauchen Sie keinen Notfall zu befürchten. Atmen Sie tief durch: Auch ohne Lebensmittellager sind Sie sicher.

Keine Snack-Vorräte

Keine Schoko-Lager

Will ich das wirklich essen?

Ziel: Raum geben für neue Gewohnheiten

JACOB FRAGT DAGMAR

»Schmauen (Fletchern, Kaujogging): Was ist das? Bringt das was?«

Die Idee, durch langsames, bewusstes Kauen die Speisen einzuspeicheln und so verträglicher zu machen, hat einige Vorteile: Sie erleichtert tatsächlich die Verdauung. Sie macht mit weniger Masse satt: Wer schnell isst, der tut das oft über seine Sättigung hinaus und merkt es zu spät. Außerdem ist Kauen eng mit unserem Sättigungssystem verbunden. Und last but not least reduziert kräftiges Kauen das Stressgefühl. In Versuchen half Kaugummikauen dabei, Entspannung zu finden.

ACHTSAM ESSEN UND GENIEßEN

Unsere Sättigungssignale brauchen Zeit, bis wir im Kopf begreifen, was sich im Bauch tut – zwischen 20 und 30 Minuten. Je bewusster Sie essen, desto zuverlässiger funktionieren die Signale: von der Wahrnehmung des Duftes über das Kauen und Schlucken bis zur Verdauung im Magen und Darm wird dem Gehirn Meldung gemacht. Deshalb ist Fast Food ja so gefährlich: der »Schlabber-Lutsch-Effekt« führt dazu, dass man eben nicht mehr kauen muss, sondern nur noch schlucken. Bevor unser Gehirn merkt, dass es eigentlich reicht, haben wir schon eine XXL-Portion verdrückt.

Nehmen Sie sich Zeit, satt zu werden – mindestens eine halbe Stunde sollte nach dem ersten Bissen vergangen sein, bevor Sie eine Mahlzeit beenden. Schauen Sie anfangs auf die Uhr, um ein Gefühl für die Zeit zu bekommen. Manchmal deutet unser Gehirn Signale auch falsch: Wir sind eigentlich erschöpft oder durstig – und halten das für Hunger. Da ist es sinnvoller, erst etwas zu trinken – oder eine kleine Ruhepause einzulegen.

Wer sein Essen genießt, der wird auch eher satt werden. Aromen und Zusatzstoffe lassen uns oft abstumpfen gegenüber natürlichen Geschmacksnoten. Eines ist klar: Wir schmecken eigentlich mit der Nase. Und zwar nicht nur vor dem Essen, son-

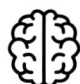

dern auch beim Schlucken steigen Düfte durch die Nasennebenhöhlen an die Riechzellen. Unendliche Kombinationen der 350 Riechzellen lassen Riechen zu einem sehr vielschichtigen Vorgang werden. Wie wichtig der Geruch für den Geschmack ist, stellen Sie fest, wenn Sie bei zugehaltener Nase und geschlossenen Augen versuchen, Lebensmittel beim Essen zu erkennen. Da werden Apfel und Gurke, Möhre und Radieschen, Apfel- und Birnenkompott nicht mehr unterschieden! Das Tolle: Riechen lässt sich am besten trainieren – das konnten Neurologen sogar nachweisen. Mit der Zeit werden Sie immer besser Unterschiede schmecken können und wahre Qualität erkennen!

Voraussetzung dafür ist, dass Sie für Ihre Mahlzeiten ein festes Zeitfenster einplanen. Essen Sie nicht im Laufen oder Stehen – richten Sie sich Ihren Essplatz her – notfalls auch am Schreibtisch, mit eigenem Set und einer definierten Ruhezone. Genießen Sie diese Auszeit – egal zu welcher Tageszeit und nutzen Sie sie für Ihre persönliche genussvolle Entspannung.

Unterscheiden Sie Appetit von Hunger.

Wahrnehmung hin zu dem, was gut ist

Rituale: feste Mahlzeiten

Ziel: Essen als Ressource und Genuss wahrnehmen

KOCHEN ALS ENTSPANNUNG IM FLOW

Noch nie konnte man so schnell ein Essen auf den Tisch stellen wie heute. Vielleicht wächst deshalb wieder die Sehnsucht nach Selbstgekochtem. Instagram ist voller köstlicher Food-Fotos! Schließlich gehört Kochen zu den wenigen Dingen, die wir noch selbstbestimmt realisieren können. Wer die Möhre, den Kürbis, die Lauchstange wäscht, putzt und schneidet, dem wird sie danach anders schmecken. Schon das Schnippeln, Rühren oder Kneten beruhigt und hilft zu entspannen. Deshalb gibt es auch im Backkapitel lauter Knetteige – mein Liebling ist dabei der Hefeteig! Weil man sich aber beim Kochen eines neuen Rezeptes konzentrieren muss, gerät man leicht in einen »flow« – und das tut einfach gut. Wichtig: Während des Kochens Trinken nicht vergessen – am besten Wasser. Und wenn der Hunger doch schon zu groß ist: Etwas vom Schnippelgemüse knabbern und sich aufs fertige Essen freuen.

Wer kocht, hat danach weniger Hunger – auch ohne Naschen.

Sinnliches Erleben der Lebensmittel eröffnet einen anderen Zugang zum Essen.

Ziel: Kochen als Türöffner zu Genuss

Anti-Stress-
Rezepte

___

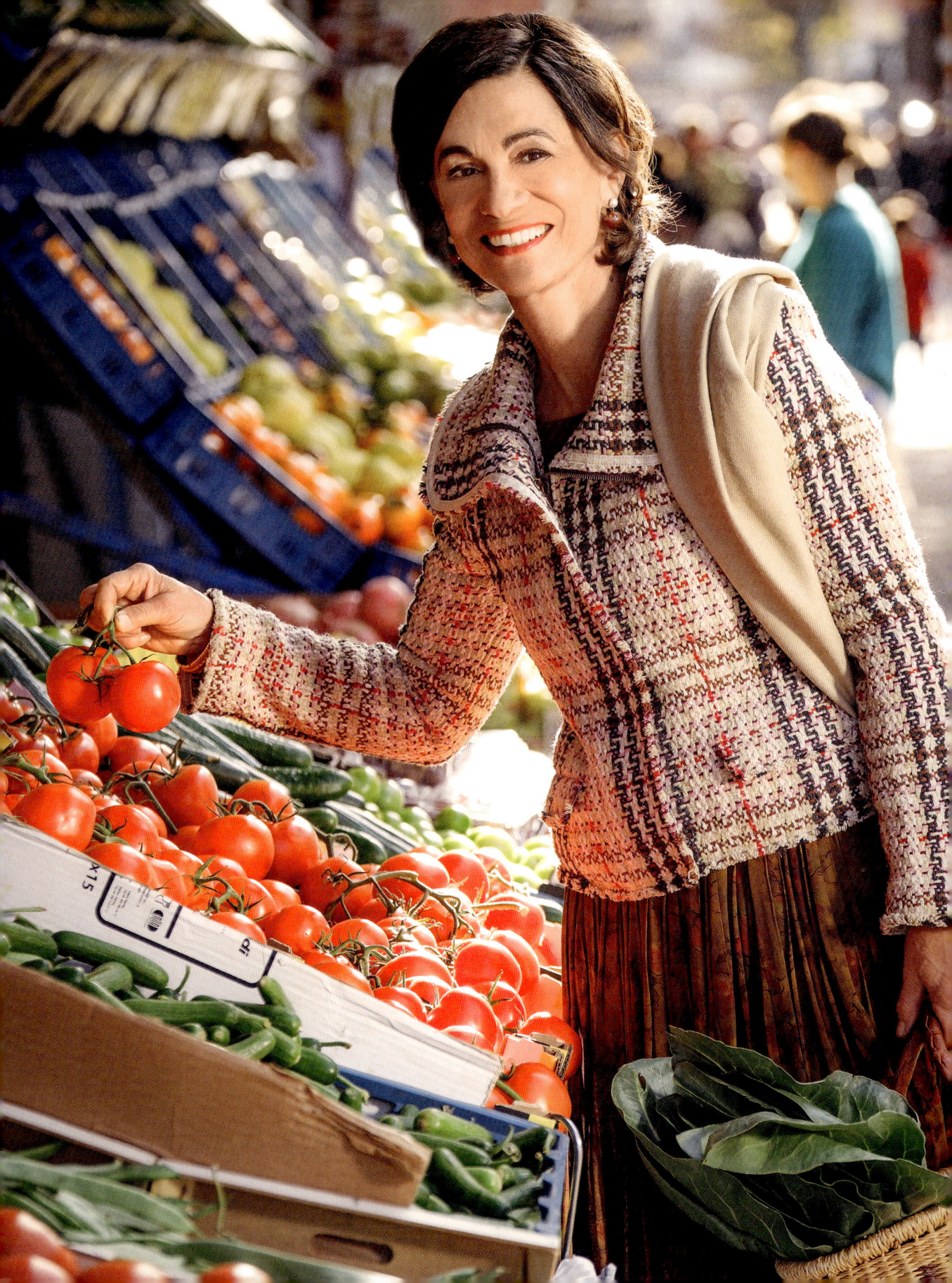

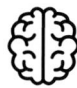

Anti-Stress-Küche

DAS PERFEKTE ANTI-STRESS-FRÜHSTÜCK S. 126

Trinken ist morgens ein Muss. Wer am Morgen ein Frühstück braucht, isst am besten etwas eiweißreicher – das gibt ausreichend Kraft für den Tag.

TAKE-AWAY-GOODIES S. 138

Mittags im Büro sollte es Frisches geben, das einfach mitzunehmen ist. Der Mix aus Eiweiß, Kohlenhydraten und Ballaststoffen hilft übers Mittagstief und streichelt gleichzeitig die Nerven. Nicht vergessen: Kräftiges Kauen hilft, Stress abzubauen!

SOULFOOD S. 152

Sie brauchen Entspannung und das möglichst einfach und schnell? Nutzen Sie die Kraft von Getreide und Hülsenfrüchten. Kohlenhydrate helfen dabei, einen stressigen Tag hinter sich zu lassen.

DAS STILLT DEN SÜSS-HUNGER S. 170

Oft wecken Frust und Erschöpfung die Lust auf Süßes. Das muss nicht schlecht sein – wenn dieser Süßhunger mit einer vollwertigen Mahlzeit gestillt wird.

GENIESSERGERICHTE S. 182

Selber oder gemeinsam zu kochen, kann ausgesprochen wohltuend sein, wenn die Zeit dafür da ist. Wer kocht, gerät schnell in einen Flow, vergisst seinen Heißhunger und lernt, gute Lebensmittel mit Liebe zuzubereiten und zu genießen.

MIT LIEBE UND DEN HÄNDEN BACKEN S. 198

Einen Teig mit den Händen zu kneten, hat etwas unglaublich Entspannendes. Das Ergebnis reicht vom selbstgebackenen Brot bis zum zuckerfreien Kuchen.

Mandel-Buchweizen-Crunch

Dieses zuckerfreie Müsli versorgt Sie durch Rosmarin und Kakao mit den nötigen Antioxidantien für den Tag und regt an. Erythrit liefert null Kalorien, verursacht keine Karies und ist gut verträglich. Amarant und Mandeln enthalten die perfekte Eiweißkombi. Rosmarin regt an.

FÜR 12 PORTIONEN

4 Zweige Rosmarin
300 g Mandeln
200 g Buchweizen
200 g gepoppter Amarant
50 g Erythrit
2 EL Kakaopulver

15 Min. Zubereitung
15 Min. Backen
Pro Portion 275 kcal; 10 g E;
16 g F; 24 g KH

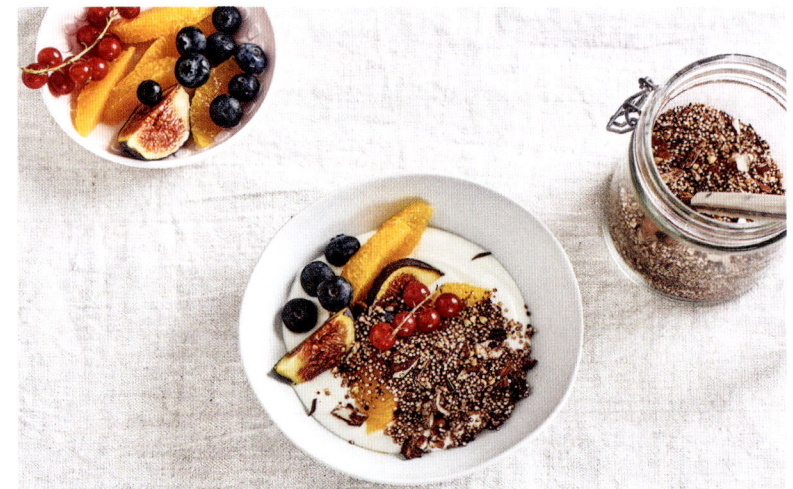

1 Den Backofen auf 180° vorheizen. Rosmarin waschen, trocken schütteln, die Nadeln abstreifen (4–5 EL) und grob hacken. Die Mandeln ebenfalls grob hacken. Beides in eine Schüssel geben.

2 Buchweizen, Amarant, Erythrit und Kakao hinzufügen, alles mischen und auf einem Blech verteilen. Das Müsli im heißen Backofen (Mitte) etwa 15 Min. rösten, dann abkühlen lassen und in einem Vorratsglas trocken lagern.

TIPP
Eine Portion Müsli am Morgen mit 150 g Naturjoghurt und einer Handvoll Lieblingsobst essen.

Stress-weg-Bircher-Müsli

Skyr ist deutlich eiweißreicher als Joghurt oder Milch und daher eine gute Eiweißquelle am Morgen. Haferflocken enthalten jede Menge Vitamin B_1 und B_3 sowie Tryptophan, das zur Bildung von Serotonin benötigt wird. Walnüsse liefern die wichtigen Omega-3-Fettsäuren.

FÜR 1 PORTION

30 g Haferflocken
½ TL Zimtpulver
1 kleiner Apfel
20 g Walnusskerne
100 g Skyr

10 Min. Zubereitung
8 Std. Einweichen
Pro Portion 345 kcal; 18 g E;
15 g F; 32 g KH

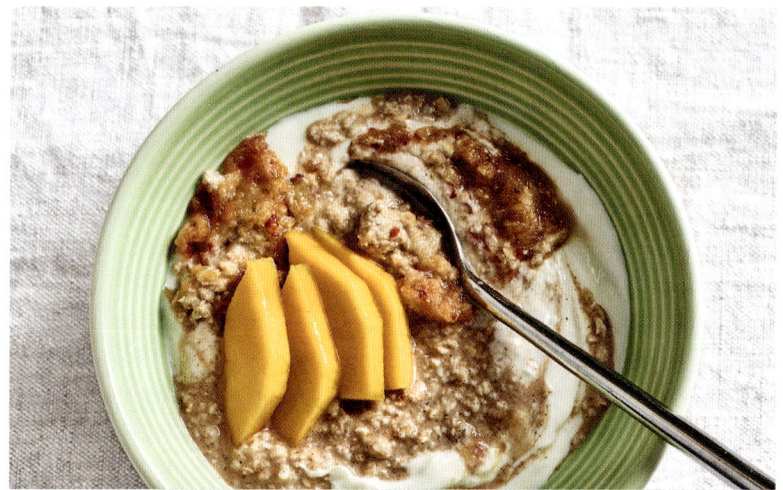

1 Haferflocken und Zimt in eine Schüssel geben, mit Wasser bedecken und über Nacht in den Kühlschrank stellen.
2 Am nächsten Morgen den Apfel waschen, vierteln, vom Kerngehäuse befreien und zusammen mit den Walnüssen in den Blitzhacker geben. Beides fein hacken.
3 Den Apfelmix mit den Haferflocken und dem Skyr mischen und das Müsli in Ruhe und ohne Ablenkung genießen.

VARIANTEN
Statt Apfel passen auch Birne, Banane, Mango oder Beeren. Sie alle muss man aber nicht hacken, sondern nur klein schneiden.

Mandel-Hirse-Frühstücksbrei

Hirse und Mandeln sind reich an Eisen und Antioxidantien. Beides wird in stressigen Phasen vermehrt vom Körper verbraucht. Das Vitamin C in der Orange ist ebenfalls ein Antioxidans und hilft gleichzeitig dem Körper, das Eisen besser aufzunehmen.

FÜR 1 PORTION

1 Bio-Orange
30 g Hirseflocken (Instant)
200 ml Mandeldrink
2 TL Mandelmus
1 TL Honig

15 Min. Zubereitung
Pro Portion 315 kcal; 8 g E;
13 g F; 38 g KH

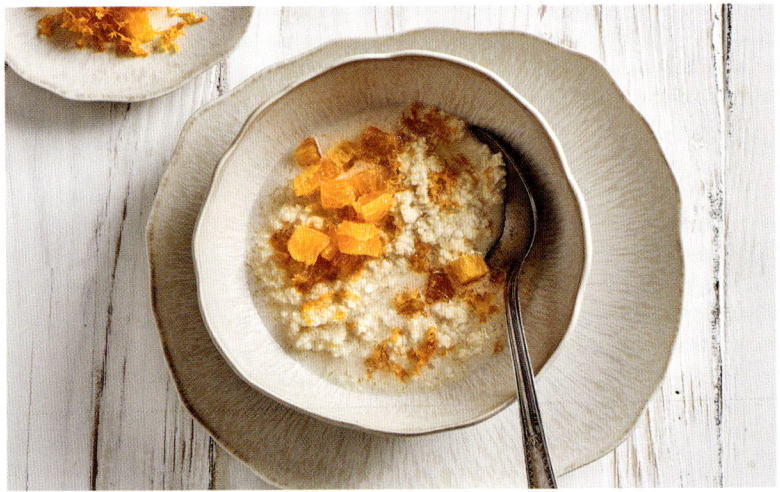

1   Die Orange heiß waschen, abtrocknen, die Schale abreiben und die Orange halbieren. Eine Hälfte auspressen, die andere Hälfte schälen und in kleine Würfel schneiden.

2   Hirseflocken, Mandeldrink, Orangensaft, Orangenwürfel und Mandelmus mischen. 5 Min. quellen lassen, dann mit der Orangenschale toppen und langsam genießen.

TIPP
Nicht süß genug? Dann noch ½ Banane hineinschneiden oder 2 gehackte Datteln dazugeben.

Deftiger Dinkelbrei

Wer Stress hat, ist oft unkonzentriert. Das Dinkelkorn punktet mit einem hohen Gehalt an Silizium, das die Konzentration fördert. Auch die Omega-3-Fettsäuren in der Avocado unterstützen die Denkleistung. Deshalb ist das Müsli der ideale deftige Start in den Tag!

FÜR 1 PORTION

20 g Parmesan
2 getrocknete Tomaten in Öl
2 getrocknete Soft-Aprikosen
30 g Dinkelflocken (Instant;
  Abteilung für Babynahrung im
  Supermarkt)
Salz
½ Avocado
1 TL Zitronensaft
5 Basilikumblätter

10 Min. Zubereitung
Pro Portion 420 kcal; 14 g E;
27 g F; 30 g KH

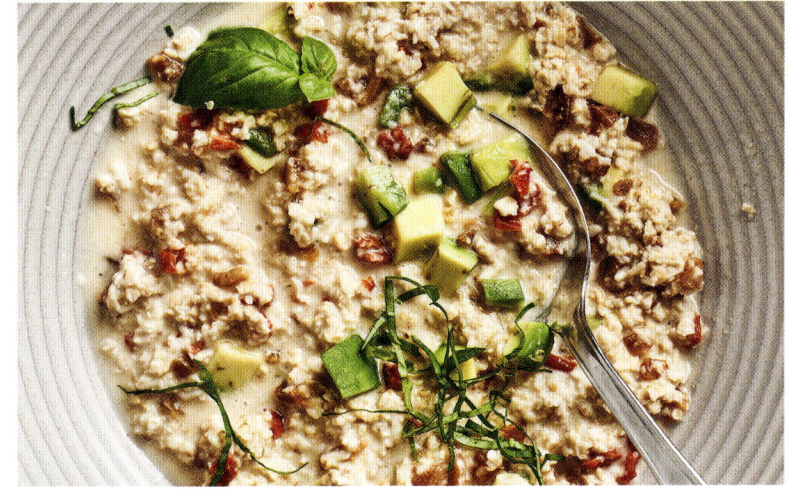

1   Den Parmesan reiben. Getrocknete Tomaten und Aprikosen in kleine Würfel schneiden. Flocken, 1 Prise Salz, Aprikosenwürfel, Parmesan und Tomatenwürfel in eine Schüssel geben, mit 250 ml Wasser übergießen und 5 Min. quellen lassen.

2   Inzwischen die Avocadohälfte schälen, entkernen und in Würfel schneiden. Diese mit dem Zitronensaft beträufeln. Das Basilikum waschen, abtrocknen und in feine Streifen schneiden. Avocado und Basilikum zu den übrigen Zutaten in die Schüssel geben, untermischen und den Dinkelbrei genießen.

Morgendrinks

Auch wenn man am Morgen noch nichts essen mag oder kann, trinken sollten Sie unbedingt. Wer morgens fastet, nimmt ein kalorienfreies Getränk zu sich. Für alle anderen gilt: Heiß oder kalt, süß oder salzig – erlaubt ist, was Körper und Seele guttut!

CHAI-WECKER

250 ml Wasser, 2 grüne Kardamomkapseln, 2 Nelken, 2 TL Fenchelsamen und ¼ Zimtstange in einem Topf zum Kochen bringen, umrühren und bei kleiner Hitze 1 Min. köcheln lassen. Die Herdplatte ausschalten, 2 TL Schwarztee und 100 ml fettarme Milch zur Gewürzmischung geben und 10 Min. ziehen lassen. Den Tee durch einen Sieb in eine Tasse gießen und nach Belieben mit etwas Honig süßen.

Diese ayurvedische Gewürzmischung bringt den Kreislauf in Schwung, ohne gleichzeitig nervös zu machen.

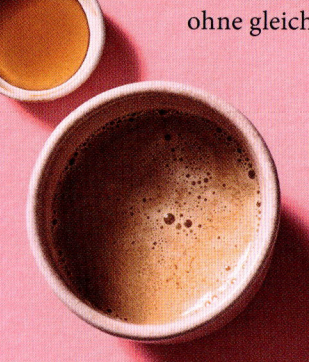

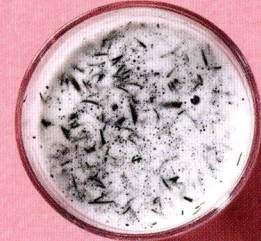

WÜRZIGER AYRAN

1 Becher Ayran (250 ml) mit 1 TL gehacktem Dill, ½ TL Thymianblätter (frisch oder getrocknet) und ½ TL fein gehackten Rosmarinnadeln mischen. Für einen intensiveren Geschmack am Abend vorbereiten und am nächsten Morgen trinken. Dill, Thymian und Rosmarin beruhigen gereizte Nerven und regen den Stoffwechsel an.

FRUCHTIGER MANDELDRINK

1 kleine Orange schälen, klein schneiden, zusammen
mit 150 ml Mandeldrink, 1 Prise gemahlener Vanille,
¼ TL gemahlenem Rosmarin und 1 TL Zitronensaft in
einen hohen Rührbecher geben und mit dem Pürierstab
mixen. Wer es mandeliger mag und hungrig ist, der kann
einfach ein paar Mandeln mitmixen.
Mandeln sind tryptophanreich und unterstützen so die
Produktion des sogenannten Glückshormons Serotonin.
Die ätherischen Öle des Rosmarins wirken anregend.

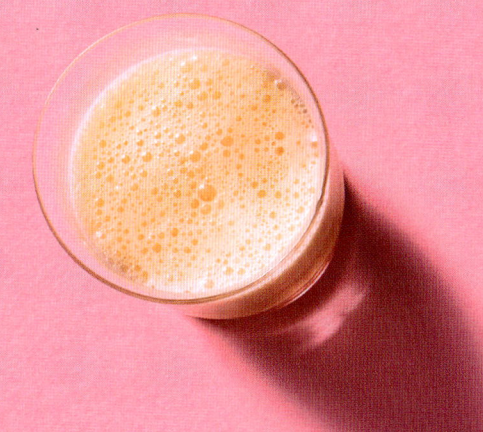

AYURVEDISCHER MILCHKAFFEE

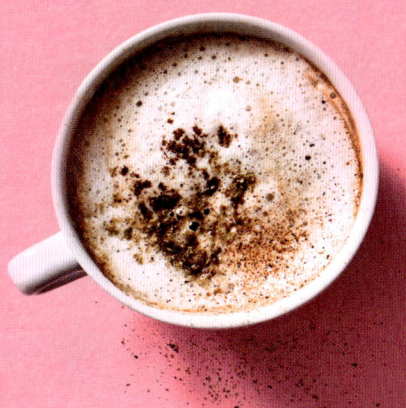

200 ml Milchkaffee in einer Tasse zubereiten
und mit je 1 Prise gemahlenem Kardamom
und gemahlenem Ingwer, frisch geriebener
Muskatnuss und Zimtpulver würzen.
Diese ayurvedische Gewürzmischung macht
Kaffee verträglich und regt nachhaltig an.

HEISSES ZITRONEN-INGWER-WASSER

1 Stück Ingwer (1 cm lang) in dünne Scheiben
schneiden, zusammen mit 500 ml Wasser zum
Kochen bringen und 2 Min. kochen, dann 5 Min.
abkühlen lassen. 2–3 Bio-Zitronenscheiben mit
Schale in ein Glas geben, mit dem Ingwerwasser
übergießen und weitere 5 Min. ziehen lassen.
Ingwer regt den Kreislauf an und steigert die
Energie. Ideales Getränk fürs Morgenfasten, weil
es null Kalorien hat.

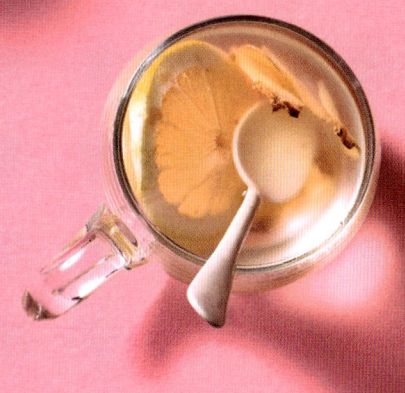

Pilz-Überraschung

Kräuterseitlinge sind besonders reich an Ballaststoffen – die Portion auf dem Frühstücksbrot liefert schon die Hälfte des täglichen Bedarfs. Ihr Eiweiß ergänzt sich perfekt mit dem der Walnüsse und des Eis. Und Basilikum am Morgen vertreibt auch schon ein bisschen Kummer und Sorgen.

FÜR 1 PORTION

1 Ei (L)
150 g Kräuterseitlinge
  (ersatzweise Champignons)
2 Frühlingszwiebeln
4 Walnusskerne
1 TL Rapsöl
Salz
Pfeffer
1 große Scheibe Sauerteig-
  brot (ca. 80 g)
1 EL saure Sahne
einige Basilikumblätter

20 Min. Zubereitung
Pro Portion 515 kcal; 22 g E;
26 g F; 37 g KH

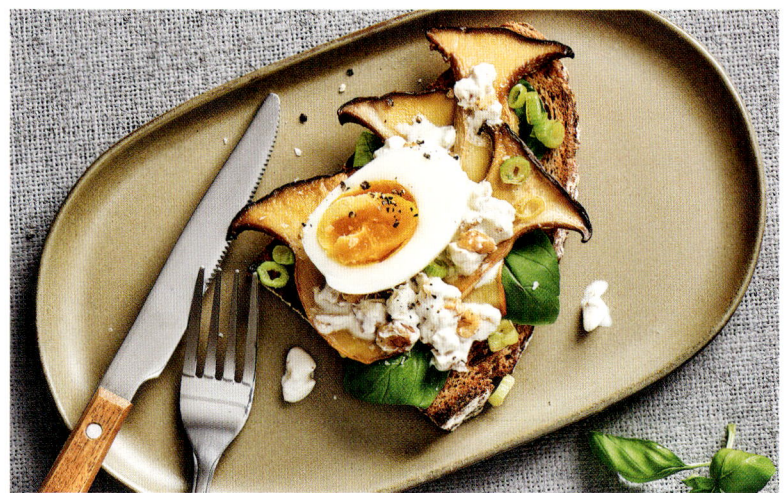

1 Das Ei wachsweich kochen und kalt abschrecken. Die Pilze putzen und der Länge nach in dünne Scheiben schneiden. Die Frühlingszwiebeln waschen, putzen und in Ringe schneiden.

2 Die Walnüsse in einer beschichteten Pfanne rösten, bis sie duften, dann herausnehmen. Das Rapsöl in der Pfanne erhitzen und die Pilze darin anbraten. Wenn sie braun werden, die Zwiebelringe zugeben, alles salzen und pfeffern.

3 Brot toasten. Die Walnüsse hacken und mit der sauren Sahne mischen, Basilikum waschen und aufs Brot legen. Das Ei pellen.

4 Pilze auf dem Brot verteilen und die Walnusssahne darüberträufeln. Das wachsweiche Ei vorsichtig halbieren und auf dem Brot anrichten, mit Pfeffer übermahlen und salzen.

Kürbis-Feta auf Röstbrot

Toasten macht Brot noch bekömmlicher. Der Kürbis sorgt für viel Kalium, Magnesium und Beta-Carotin und füllt wunderbar den Magen. Hokkaido hat den Vorteil, dass er nicht geschält werden muss, das spart Zeit und entstresst. Feta und Kürbiskerne liefern ausreichend Eiweiß.

FÜR 1 PORTION

150 g Kürbis (Butternut
  oder Hokkaido)
1 EL Rapsöl
Salz
Pfeffer
1 große Scheibe Dinkel- oder
  Weizenvollkornbrot (ca. 80 g)
1 Handvoll Rucola
  (ersatzweise Feldsalat)
2 getrocknete Tomaten
2 EL Kürbiskerne
50 g fettarmer Schafskäse
  (Feta)

20 Min. Zubereitung
Pro Portion 500 kcal; 23 g E;
26 g F; 43 g KH

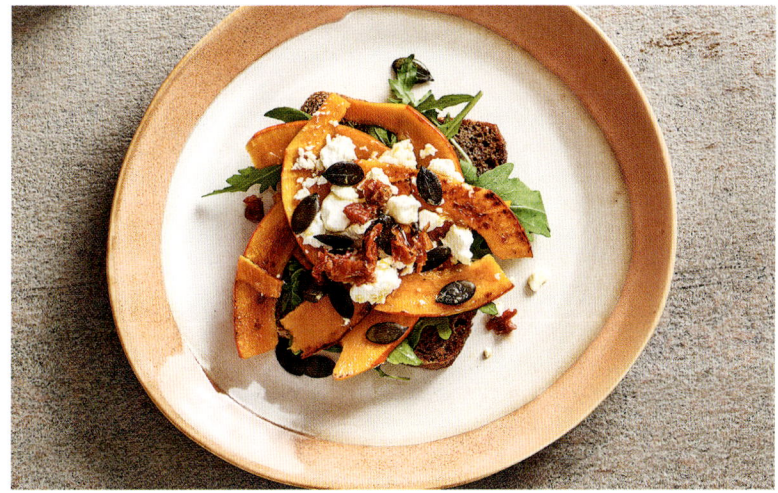

1   Den Kürbis waschen, Butternut schälen und das Fruchtfleisch quer in dünne Scheiben hobeln. Das Rapsöl in einer großen, beschichteten Pfanne erhitzen und die Kürbisscheiben darin braten, dabei salzen und pfeffern und ab und zu umrühren.

2   Inzwischen das Brot toasten. Den Rucola waschen, trocken schleudern, wenn nötig, zerkleinern und auf der Brotscheibe großzügig verteilen. Tomaten in kleine Würfel schneiden.

3   Wenn der Kürbis fast gar ist, die Kürbiskerne zugeben und mitrösten. Den Feta darüberkrümeln und schmelzen lassen. Die Kürbis-Feta-Mischung auf das Rucolabrot türmen, dann mit den Tomatenwürfeln toppen und in aller Ruhe genießen.

Schoko-Dattel-Creme

Sie mögen's morgens gerne süß? Kein Problem: Durch Eiweiß und Fett in Mandelmehl und Nüssen werden die süßen Kohlenhydrate langsam und machen lange satt. Kakaopulver sorgt fürs geliebte Schoko-Aroma. Der Aufstrich reicht für etwa eine Woche und macht das Frühstück unkompliziert.

FÜR 6 PORTIONEN

100 g Paranusskerne
20 g Mandelmehl
100 g Soft-Datteln
50 g fettarme Crème fraîche
1 EL Kakaopulver
½ TL Zimtpulver

15 Min. Zubereitung
Pro Portion 185 kcal; 5 g E;
13 g F; 12 g KH

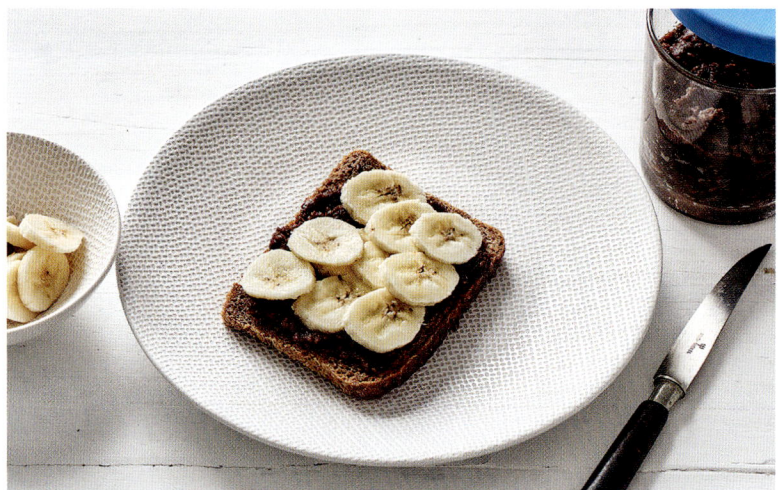

1 Nüsse im Blitzhacker zerkleinern, dann zusammen mit dem Mandelmehl in einer beschichteten Pfanne rösten, bis sie duften.

2 Inzwischen die Datteln grob hacken, zusammen mit den gerösteten Nüssen, Crème fraîche, Kakao- und Zimtpulver in einen hohen Rührbecher geben und zu einer feinen Creme pürieren. Diese nach Geschmack noch etwas mit Wasser verdünnen. Die Schoko-Dattel-Creme bleibt in einem Schraubglas im Kühlschrank mindestens 8 Tage frisch.

TIPP
Für ein Frühstück 1 große Scheibe Vollkornbrot mit 2 EL (50 g) Schokocreme bestreichen und z. B. mit Bananenscheiben belegen.

Milder Beeren-Streich

Heidelbeeren enthalten zellschützende Anthocyane und sind säurearm. Cashewkerne sorgen für gesundes Fett und zusammen mit den Rosinen für Kalium und Magnesium. Der Ziegenkäse macht den Aufstrich cremig und ist eine gute Kalziumquelle.

FÜR 6 PORTIONEN

100 g Heidelbeeren
100 g Rosinen
100 g Cashewkerne
100 g Ziegenfrischkäse
1 Msp. gemahlene Vanille
1 EL Zitronensaft

10 Min. Zubereitung
Pro Portion 195 kcal; 6 g E;
11 g F; 18 g KH

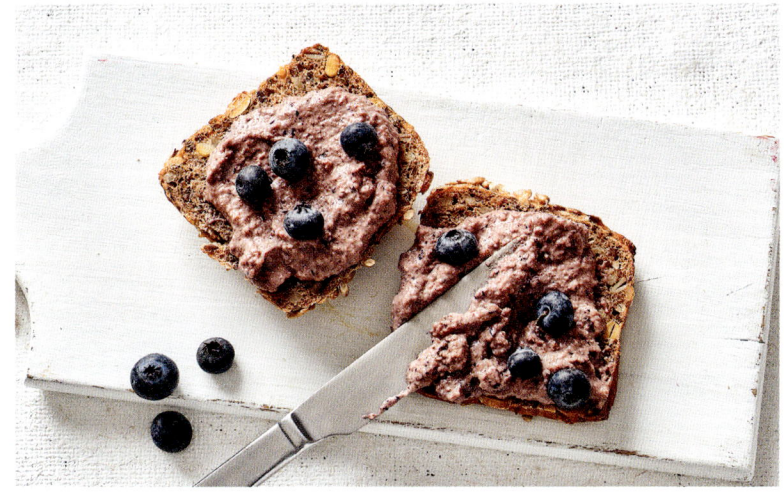

1 Beeren waschen, abtrocknen und zusammen mit Rosinen und Cashewkernen im Blitzhacker sehr fein pürieren.

2 Diese Creme mit Ziegenfrischkäse, Vanille und Zitronensaft verrühren. Sie bleibt im Schraubglas 1 Woche lang frisch.

TIPP

Für ein Frühstück 1 große Scheibe Vollkornbrot oder 2 Scheiben Vollkorntoast oder 1 Vollkornbrötchen mit 2 EL (60 g) Beeren-Streich bestreichen und mit frischen Beeren toppen. Wer mag, kann noch ein wenig Honig oder Ahornsirup darüberträufeln.

Schnelle Frühstücksbrote – 1 Brotscheibe mit …

Egal ob süß oder pikant: Die Brotscheibe sollte 100 Prozent Vollkorn sein und so groß wie Ihre Hand. Sie finden zu jedem Belag eine Empfehlung, können aber das Brot nehmen, das Sie gerade da haben. Praktisch: Das Brot in Scheiben einfrieren und nach Bedarf toasten – das geht schnell. Brötchen sind nicht ideal, weil sie selten aus Vollkorn sind.

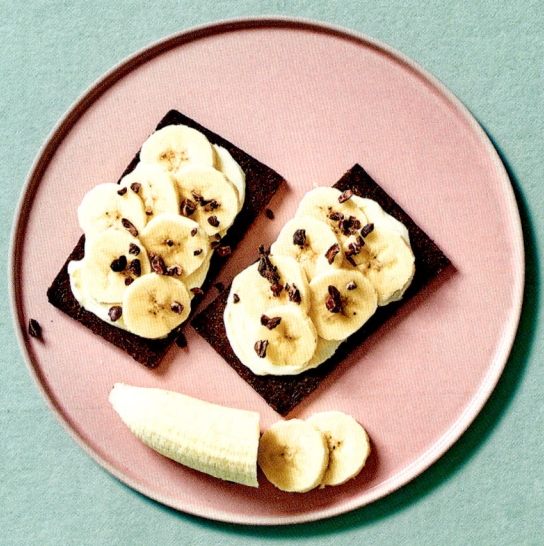

BANANE & SCHOKO

… 2 EL fettarmer Crème fraîche bestreichen, mit 1 TL Kakao-Nibs bestreuen und mit Bananenscheiben belegen. Restliche Banane dazu genießen. Banane enthält Serotonin, Schokolade regt an – beste Morgenlaune garantiert, ganz ohne Zucker. Der Belag schmeckt lecker mit Pumpernickel!

EI & KRESSE

… mildem Senf bestreichen und mit 1 wachsweich gekochten Ei in Scheiben belegen. Kresse abschneiden und darüberstreuen, salzen.
Ei enthält Lecithin für gute Nerven, Kresse und Senf Glucosinolate, die antibakteriell wirken – gut gegen Infekte! Fein mit Vollkorntoast.

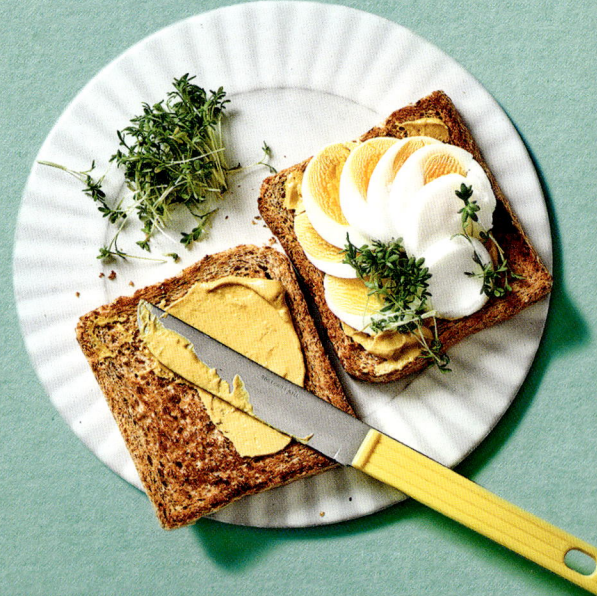

FEIGE & BRIE

... Briescheiben belegen. Mit 1 TL Sesam und Spalten von 1 kleinen Feige oder 1 gehackten weichen Trockenfeige toppen. Feigen bilden Serotonin, Brie ist reich an Kalzium und Magnesium, Sesam an Eisen. Tolle Kombi mit Dinkelvollkornbrot.

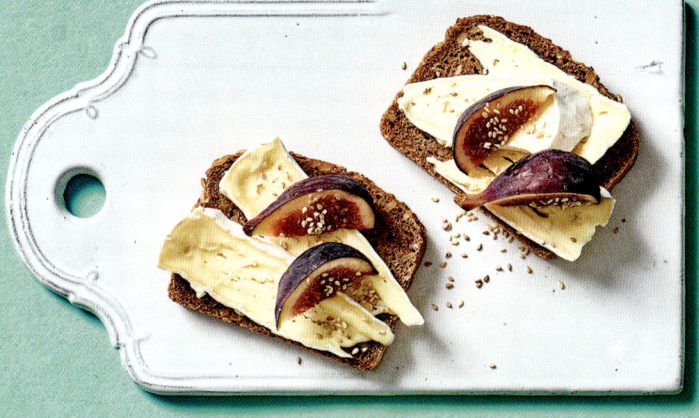

LACHS & GURKE

... 1 Stück geraspelter und mit 1 TL Sahne-Meerrettich gemischter Gurke bestreichen, mit 1 Scheibe geräuchertem Lachs oder frischem rohen Lachs belegen. Lachs sorgt für Omega-3-Fette, Gurke erfrischt, Meerrettich wirkt antibakteriell. Schmeckt am besten mit Roggenvollkornbrot.

AVOCADO & TOMATE

... ½ zerdrückten Avocado bestreichen. Mit Basilikumblättern und halbierten Kirschtomaten belegen. Belag salzen, pfeffern und mit Balsamicocreme beträufeln. Tomaten sind reich an Lykopin und Basilikum beruhigt. Besonders köstlich ist der Belag auf getoastetem Vollkornbrot.

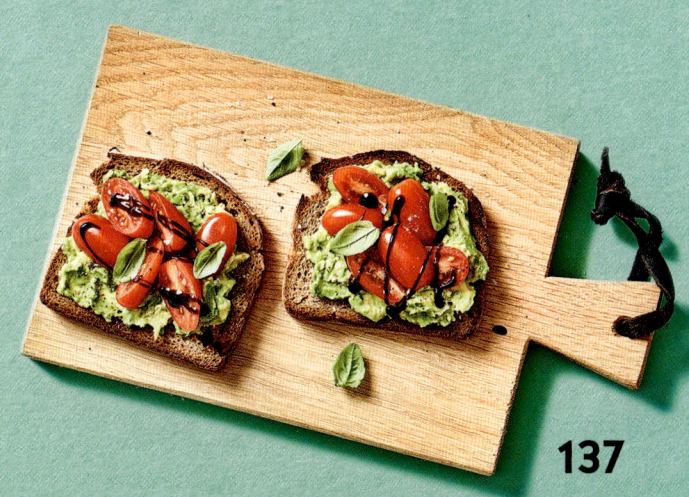

Ofengemüse to go

Mit diesem Mix im Kühlschrank sind Sie vor Heißhungerattacken geschützt: Jede Menge Ballaststoffe und gute Kohlenhydrate gleichen den Blutzucker für Stunden aus. Kernmix und Joghurt sorgen für ausreichend Eiweiß und Fett. Auch ideal für die Mittagspause geeignet.

FÜR 4 PORTIONEN

400 g Süßkartoffeln
400 g Brokkoli
1 kleiner Blumenkohl
je 1 Zweig Rosmarin
   und Thymian
4 EL Rapsöl
Salz
Pfeffer
½ TL Fenchelsamen
120 g Kernemix (Kürbis-,
   Pinien- und Sonnenblumenkerne)
1 Bio-Zitrone
250 g griechischer Joghurt
   (10 % Fett)

1 Std. Zubereitung
Pro Portion 460 kcal; 16 g E;
31 g F; 29 g KH

1 Die Süßkartoffeln schälen und in etwa 2 cm große Würfel schneiden. Brokkoli und Blumenkohl waschen, putzen und in mundgerechte Stücke teilen. Die Stiele schälen und beiseitelegen.

2 Den Backofen auf 200° vorheizen und ein Backblech mit Backpapier auslegen. Die Kräuter waschen, trocken schütteln, die Nadeln bzw. Blätter von den Zweigen streifen, zusammen mit dem Öl, ½ TL Salz, Pfeffer und Fenchelsamen in eine Schüssel geben und mischen. Dann das Gemüse und den Kernmix darin schwenken, bis alles damit benetzt ist, auf dem Blech verteilen und im heißen Backofen (Mitte) 30–40 Min. backen.

3 Inzwischen die Zitrone heiß waschen, abtrocknen, die Schale abreiben und den Saft auspressen. Die Kohlstiele im Blitzhacker fein zerkleinern, mit dem Joghurt verrühren und den Dip mit Salz und Pfeffer sowie ein wenig abgeriebener Zitronenschale und 1 TL Zitronensaft abschmecken.

4 Das gegarte Gemüse mit übrigem Zitronensaft und übriger Zitronenschale mischen. Den Joghurtdip extra in eine Box füllen. Alles bleibt im Kühlschrank mindestens 5 Tage frisch. Wer möchte, isst noch 1 Scheibe Vollkornbrot dazu.

VARIANTEN

Statt Süßkartoffeln schmecken auch Möhren, Rote Bete oder Hokkaido-Kürbis. Statt Blumenkohl passen Fenchelknolle oder Pastinake, statt Brokkoli Rosenkohl.

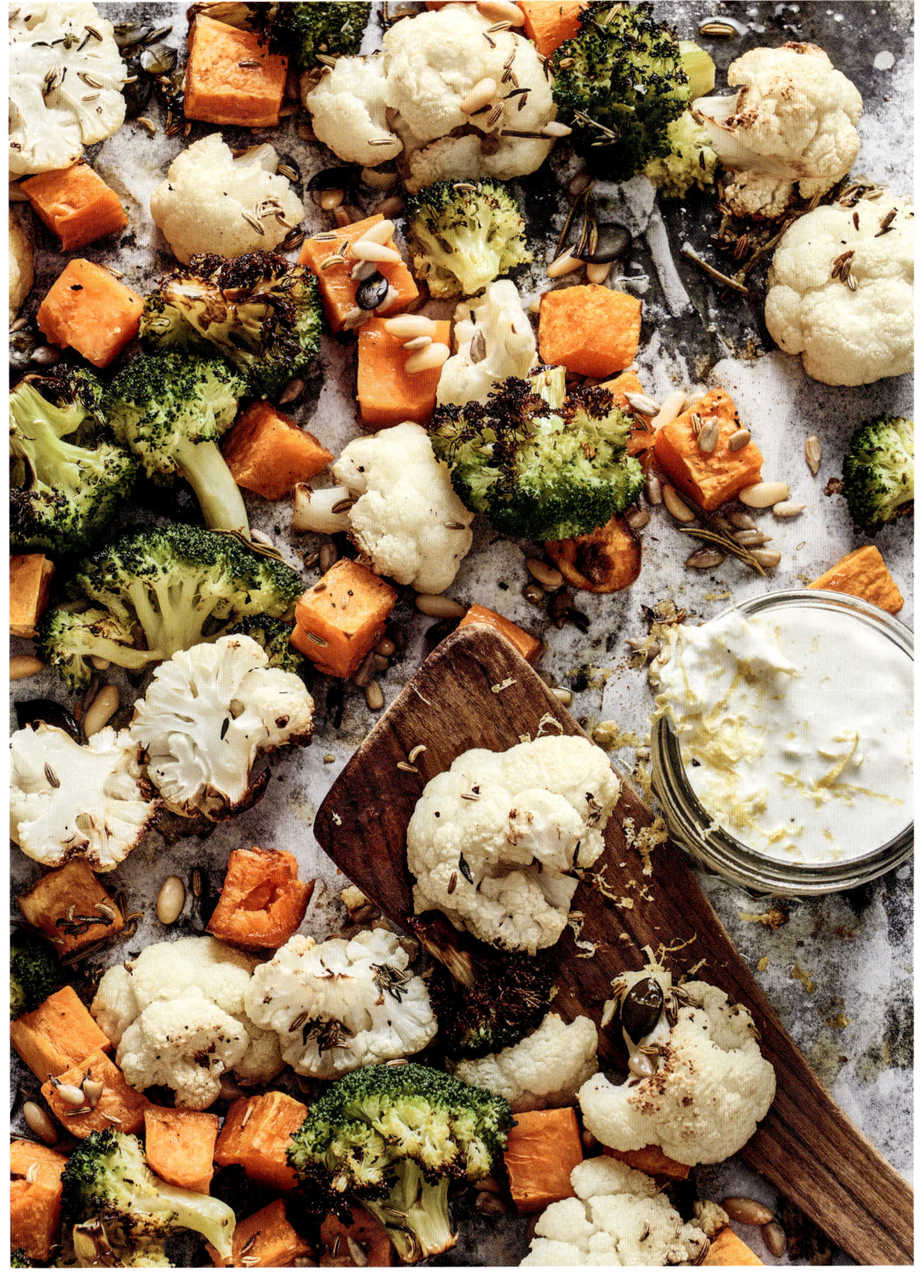

Couscous to go für 2 Portionen

Am besten schon abends den Couscous ansetzen, alle Zutaten schneiden, mit Zitronensaft beträufeln und kalt stellen. Morgens jeweils die Hälfte mitnehmen. Oder den Couscous morgens aufgießen, Rezeptzutaten schnippeln und direkt mitnehmen: Quillt bis mittags aus und wird vor dem Essen gemixt.

BASIC

120 g Couscous (Vollkorn) mit 200 ml Wasser übergießen und kräftig würzen. Die übrigen frischen Zutaten klein schneiden, mit 4–5 EL Zitronensaft beträufeln, auf den Couscous geben und erst vor dem Essen untermischen.

ROT

150 g vorgekochte Rote Bete klein würfeln oder frische Rote Bete fein raspeln. Von 1 Bund Radieschen das Grün putzen und fein hacken, die Radieschen ebenfalls hacken. Couscous mit 2 EL Schnittlauchröllchen, 1 EL Meerrettich, Radieschengrün, Salz, Pfeffer und 2 EL Rapsöl mischen. 40 g Sonnenblumenkerne darüberstreuen.

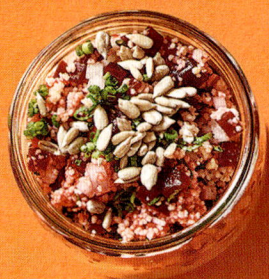

GRÜN

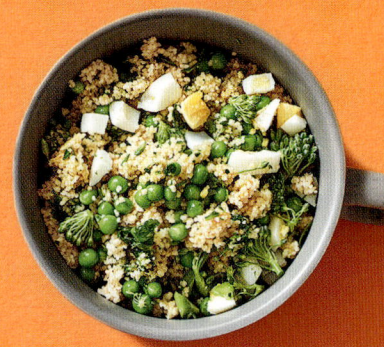

150 g TK-Erbsen auftauen lassen. 150 g Brokkoliröschen hacken. 1 dickes Bund Petersilie samt Stielen im Blitzhacker zerkleinern. 2 hart gekochte Eier pellen und hacken. Couscous mit Petersilie, 2 EL Senf, 2 EL Raps- oder Kürbiskernöl, Salz und Pfeffer gründlich mischen.

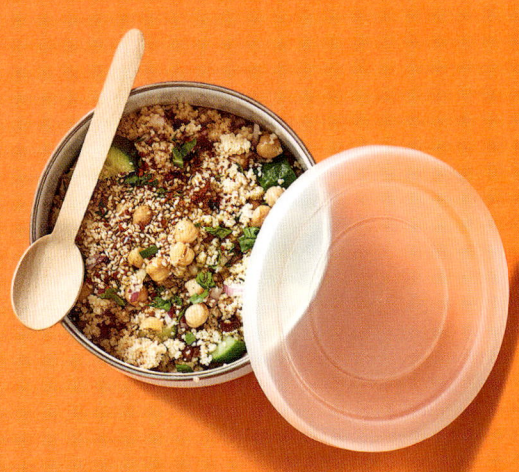

ORIENT

1 Dose Kichererbsen (265 g Abtropfgewicht) in ein Sieb abgießen und abtropfen lassen. 5 Soft-Aprikosen und 1 rote Zwiebel in kleine Würfel schneiden, beides mischen. 100 g Rucola hacken, 1 Mini-Gurke längs vierteln und in fingerdicke Stücke teilen. Couscous mit 3–4 EL Sesam, 1 TL gemahlenem Kreuzkümmel, 2 EL Olivenöl, Salz und 1 Prise Chiliflocken mischen.

MITTELMEER

2 Paprika in Würfel schneiden. 3–4 Frühlingszwiebeln in Ringe schneiden. 100 g Feta hacken. Couscous mit 2 EL schwarzen Olivenringen, 2 EL Olivenöl, 1 gehackten Knoblauchzehe, Salz und Pfeffer mischen.

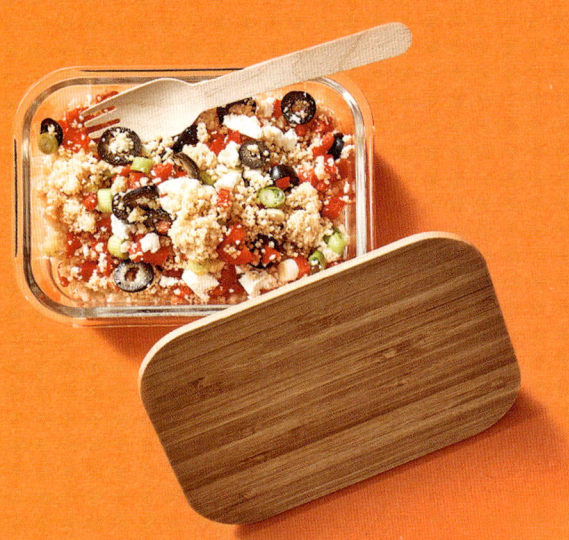

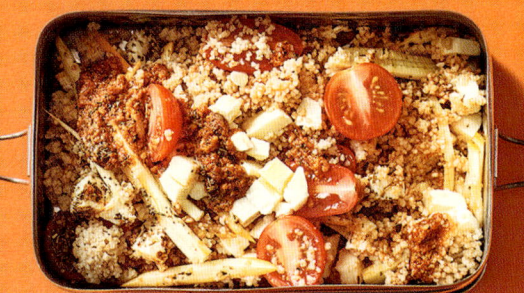

PIZZA

2 Handvoll Kirschtomaten (250 g) halbieren oder vierteln. 1 Zucchino (150 g) in Julienne-Streifen hobeln. 125 g Mozzarella klein würfeln. 1–2 EL rotes Pesto mit 2 EL Olivenöl, Salz, Pfeffer und 1 TL Kräuter der Provence verrühren und mit dem Couscous gründlich mischen.

Prep-Gemüsetopf mit Pesto

Einen vollwertigen Eintopf vorzukochen, ist die perfekte Lösung fürs Mittagessen. Pro Portion sollten Sie eine Scheibe Vollkornbrot dazu essen – denn ein Eintopf hat immer wenig Kalorien. Für gesundes pflanzliches Eiweiß sorgen Bohnen, Kichererbsen, Buchweizen und Kürbiskerne.

FÜR 6 PORTIONEN

1 Bund Suppengrün
500 g breite grüne Bohnen
70 g Parmesan
1 Dose Kichererbsen
   (240 g Abtropfgewicht)
20 g Misopaste
1 Dose stückige Tomaten
   (400 g)
1 Bund Bohnenkraut
   (ersatzweise Basilikum)
70 g Kürbiskerne
5 EL Olivenöl
1 TL Rosmarinnadeln
70 g Buchweizen
Salz
Pfeffer

1 Std. Zubereitung
Pro Portion 330 kcal; 14 g E;
18 g F; 25 g KH

1 Lauch putzen, längs aufschneiden und gründlich waschen. Die Stange längs vierteln und quer in fingerdicke Scheiben schneiden. Möhren, wenn nötig, schälen und in dünne Scheiben schneiden. Knollensellerie ebenfalls schälen und in feine Würfel hacken. Bohnen waschen, von den Enden befreien und schräg in etwa 2 cm lange Stücke teilen. Den Parmesan reiben. Die Kichererbsen in ein Sieb abgießen, abspülen und abtropfen lassen.

2 1 l Wasser zusammen mit Miso aufkochen. Möhrenscheiben und Bohnen zugeben und 15 Min. garen. Das übrige Suppengemüse zufügen und den Eintopf weitere 15 Min. garen. Dann Tomatenstückchen und die abgetropften Kichererbsen zufügen.

3 Inzwischen Bohnenkraut waschen und trocknen. Die Kürbiskerne in einer beschichteten Pfanne ohne Fett bei mittlerer Hitze unter Rühren rösten. Beides zusammen mit dem Öl im Blitzhacker fein pürieren, dabei nach Bedarf etwas Wasser zugeben.

4 Rosmarin hacken. Den Buchweizen in der Pfanne anrösten, bis er duftet. Dann mit Parmesan und Rosmarin gleichmäßig bestreuen. Wenn der Käse geschmolzen ist, die Pfanne vom Herd nehmen und den Inhalt abkühlen lassen. Den Buchweizen-Käse-Crunch in Stücke brechen und wie Chips zum Eintopf genießen.

5 Die Suppe mit Miso, Salz und Pfeffer abschmecken. Den Eintopf portionsweise erhitzen und das Pesto danach erst zugeben. Die Suppe bleibt im Kühlschrank bis zu 3 Tage frisch. Und schmeckt auch kalt ganz wunderbar.

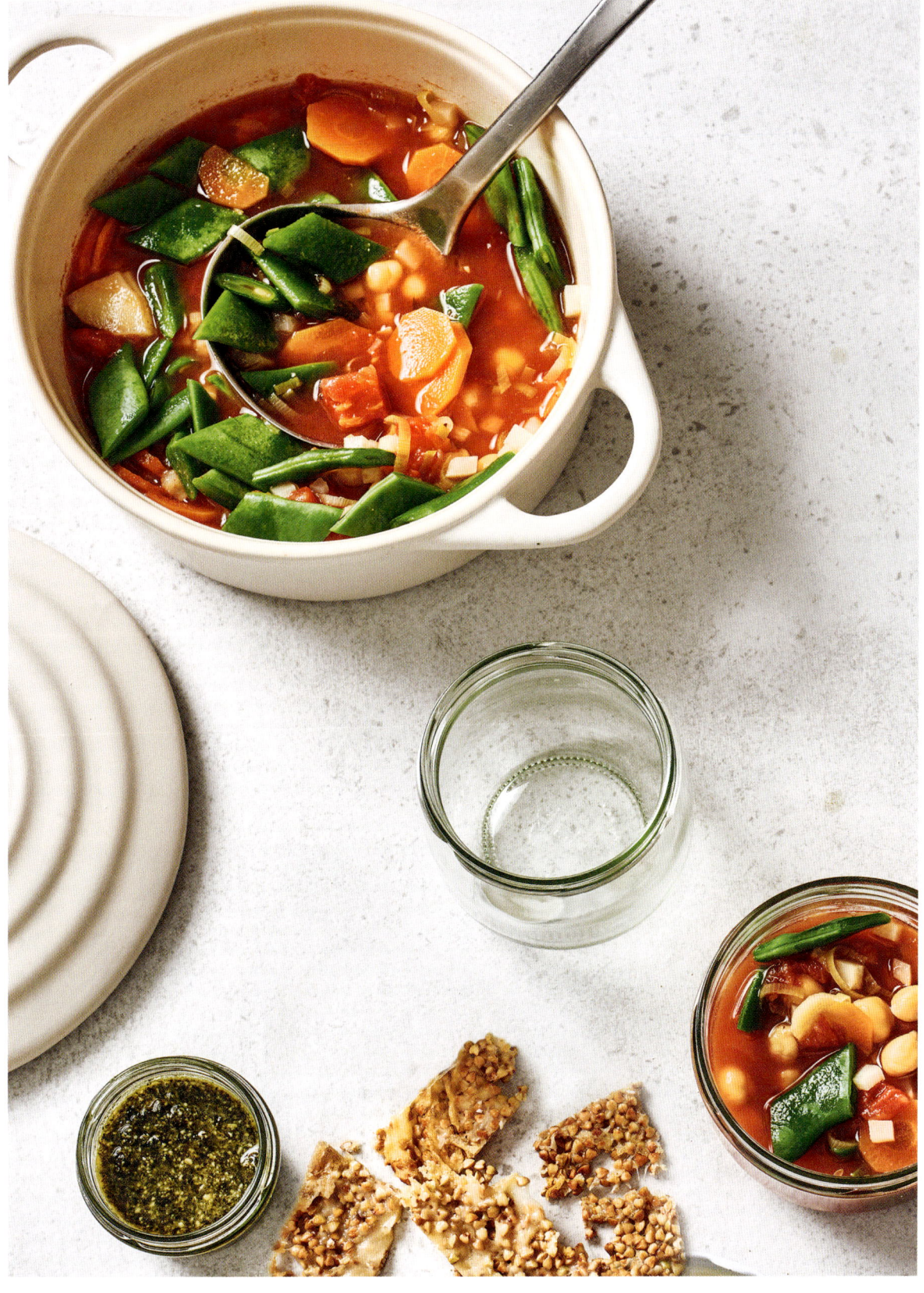

Prep-Hühnersuppe to go

Warum uns Hühnerbrühe bei Schnupfen und Erschöpfung hilft, hat die Wissenschaft noch nicht herausgefunden. Nur, dass sie guttut. Ingwer regt zusätzlich die Lebensgeister an. Der Vorrat bleibt im Kühlschrank zwei bis drei Tage frisch. Wichtig: Die Nudeln erst vor dem Essen zugeben.

FÜR 6 PORTIONEN

1 Staudensellerie
500 g Möhren
1 Stange Lauch
1 Stück Ingwer (2 cm lang)
ca. 1 kg Hühnerklein
2 EL Tomatenmark
Salz
½ TL Pfefferkörner
300 g Mie-Nudeln
　(50 g pro Portion)

30 Min. Zubereitung
1 Std. Garen
Pro Portion 310 kcal; 25 g E;
4 g F; 42 g KH

1 Sellerie waschen, putzen, Fäden und Strunk entfernen. Die Möhren putzen und schälen. Lauch putzen, längs aufschneiden und gründlich waschen. Ingwer in dünne Scheiben schneiden.

2 Das Hühnerklein in einem großen Topf zusammen mit den Gemüseabfällen und dem Selleriegrün anrösten. Wenn es beginnt anzusetzen, Tomatenmark, Salz, Pfefferkörner und Ingwer zugeben. Den Topfinhalt mit 1,5 l Wasser bedecken und bei kleiner Hitze 1 Std. leicht kochen lassen.

3 Inzwischen die Selleriestangen und Möhren in dünne Scheiben hobeln oder schneiden. Lauch längs vierteln und quer in 5 mm dünne Scheiben schneiden.

4 Brühe durch ein feines Sieb abgießen und in einem zweiten Topf auffangen. Das vorbereitete Gemüse darin in ca. 5 Min. knackig gar kochen. Währenddessen das Fleisch ohne Haut von den Knochen lösen, hacken und zur Gemüse-Hühner-Brühe geben.

5 Die Suppe portionsweise vor dem Essen aufkochen. Die Mie-Nudeln dazugeben und 2–3 Min. darin ziehen lassen. Fertig!

TIPP
Wer es eilig hat, kann statt selbst gekochter Brühe aus Hühnerklein auch Instant-Gemüse- oder -Hühnerbrühe nehmen und pro Portion 1 Ei in die Suppe quirlen. Das hat aber natürlich nicht ganz dieselbe Wirkung wie die selbst gekochte Brühe.

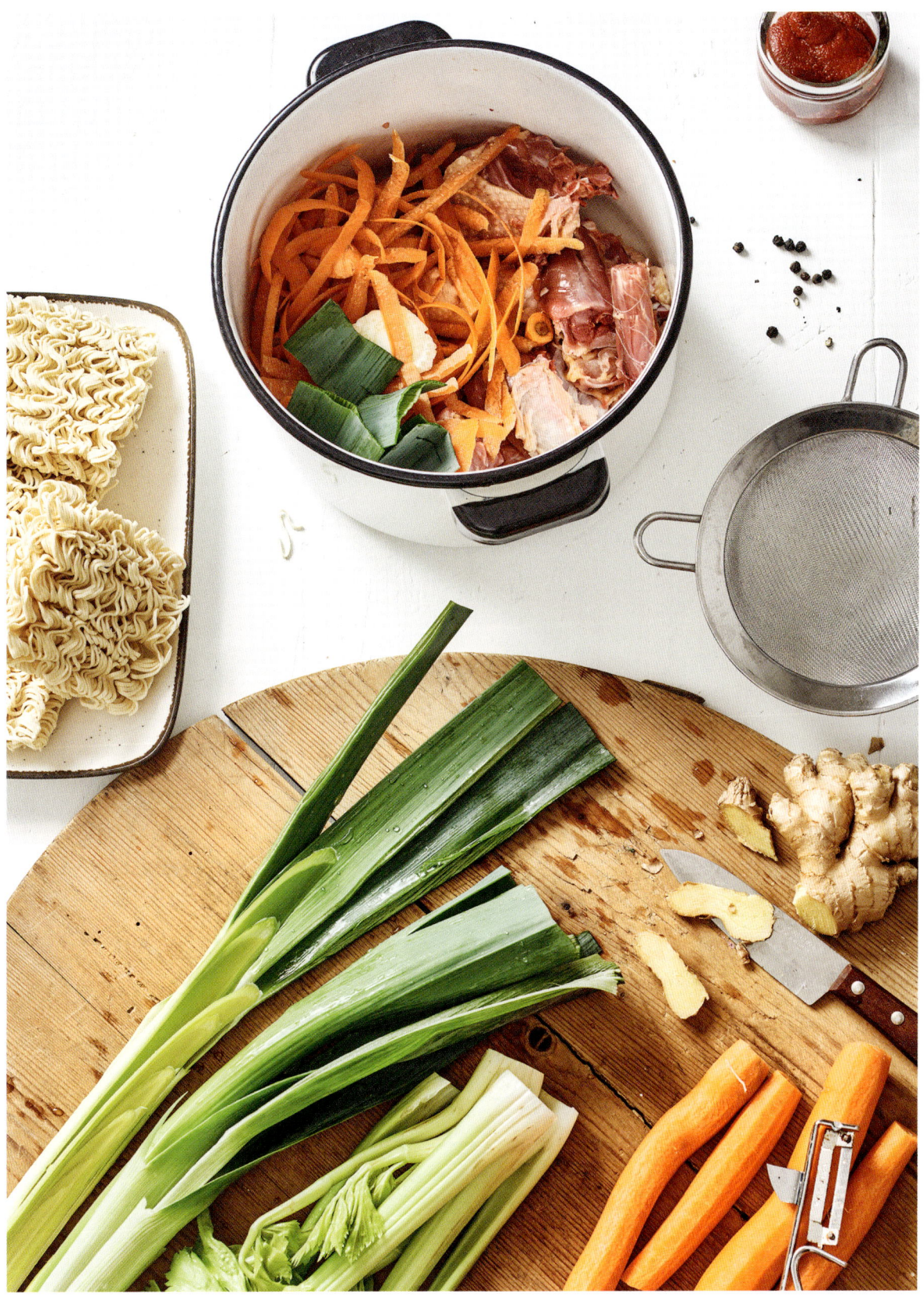

Avocado-Wrap

Dünne Tortillas bieten viel Platz für frisches Gemüse. Versuchen Sie, welche aus Vollkorn zu bekommen – oder selber welche zu braten. Es ist einfacher als Sie denken. Hier sorgen Avocado und Oliven für gesunde Öle, Sesam für Eisen und Basilikum beruhigt.

FÜR 2 PORTIONEN

1 Frühlingszwiebel
1 Bund Basilikum
150 g Kirschtomaten
5 schwarze Oliven
1 reife Avocado
2 EL Zitronensaft
Salz
Pfeffer
2 Vollkorn-Tortillas
 (à ca. 60 g; 25 cm Ø)
2 EL Sesam
1 EL Chia-Samen

15 Min. Zubereitung
Pro Portion 460 kcal; 7 g E;
34 g F; 39 g KH

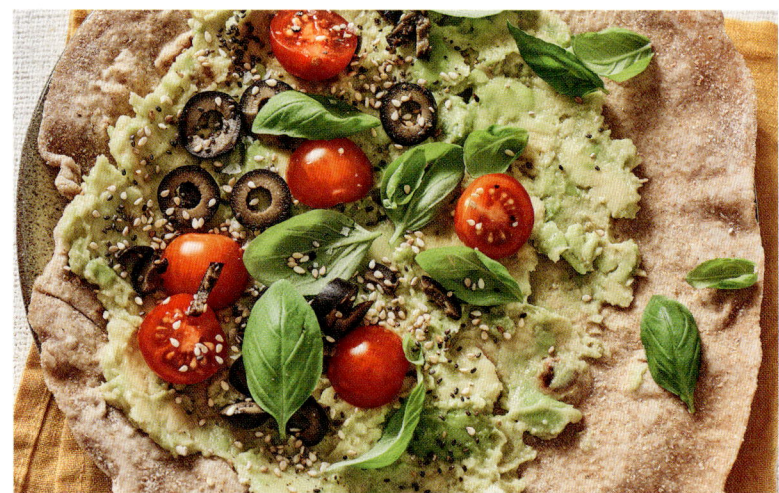

1 Frühlingszwiebel putzen, waschen und in dünne Ringe schneiden. Basilikum waschen, trocken schütteln und die Blätter abzupfen. Tomaten waschen und halbieren. Oliven entsteinen und in dünne Scheiben schneiden.

2 Avocado halbieren und den Kern entfernen. Das Fruchtfleisch aus der Schale heben, zusammen mit Zitronensaft, Salz und Pfeffer in eine kleine Schüssel geben und mit einer Gabel zerdrücken. Das Avocadomus auf den Tortillas verteilen.

3 Die Tortillas mit Zwiebelringen, Basilikumblättern, Tomatenhälften, Olivenstückchen, Sesam- und Chia-Samen belegen und bestreuen, salzen und pfeffern und eng zusammenrollen. Die Wraps in Frischhaltefolie wickeln und bis zum Essen kühlen.

Lachs-Wrap

Lachs hält mit seinen Omega-3-Fetten unser Gehirn leistungsfähig, Spinat liefert reichlich Eisen und Meerrettich reinigt durch seine ätherischen Öle die Atemwege: All das ist gut gegen das Mittagstief. So schaffen Sie alles, was Sie sich für den Tag vorgenommen haben.

FÜR 2 PORTIONEN

150 g Baby-Spinat (ersatzweise
 aufgetauter TK-Blattspinat)
1 Bund Dill
50 g Schmand
1 TL geriebener Meerrettich
2 Vollkorn-Tortillas
 (à ca. 60 g; 25 cm Ø)
100 g geräucherter Lachs
Salz
Pfeffer
frisch geriebene Muskatnuss

20 Min. Zubereitung
Pro Portion 385 kcal; 18 g E;
22 g F; 37 g KH

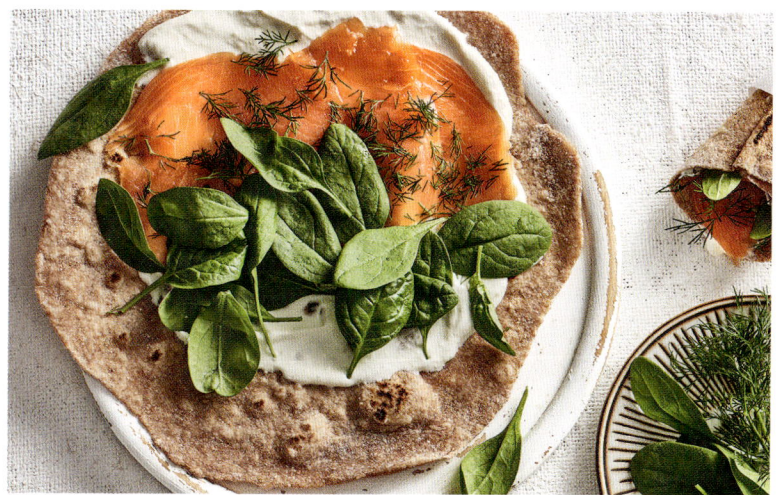

1 Den Spinat waschen und abtropfen lassen. Den Dill waschen, trocken schütteln und hacken – dabei nur dicke Stiele entfernen. Schmand, und Meerrettich mischen.

2 Die Vollkorn-Tortillas erst mit dem Meerrettichschmand bestreichen, mit dem Lachs belegen, mit Dill bestreuen und darauf den Spinat verteilen. Diesen mit Salz, Pfeffer und Muskatnuss würzen. Die Wraps eng zusammenrollen, in Frischhaltefolie verpacken und bis zum Essen in den Kühlschrank legen.

VARIANTEN

Statt Lachs passen auch 2 hart gekochte, gehackte Eier, gekochter Schinken oder geräucherte Putenbrust. Statt Spinat passt Rucola.

Kartoffel-Radieschen-Salat

Kartoffeln sind kalorienarm, denn sie bestehen zu 80 Prozent aus Wasser. Gesünder als im Kartoffelsalat können die Knollen kaum gegessen werden: Beim Abkühlen wird ein Teil der Stärke in sogenannte »resistente Stärke« umgewandelt, die im Dünndarm wie ein Ballaststoff wirkt.

FÜR 2 PORTIONEN

500 g Kartoffeln
Salz
1 Bund Radieschen mit Grün
   (ca. 400 g)
3 hart gekochte Eier
100 ml Gemüse-Bouillon
1 TL Senf
1 EL Weißweinessig
3 EL Rapsöl
Pfeffer

40 Min. Zubereitung
30 Min. Garen
15 Min. Ziehen
Pro Portion 420 kcal; 16 g E;
25 g F; 33 g KH

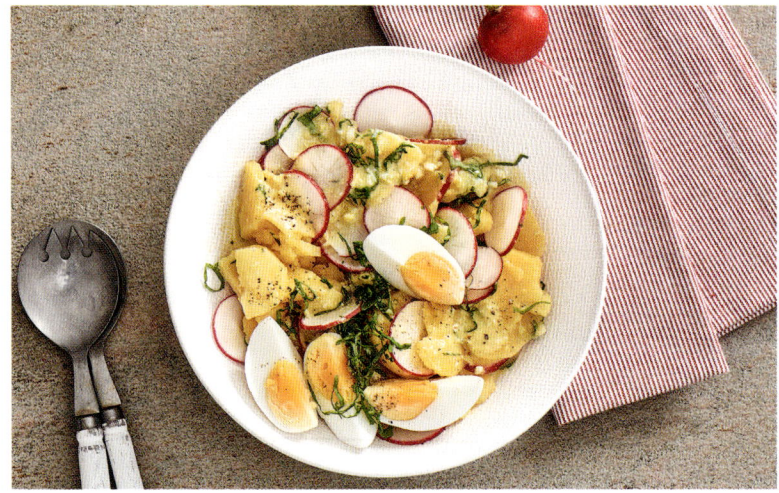

1 Die Kartoffeln waschen und in wenig Salzwasser zugedeckt bei mittlerer Hitze in 20–30 Min. garen. Dann die Kartoffeln kalt abschrecken, pellen, abkühlen lassen und in 5 mm dicke Scheiben schneiden. Die Radieschen waschen, putzen und in Scheiben schneiden. Das Radieschengrün waschen, die Stiele abknipsen und die Blätter trocken tupfen. Diese fein hacken.

2 Für das Dressing 1 Ei pellen, zusammen mit der Bouillon, Senf, Essig und Öl in einem hohen Rührbecher pürieren und mit Salz und Pfeffer abschmecken. Kartoffeln, Radieschen, Radieschengrün und Dressing mischen und den Salat mindestens 15 Min. ziehen lassen. Pro Portion je 1 hart gekochtes Ei pellen und in Vierteln auf dem Salat anrichten.

Kartoffel-Gurken-Salat

Kartoffelsalat lässt sich wunderbar vorbereiten, weil er nicht so quillt wie Nudel- oder Getreidesalate. Er muss nur nachgewürzt werden. Dies hier ist eine eher cremige Variante mit saurer Sahne. Er bleibt im Kühlschrank mindestens zwei Tage frisch.

FÜR 2 PORTIONEN

500 g Kartoffeln
Salz
1 Mini-Gurke (ersatzweise
  ½ kleine Salatgurke)
50 g getrocknete Tomaten in Öl
70 g Putenschinken
200 g saure Sahne
Pfeffer
1 EL TK-Dillspitzen
1 Bund Schnittlauch

40 Min. Zubereitung
30 Min. Garen
15 Min. Ziehen
Pro Portion 370 kcal; 20 g E;
13 g F; 42 g KH

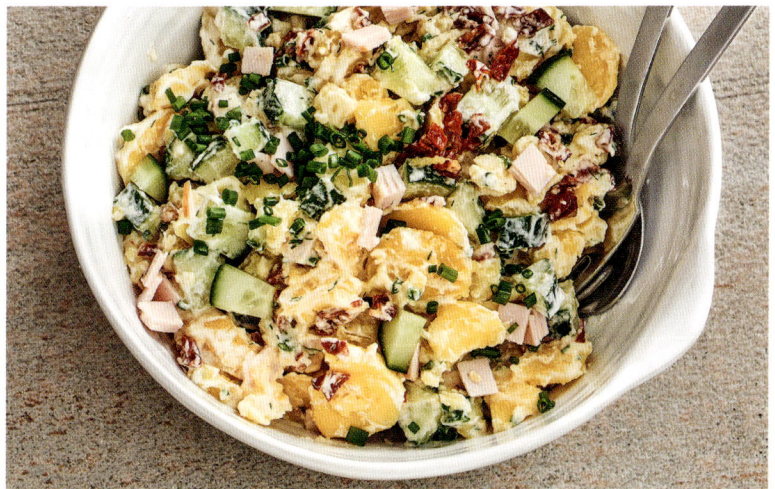

1   Die Kartoffeln waschen und in wenig Salzwasser zugedeckt bei mittlerer Hitze in 20–30 Min. garen. Dann die Kartoffeln kalt abschrecken, pellen, abkühlen lassen und in 5 mm dicke Scheiben schneiden. Gurke waschen, längs halbieren, jede Hälfte nochmals längs in drei lange Spalten, dann quer in 5 mm dicke Scheiben schneiden. Getrocknete Tomaten und Schinken in kleine Würfel schneiden. Alle Zutaten mischen.

2   Für das Dressing saure Sahne, Salz, Pfeffer und Dill mischen. Schnittlauch waschen, trocken schütteln und in Röllchen schneiden. Dressing und Schnittlauch unter die übrigen Zutaten mischen. Den Salat mit Salz und Pfeffer abschmecken und mindestens 15 Min. durchziehen lassen.

149

Linsensalat

___

Linsen sind wie alle Hülsenfrüchte Ballaststoffhelden und wirken im Team mit den Artischocken entgiftend und cholesterinsenkend. Das tut der Durchblutung gut und stärkt die Immunabwehr. Obendrein gilt Basilikum als natürliche Medizin bei Unruhe und Stress.

FÜR 2 PORTIONEN

100 g Berglinsen
1 Zweig Rosmarin
1 Dose Artischockenherzen
  (240 g Abtropfgewicht)
1 roter Apfel
1 Bund Basilikum (ersatz-
  weise Baby-Spinat; ca. 70 g)
1 kleine rote Zwiebel
1 Avocado
Salz
Pfeffer
1 EL Senf
2 EL Zitronensaft
1 EL Olivenöl (ersatz-
  weise Rapsöl)

35 Min. Zubereitung
30 Min. Garen
Pro Portion 465 kcal; 18 g E;
26 g F; 34 g KH

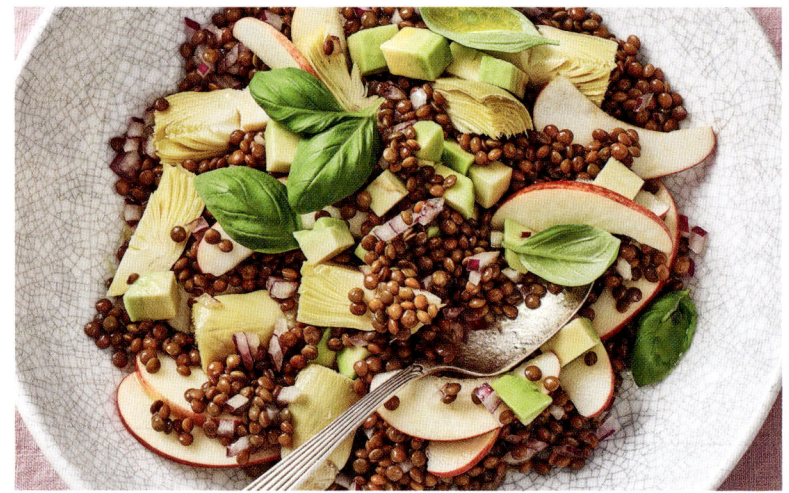

1 Linsen zusammen mit 250 ml Wasser und Rosmarin aufkochen und zugedeckt bei mittlerer Hitze in ca. 30 Min. garen, dann abkühlen lassen. Inzwischen Artischocken abgießen und in Spalten schneiden, Sud aufheben. Apfel waschen, vierteln, vom Kerngehäuse befreien, in dünne Scheiben schneiden und mit 3–4 EL Artischockensud beträufeln. Basilikum waschen, trocken schütteln und die Blätter abzupfen. Zwiebel schälen und klein würfeln. Avocado halbieren, von Kern und Schale befreien, in Würfel schneiden und mit Artischockensud beträufeln.
2 4 EL Artischockensud, Salz, Pfeffer, Senf, 1–2 EL Zitronensaft und Öl mischen, unter die Linsen ziehen. Zwiebel, Basilikum, Artischocken, Apfel und Avocado unterheben.

150

Kartoffelkuchen mit Dip

Auch hier am besten vorgegarte Pellkartoffeln nehmen – nur so bilden sich die resistenten Stärken. Außerdem ist der Kuchen dann schneller fertig. Er lässt sich wunderbar mit zur Arbeit nehmen und schmeckt auch kalt in Kombination mit dem Gemüsequark ganz wunderbar.

FÜR 2 PORTIONEN

400 g Pellkartoffeln
  (vom Vortag)
1 rote Paprika
1 Bund Frühlingszwiebeln
2 Eier (M)
40 g Dinkelvollkornmehl
Salz
Pfeffer
1 TL mildes Currypulver
2 EL Rapsöl
200 g Magerquark
100 ml Milch

40 Min. Zubereitung
30 Min. Garen
Pro Portion 510 kcal; 32 g E;
20 g F; 51 g KH

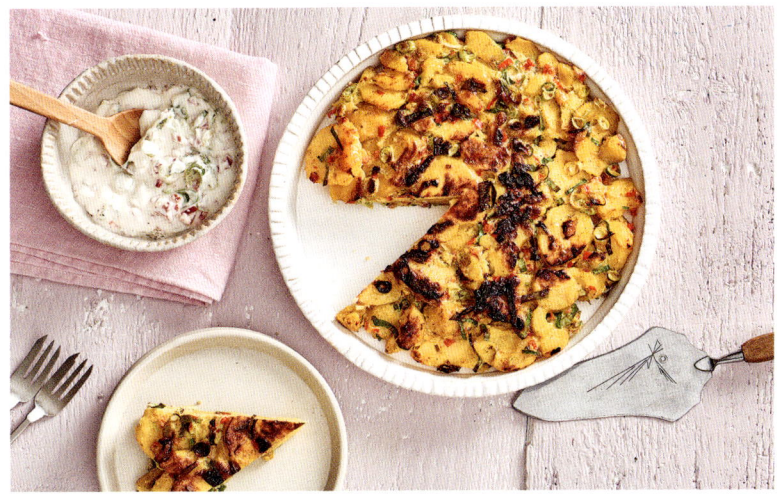

1 Die Kartoffeln pellen und in 5 mm dicke Scheiben schneiden. Die Paprika waschen, halbieren, von weißen Trennwänden und Kernen befreien und klein würfeln. Frühlingszwiebeln putzen, waschen und in Ringe schneiden. Eier, Mehl, Salz, Pfeffer und Curry zu einem dicken Teig verrühren. Kartoffeln, die Hälfte der Paprika und der Zwiebeln mischen. Teig untermischen.

2 In einer beschichteten Pfanne (24 cm ⌀) 1 EL Öl erhitzen, Teig darin verteilen, zugedeckt bei mittlerer Hitze ca. 5 Min. braten, bis die Unterseite braun wird, und auf eine Platte gleiten lassen. Restliches Öl in die Pfanne geben und den Kuchen darin von der anderen Seite zugedeckt 5 Min. backen. Quark, Milch, restliches Gemüse, Salz und Pfeffer zu einem Dip verrühren.

151

Shiitake-Schmarrn

Shiitake gilt in Japan als Heilmittel. Er stärkt durch den Wirkstoff Lentinan, ein Beta-Glucan, das Immunsystem. Er soll gegen Erschöpfung und Müdigkeit helfen, verbessert den Blutfettspiegel und den Blutdruck. Vor allem aber schmeckt er köstlich aromatisch!

FÜR 2 PORTIONEN

150 ml Gemüsebrühe
2 getrocknete Shiitake
½ TL Thymianblätter
   (getrocknet oder frisch)
75 g Instant-Couscous
   (am besten Vollkorn)
250 g frische Shiitake
1 kleine Stange Lauch
2 Eier (M)
2 EL Butter
Salz
Pfeffer
2 EL saure Sahne

30 Min. Zubereitung
Pro Portion 435 kcal; 19 g E;
22 g F; 41 g KH

1 Die Gemüsebrühe erhitzen. Die getrockneten Pilze mit den Fingern klein zerreiben, zusammen mit dem Thymian und dem Couscous unter die heiße Brühe mischen und quellen lassen.

2 Die frischen Shiitake mit Küchenpapier säubern und je nach Größe halbieren oder vierteln – kleine Pilze ganz lassen. Den Lauch putzen, längs aufschneiden und gründlich waschen, dann längs halbieren und in feine Ringe schneiden. Die Eier trennen. Eigelbe unter den Couscous ziehen. Eiweiße steif schlagen.

3 1–2 EL Butter in einer beschichteten Pfanne erhitzen und den Lauch darin andünsten. Pilze zugeben, kräftig anbraten, salzen und pfeffern. Wenn die Pilze braun werden, Eischnee unter den Couscous ziehen, diesen auf den Pilzen verteilen und zugedeckt bei mittlerer Hitze in 3–4 Min. stocken lassen.

4 Nun mit dem Pfannenwender den Eierkuchen portionsweise wenden und knusprig braun braten. Den Schmarrn mit einem Klecks saurer Sahne getoppt genießen.

VARIANTEN

Statt Shiitake passen auch alle anderen Pilzsorten. Und der Schmarrn schmeckt auch mit Zwiebeln statt Lauch. Für eine süße Variante anstelle der Gemüsebrühe Fruchtsaft verwenden, alle Gewürze außer 1 Prise Salz weglassen, statt Pilzen und Lauch 2 Äpfel in Spalten zusammen mit ein paar Walnüssen anbraten. Schmarrn mit 1 EL Honig beträufeln.

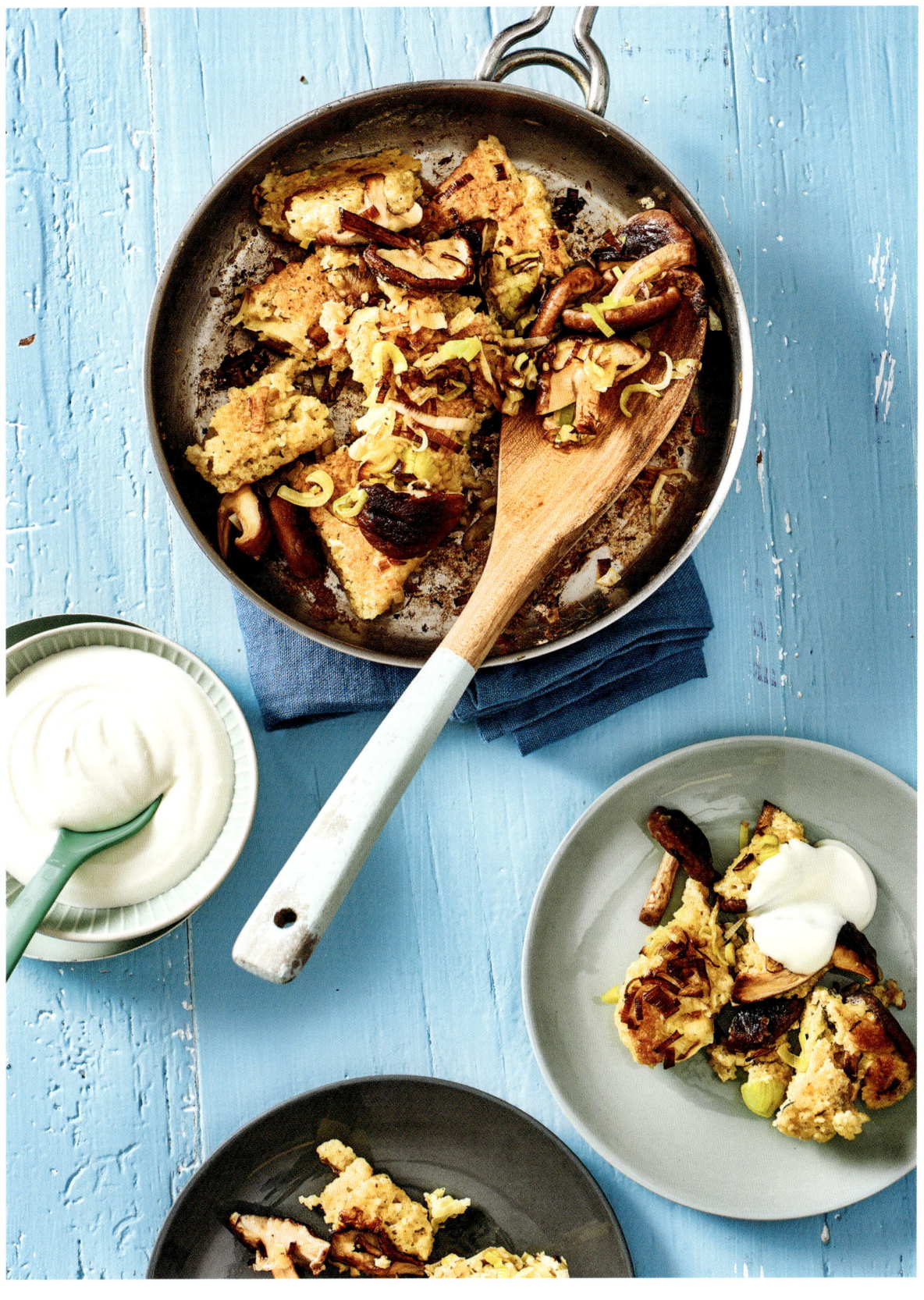

Spaghetti Veggie-Carbonara

Natürlich sind Vollkorn-Spaghetti am gesündesten. Aber sie sind keine Gaumenschmeichler. Deshalb darf es hier »normale« Pasta sein. Aber bitte al dente kochen: Das lässt den Blutzucker langsamer steigen. Einen Teil der Nudeln ersetzen Lauch-Spaghetti, das macht das Gericht noch leichter.

FÜR 2 PORTIONEN

1 Stange Lauch (ca. 400 g)
6 getrocknete Tomaten in Öl
150 g Spaghetti
Salz
1 EL Butter
Pfeffer
1 Eigelb (M)

20 Min. Zubereitung
Pro Portion 435 kcal; 15 E;
12 g F; 61 g KH

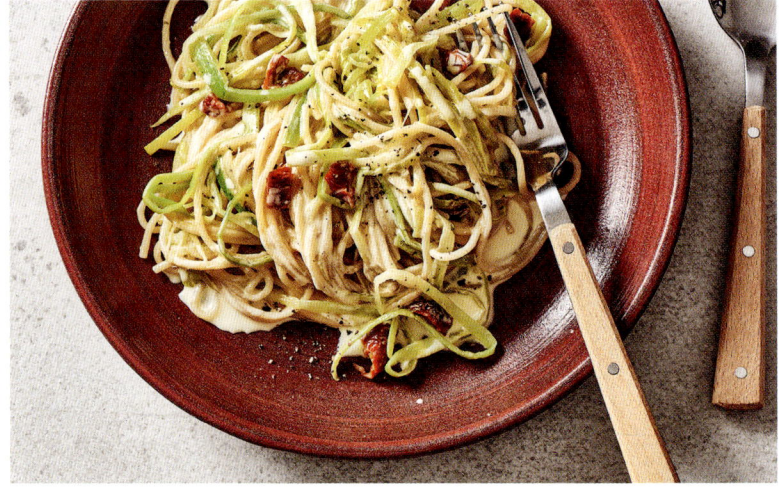

1 Lauch putzen, längs aufschneiden und gründlich waschen, dann längs in schmale Streifen schneiden. Getrocknete Tomaten in kleine Würfel schneiden. Die Spaghetti in reichlich kochendem Salzwasser nach Packungsanweisung al dente kochen.

2 Inzwischen in einer beschichteten Pfanne die Butter schmelzen, den Lauch und die Tomatenstückchen darin braten, dabei leicht salzen und pfeffern. Die Lauch-Tomaten-Mischung so lange unter Rühren braten, bis der Lauch zusammengefallen ist.

3 Die Spaghetti abgießen, dabei das Nudelwasser auffangen. Spaghetti unter den Lauch in der Pfanne mischen, diese vom Herd nehmen, das Eigelb unterrühren und so viel Nudelwasser zugeben, dass die Spaghetti in einer cremigen Sauce schwimmen.

Spaghetti Gorgonzola

Ganz viel Gemüse verlängert hier den Spaghettispaß. Wer mag, kann Buchweizenspaghetti (Soba-Nudeln) nehmen, die besonders nussig schmecken und noch schneller fertig sind. Da die Pasta ohne Sahne auskommt, liegt die Mahlzeit nicht lähmend im Magen.

FÜR 2 PORTIONEN

2 Zucchini (à ca. 200 g)
150 g Spaghetti
Salz
1 TL Rapsöl
1 Zweig Thymian
Pfeffer
80 g Gorgonzola

30 Min. Zubereitung
Pro Portion 470 kcal; 16 g E;
16 g F; 55 g KH

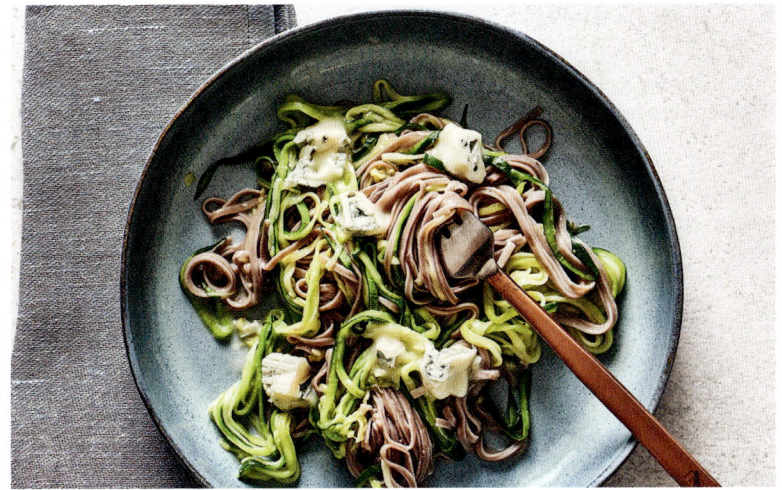

1 Die Zucchini waschen, mit einem Spiralschneider in lange Spiralen drehen. Das Mittelstück, das dabei übrig bleibt, hacken. Die Spaghetti in reichlich kochendem Salzwasser nach Packungsanweisung al dente kochen. Inzwischen in einer beschichteten Pfanne das Öl erhitzen und die gehackten Zucchini darin andünsten. Zucchinistreifen zugeben und kurz weiterdünsten.

2 Thymian waschen, trocken schütteln, die Blätter vom Zweig streifen und zusammen mit Pfeffer und Salz unter die Zucchini ziehen. Gorgonzola würfeln und darüberstreuen. Die Spaghetti abgießen und unter die Zucchini-Gorgonzola-Mischung in der Pfanne mischen. Warten, bis der Gorgonzola geschmolzen ist, dann die Spaghetti anrichten und genießen.

Tomaten-Mais-Gratin

Zuckermais und Maisgrieß sind langsame Kohlenhydrat-Lieferanten und gleichzeitig Gaumen-schmeichler. Tomaten sorgen für Würze und zellschützendes Lykopin. Die Käsehaube aus Eiern, Frischkäse und Quark steuert leicht verdauliches Eiweiß bei.

FÜR 2 PORTIONEN

1 kleine Dose Zuckermais
  (285 g Abtropfgewicht)
80 g Polenta (Maisgrieß)
50 ml Gemüsebrühe
Salz
Pfeffer
frisch geriebene Muskatnuss
400 g Tomaten
1 TL getrocknete ital-
  ienische Kräuter
2 Eier (M)
100 g fettreduzierter Kräuter-
  frischkäse (11 % Fett)
200 g Magerquark

20 Min. Zubereitung
30 Min. Backen
Pro Portion 530 kcal; 32 g E;
10 g F; 71 g KH

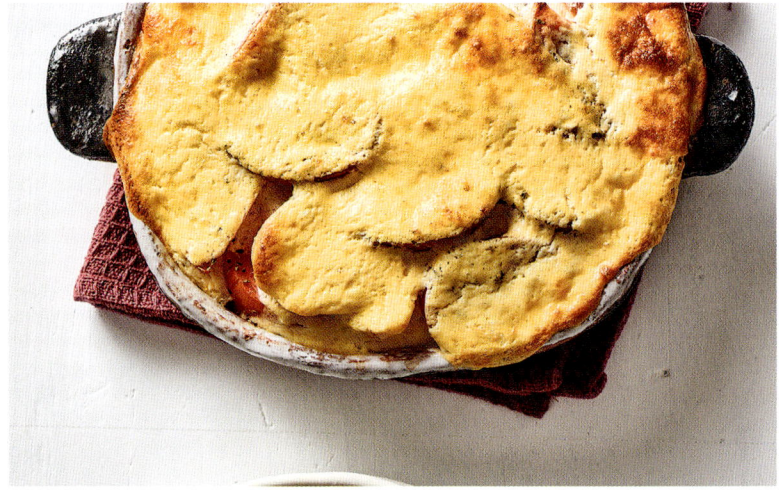

1 Mais samt Saft, Polenta und Gemüsebrühe mischen, mit Salz, Pfeffer und Muskatnuss würzen und in eine flache Auflaufform geben (mindestens 20 × 20 cm). Backofen auf 200° vorheizen.

2 Die Tomaten waschen, halbieren, von den Stielansätzen befreien und in schmale Spalten schneiden. Die Tomatenspalten auf dem Maismix verteilen, eindrücken und mit Salz, Pfeffer, Muskat und den italienischen Kräutern würzen.

3 Die Eier trennen, Eigelbe, Frischkäse und Quark cremig rühren und kräftig mit Salz, Pfeffer und Muskat abschmecken. Die Eiweiße steif schlagen, unter die Käsecreme ziehen und diese auf den Tomaten verteilen. Gratin im heißen Ofen (Mitte) in 25–30 Min. überbacken und dann in Ruhe essen.

Rahm-Dal mit Spinat

Linsen sind die zartesten Hülsenfrüchte und werden durch Zutaten wie Fenchel, Chili, Ingwer und Kreuzkümmel leichter verdaulich. Mit dem eisenreichen Spinat ist das Dal ein wahrer Seelentröster, der ganz viele Ballaststoffe enthält und gut sättigt.

FÜR 2 PORTIONEN

100 g Vollkorn-Basmati-Reis
Salz
150 g rote Linsen
1 Knoblauchzehe
1 Msp. Fenchelsamen
300 g Blattspinat (ersatzweise 250 TK-Spinat)
1 grüne Chilischote (ersatzweise 1 Msp. Chiliflocken)
1 Stück Ingwer (1 cm lang)
1 EL Rapsöl
1 TL gemahlener Kreuzkümmel
1 Prise Zimtpulver
2 EL fettarmer Frischkäse
   (11 % Fett)

35 Min. Zubereitung
Pro Portion 525 kcal; 28 E;
9 g F; 82 g KH

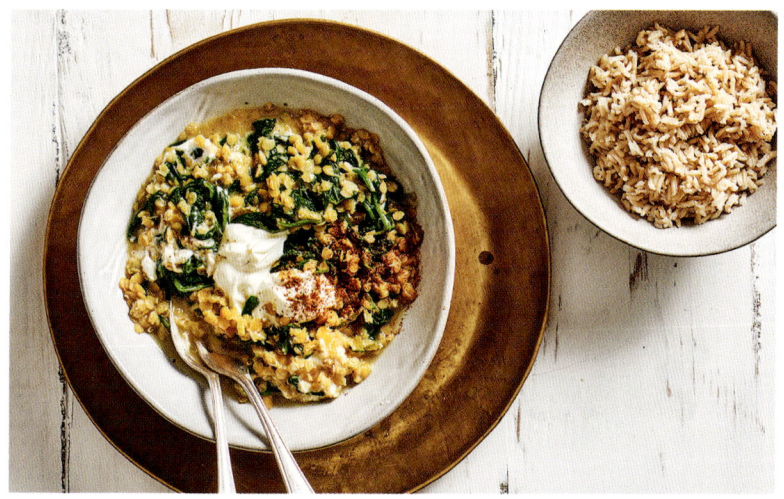

1 Den Reis in der doppelten Menge kochendem Salzwasser nach Packungsanweisung garen. Linsen in einem Sieb abspülen, Knoblauch schälen. Beides zusammen mit 250 ml Wasser und den Fenchelsamen aufkochen und zugedeckt bei kleiner Hitze ca. 15 Min. kochen. Spinat waschen, trocken schleudern und grob hacken. Chili waschen, längs halbieren, von den Kernen befreien und klein würfeln. Ingwer schälen und fein hacken.
2 Öl in einer Pfanne erhitzen, Ingwer, Chili und Kreuzkümmel darin anrösten. Spinat zugeben, salzen und braten, bis der Spinat zusammengefallen ist. Linsen zugeben und weiterschmoren, bis sich keine Flüssigkeit mehr absetzt. Dal mit Zimt, Salz und Frischkäse mischen. Reis dazu servieren.

Gemüsecremesüppchen für 2 Portionen

Sie sind sehr kalorienarm, füllen sanft den Magen und sind gerade abends perfekt. Bei großem Hunger eine Scheibe Brot dazu essen. Die Auswahl an Suppenrezepten ist groß, die Zubereitung ähnlich.

BASIC

Das Gemüse waschen, wenn nötig, schälen und klein schneiden. Wenn Grün vorhanden ist, dieses hacken. Vorbereitete Zutaten in 2 EL Rapsöl anschmoren, mit 300 ml Wasser aufgießen, aufkochen und mit Pfeffer und Salz würzen. Suppe zugedeckt 10–15 Min. garen. Übrige Zutaten dazugeben, Suppe pürieren, eventuell mit Wasser verdünnen und würzen. Mit wenig Wasser sind diese Varianten auch toll als Püree.

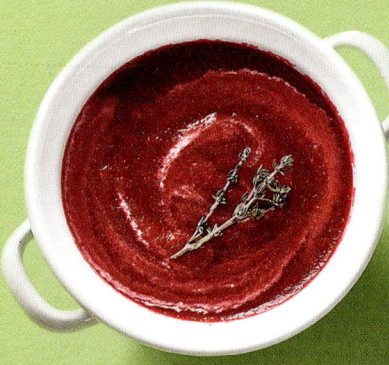

ROTES SÜPPCHEN

… aus etwa 400 g rohen Roten Beten, 1 Zwiebel und 1 Apfel zusammen mit Thymian, Salz und Pfeffer gegart. 2 EL Meerrettich-Frischkäse dazugeben und die Suppe mit dem Pürierstab pürieren.

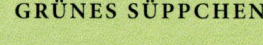

GRÜNES SÜPPCHEN

… aus etwa 400 g Petersilienwurzel (ersatzweise Pastinake), 1 Knoblauchzehe und 1 TL Kreuzkümmel, Salz und Pfeffer gegart. 100 g Sahnejoghurt, 1 Handvoll grüne Salatblätter, 2 EL Zitronensaft und 2 EL Tahin (Sesampaste) dazugeben und pürieren.

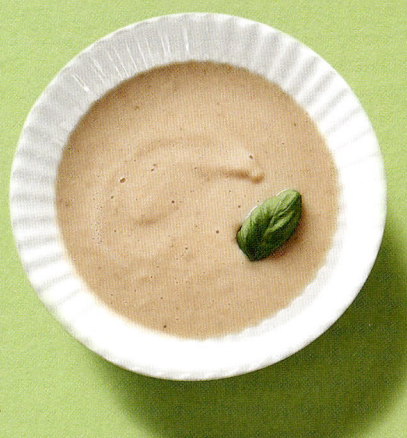

CREMESÜPPCHEN

... aus etwa 400 g Knollensellerie, Salz und Pfeffer, 1 TL getrocknetem Oregano sowie 200 ml Mandeldrink statt Wasser gegart. 1 Handvoll Basilikumblätter, 2–3 EL Tomatenmark und 2 EL Mandelmus dazugeben und die Suppe mit dem Pürierstab pürieren.

ORANGES SÜPPCHEN

... aus etwa 400 g Möhren, 1 Zwiebel, 1 Stück Ingwer (1 cm lang), 30 g gesalzenen Erdnusskernen und Pfeffer gegart. 2–3 EL Orangensaft und 2 EL Schmand dazugeben und die Suppe anschließend pürieren.

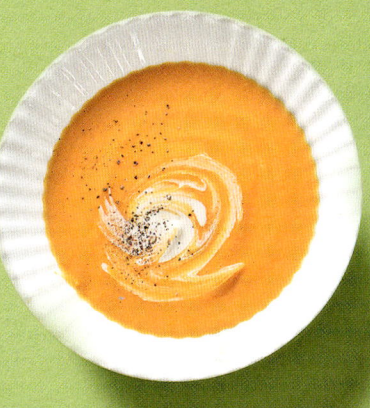

GELBES SÜPPCHEN

... aus 400 g Kürbis, 1 Zwiebel, 1 TL gelber Thai-Currypaste, 200 g Kokosmilch (dafür weniger Wasser), Salz, Pfeffer und 1 Prise gemahlener Kurkuma gegart. 2 EL Limettensaft dazugeben und die Suppe pürieren.

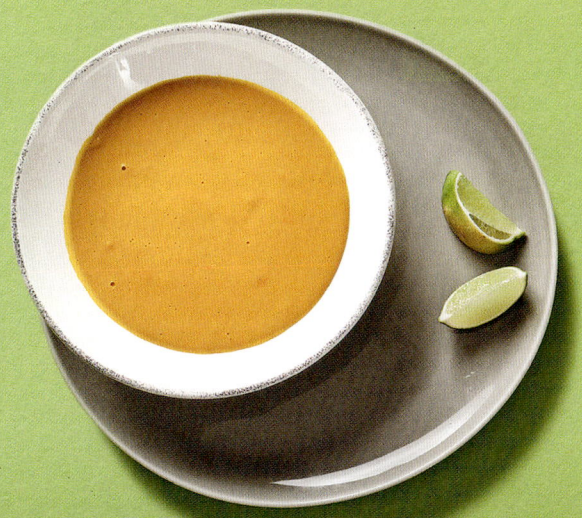

One-Pot-Pasta

Mie-Nudeln gibt es auch aus Vollkorn – genial! Wichtig: Sie sollten erst in die Brühe, wenn gegessen wird. Wer die zweite Portion am nächsten Tag isst, der sollte die Pasta also lieber separat garen.

FÜR 2 PORTIONEN

1 kleine Stange Lauch
200 g kleine Zucchini
100 g Zuckerschoten (ersatzweise TK-Erbsen)
1 EL Rapsöl
2 EL Misopaste
1 EL Pesto (mit Basilikum;
   aus dem Glas)
125 g Mie-Vollkornnudeln
20 g Parmesan
1 Handvoll Basilikumblätter

25 Min. Zubereitung
Pro Portion 450 kcal; 18 g E;
17 g F; 57 g KH

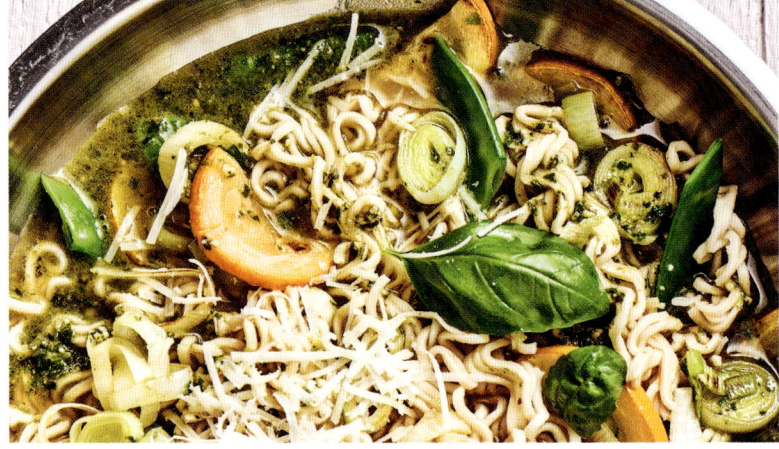

1   Lauch putzen, längs aufschneiden und gründlich waschen, dann längs vierteln und in fingerbreite Scheiben schneiden. Zucchini putzen, waschen und ebenso wie den Lauch zerkleinern. Zuckerschoten waschen, halbieren, die Enden abzwicken.

2   Das Öl in einer hohen Pfanne oder im Wok erhitzen und das Gemüse darin unter Rühren braten, bis es beginnt zu bräunen, dann 500 ml Wasser angießen. Die Gemüsemischung mit Miso und Pesto würzen und aufkochen. Die Nudeln zugeben und etwa 5 Min. kochen. Inzwischen den Parmesan reiben. Basilikum waschen und trocknen. Den One-Pot-Eintopf mit Basilikumblättern und geriebenem Parmesan bestreuen.

Grünkohl-Buchweizen-Kascha

Wirsing und Grünkohl sind beide reich an Antioxidantien, Eisen und Zink, Buchweizen liefert zusätzlich noch B-Vitamine. Die Milch hilft dabei, zur Ruhe zu kommen.

FÜR 2 PORTIONEN

1 Zwiebel
400 g Grünkohl (ersatzweise
 Wirsing oder 300 g aufgetauter, gehackter TK-Grünkohl)
2 EL Rapsöl
Salz
Pfeffer
1 TL Currypulver
100 g Buchweizen
500 ml Gemüsebrühe (ersatzweise Misobrühe)
40 g fettarmer Schafskäse
 (Feta)
250 ml Vollmilch

30 Min. Zubereitung
Pro Portion 430 kcal; 18 g E;
18 g F; 46 g KH

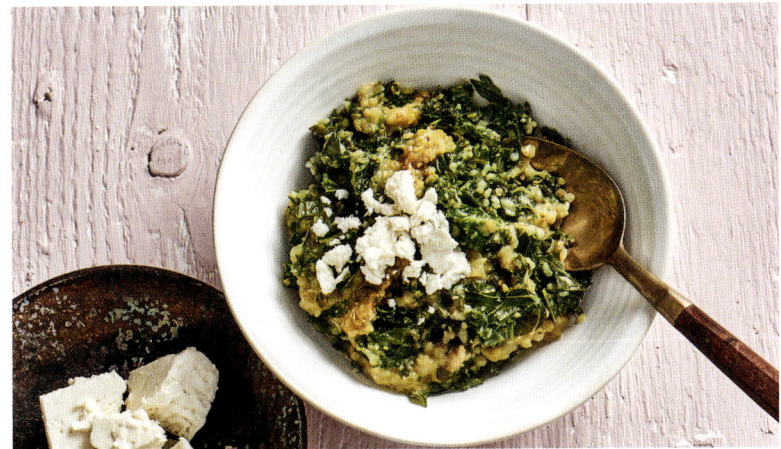

1   Die Zwiebel schälen und fein würfeln. Grünkohl waschen und in feine Streifen schneiden, harte Rippen und Strunk dabei entfernen. Das Öl in einer Pfanne erhitzen und Zwiebel und Grünkohl (TK-Grünkohl noch nicht zugeben) darin kräftig anbraten, bis das Gemüse bräunt.

2   Dann die Gewürze und den Buchweizen zugeben und die Brühe angießen. Die Gemüse-Buchweizen-Mischung zugedeckt ca. 15 Min. leicht kochen lassen, bis der Buchweizen ausgequollen ist. Wenn die Mischung zu trocken ist, noch etwas Wasser zugeben. TK-Grünkohl nach 10 Min. Garzeit zugeben.

3   Feta hacken. Die Milch zum Buchweizenmix in die Pfanne geben und erwärmen. Kascha mit Salz, Pfeffer und Currypulver abschmecken und mit Feta bestreut servieren.

Süßkartoffel-Graupen-Risotto

Süßkartoffeln und Graupen liefern gute Kohlenhydrate, die satt machen und dem Gaumen schmeicheln. Cashews sorgen für ausreichend Eiweiß und einen zarten Biss, Sojacreme für sahniges Mundgefühl mit gesunden Fetten, Miso würzt mit vielen B-Vitaminen.

FÜR 2 PORTIONEN

300 g Süßkartoffeln
1 EL Butter
1 TL gemahlene Kurkuma
½ TL gemahlener Kreuzkümmel
100 g Perlgraupen (mittelgroß)
50 ml Weißwein
2 TL Misopaste
Salz
40 g geröstete Cashewkerne
2 EL Sojacreme
1 EL gehackte Gartenkräuter
  (frisch oder TK)

45 Min. Zubereitung
Pro Portion 545 kcal; 12 g E;
15 g F; 72 g KH

1 Die Süßkartoffeln schälen und in etwa 1,5 cm große Würfel schneiden. Die Butter in einem Topf schmelzen, die Süßkartoffel darin andünsten und mit Kurkuma und Kreuzkümmel würzen.

2 Die Graupen zugeben und mit 250 ml Wasser und dem Wein ablöschen, mit 1 TL Miso und Salz würzen. Den Topfinhalt zugedeckt ca. 20 Min. garen, bis die Süßkartoffeln gar sind, dann noch 10 Min. nachziehen lassen, bis die Graupen bissfest gar sind – eventuell noch Wasser zugeben.

3 Inzwischen die Cashewkerne grob hacken. Risotto eventuell noch mal mit Miso abschmecken und die Sojacreme unterrühren. Graupen-Risotto auf zwei Tellern anrichten, mit den Cashewkernen und den Kräutern toppen und entspannt genießen.

TIPP
Statt mit Misopaste können Sie das Risotto auch mit Sojasauce oder Salz abschmecken und statt Wein passt auch Orangensaft.

VARIANTEN
Das Risotto schmeckt auch köstlich mit grünem oder weißem, klein geschnittenen Spargel. Dann am besten mit Spargelbrühe aufgießen. Auch mit 100 g angedünsteten Zwiebeln und 300 ml Tomatensaft statt Wasser und Wein schmeckt es köstlich. Oder zaubern Sie mit einer in Ringe geschnittenen Lauchstange ein feines Lauchrisotto. Statt der Cashewkerne passt geriebener Parmesan oder gerösteter Sesam.

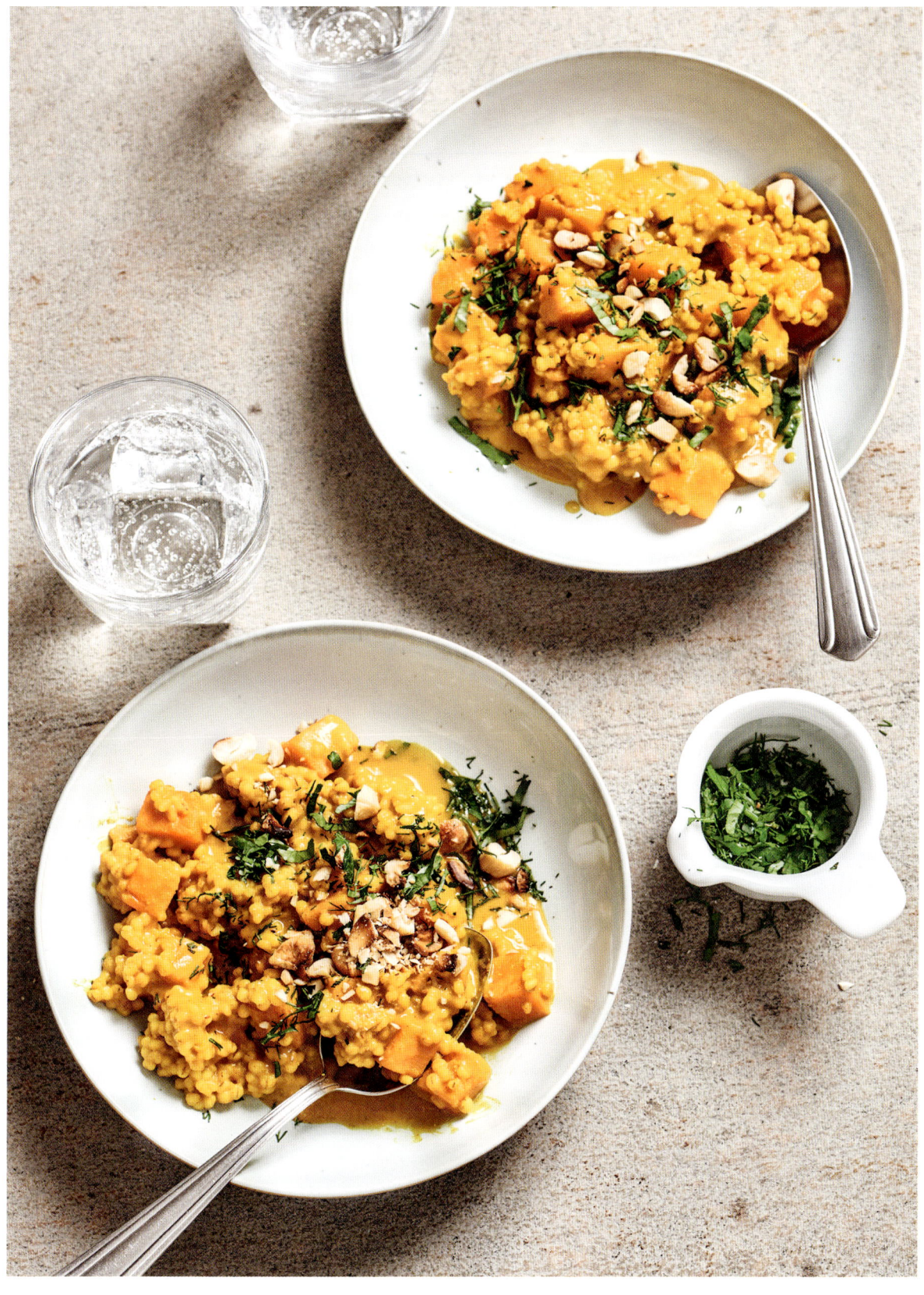

Gemüsestampf mit Lachstatar

Kartoffeln und Wurzelgemüse sind wahre Magenpflaster, reich an Kalium und leicht verdaulich – so haben Sie Gemüse und Sättigung gleichzeitig auf dem Teller. Dazu passt ideal ein wenig Lachs mit seinen Omega-3-Fettsäuren. Oder Matjes. Oder etwas Kurzgebratenes.

FÜR 2 PORTIONEN

500 g Kartoffeln (mehlig- oder
    vorwiegend festkochend)
400 g Möhren (ersatzweise
    Sellerie, Pastinaken oder
    Rote Beten)
150 ml Misobrühe
½ TL Fenchelsamen
200 g frisches Lachsfilet
Salz
Pfeffer
1 EL Limettensaft
1 Stück Ingwer (ca. 1 cm lang)
2 EL Schmand

35 Min. Zubereitung
Pro Portion 440 kcal; 25 g E;
20 g F; 39 g KH

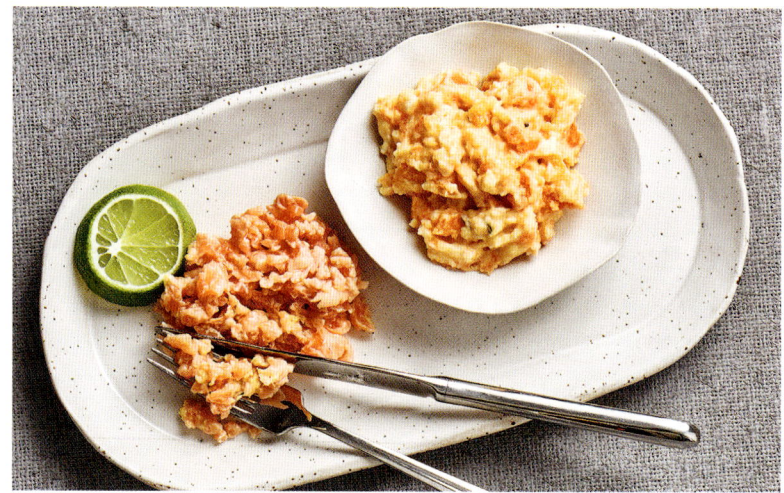

1   Die Kartoffeln waschen. Möhren putzen. Beides schälen und in Würfel schneiden – je kleiner die Würfel, desto kürzer die Garzeit! Gemüsewürfel, Misobrühe und Fenchelsamen in einem Topf zum Kochen bringen und zugedeckt in ca. 15 Min. garen.

2   Inzwischen das Lachsfilet von seiner Haut befreien und fein hacken. Tatar mit Salz, Pfeffer und Limettensaft vermischen. Den Ingwer schälen, sehr fein hacken oder mit der Knoblauchpresse direkt auf den Lachs pressen und untermischen.

3   Den Schmand zum fertigen Gemüse geben und dieses mit einem Kartoffelstampfer grob zerkleinern. Stampf mit Pfeffer und Salz abschmecken und zusammen mit dem Lachstatar anrichten.

Grüne Shakshuka

Mildes Gemüse und sanft fermentierte Kapern machen hier die Shakshuka zum Gaumenschmeichler. Kichererbsen versorgen Sie mit Sattmacher-Ballaststoffen und hochwertigem Eiweiß. Wer mag, kann sich ein zusätzliches Ei gönnen. Dann gibt es aber nur halb so viel Brot oder Kartoffeln als Beilage.

FÜR 2 PORTIONEN

300 g Blattspinat (ersatzweise 150 g TK-Spinat)
1 kleine Stange Lauch
  (ca. 250 g)
1 EL Olivenöl
Salz
1 TL gemahlener Kreuzkümmel
1 Dose Kichererbsen
  (240 g Abtropfgewicht)
2 Eier (M)
1 EL Kapern
3 EL saure Sahne

25 Min. Zubereitung
Pro Portion 345 kcal; 20 g E;
16 g F; 26 g KH

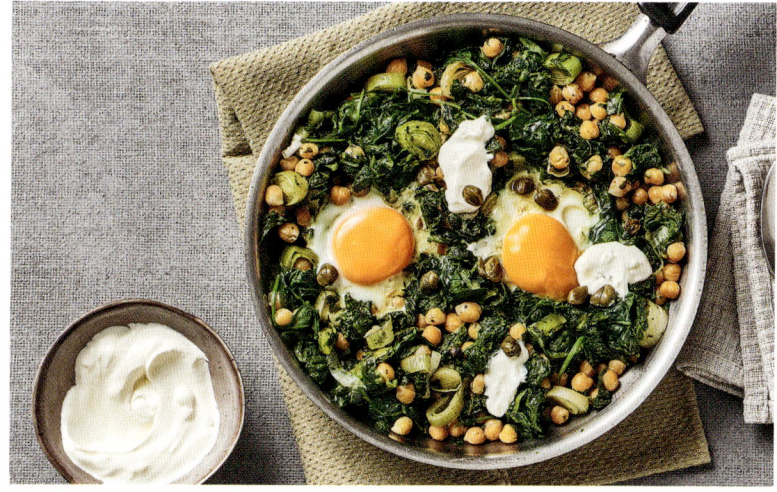

1 Spinat waschen, abtropfen lassen, verlesen, von groben Stielen befreien und grob hacken. Lauch putzen, längs aufschneiden, gründlich waschen und in 5 mm dicke Ringe schneiden.

2 Das Öl in einer kleinen Pfanne (24 cm Ø) erhitzen und den Lauch darin bräunen. Spinat zugeben und zusammenfallen lassen. Das Gemüse mit Salz und Kreuzkümmel abschmecken. Kichererbsen abtropfen lassen und untermischen. Alles unter Rühren so lange köcheln lassen, bis die Flüssigkeit verdampft ist.

3 Zwei Kuhlen ins Gemüse drücken, je 1 Ei aufschlagen und in je eine Kuhle gleiten lassen. Shakshuka so lange offen bei kleiner Hitze garen, bis das Eiweiß fest geworden ist, mit den Kapern toppen und 2–3 EL saure Sahne aufs Gemüse klecksen!

165

Redbean-Puffer mit Avocado-Dip und Tomaten-Mango-Salat

Hülsenfrüchte sind top, was Ballaststoffe angeht – Haferflocken ebenso. Durch beides können die Frikadellen getrost auf Fleisch verzichten, ohne dass der Geschmack darunter leidet.

FÜR 2 PORTIONEN

1 kleine Zwiebel
1 Dose rote Bohnen
  (255 g Abtropfgewicht)
1 Ei (M)
200 g Magerquark
2 TL milder Senf
Salz
Pfeffer
1 EL Sojasauce
70 g Haferflocken
200 g Kirschtomaten
½ Mango
1 Bund Basilikum
1 Avocado
1 EL Zitronensaft
2 EL Rapsöl

40 Min. Zubereitung
Pro Portion 720 kcal; 35 g E;
37 g F; 59 g KH

1 Zwiebel schälen, halbieren und sehr fein hacken. Bohnen abtropfen lassen, zusammen mit dem Ei und 100 g Quark in einen hohen Rührbecher geben und pürieren. Senf, Salz, Pfeffer und Sojasauce unterrühren und so viele Haferflocken unterkneten, dass ein weicher Teig entsteht. Die Hälfte der Zwiebel unterziehen und die Masse kurz quellen lassen.

2 Die Tomaten waschen und halbieren. Mangohälfte schälen und in Würfel schneiden. Diese mit den Tomaten und der übrigen Zwiebel mischen und mit Salz und Pfeffer abschmecken.

3 Basilikum waschen, trocken schütteln und die Blätter von den Stielen zupfen. Die Avocado halbieren, den Kern entfernen, das Fruchtfleisch aus der Schale heben, zusammen mit dem Zitronensaft und den Basilikumblättern in einen hohen Rührbecher geben und mit dem Pürierstab pürieren. Den restlichen Quark untermischen und den Dip mit Salz und Pfeffer abschmecken.

4 Den Bohnenteig zu etwa zehn kleinen Puffern formen. Das Öl in einer beschichteten Pfanne erhitzen und die Puffer darin bei mittlerer Hitze von beiden Seiten knusprig braun braten. Puffer mit Tomaten-Mango-Salat und Avocadomus anrichten.

VARIANTEN

Statt Mango passt auch 1 Orange oder Nektarine. Wer sehr hungrig ist, mischt noch grünen Salat unter.

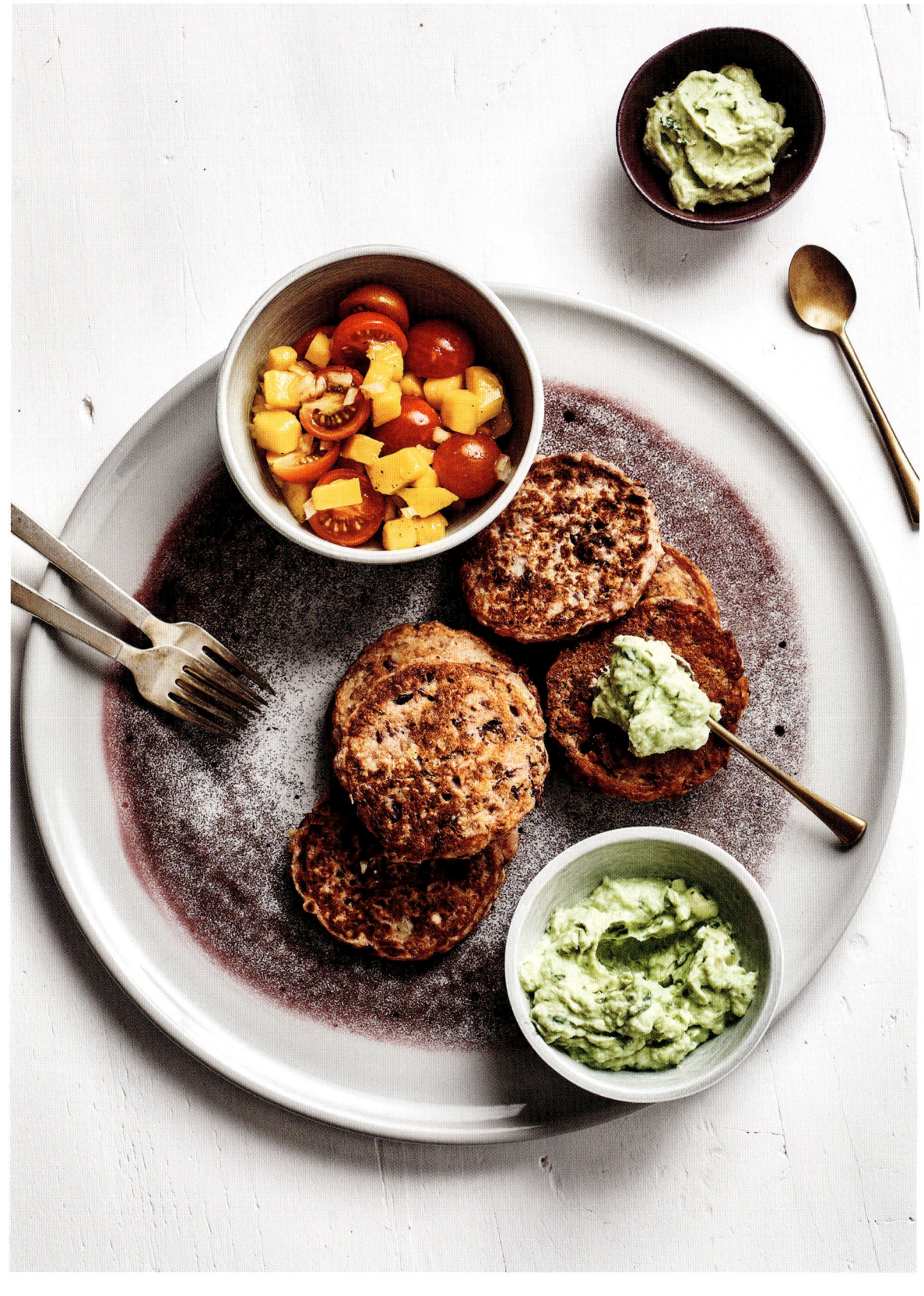

Schlummergetränke

_____

Bei Stress wird auch tagsüber Cortisol ausgeschüttet, das bringt Ihren ganzen Schlaf-Wach-Rhythmus durcheinander. Darauf folgen Einschlaf- und Durchschlafprobleme. Mit den richtigen Getränken können Sie dem entgegenwirken. Jedes Rezept entspricht der Menge für ein Glas.

HOPFENTEE

2 TL Hopfenzapfen und 1 Handvoll Zitronenmelisse mit 200 ml heißem Wasser übergießen, anschließend 10 Min. ziehen lassen, durch ein Sieb abgießen und vor dem Schlafengehen trinken.
Die Bitterstoffe Humulon und Lupulon in Hopfen sind für seine beruhigende und schlaffördernde Wirkung verantwortlich. Auch die Inhaltsstoffe der Melisse wirken schlaffördernd. Den Hopfentee 2–3 Mal am Tag sowie vor dem Zubettgehen genießen.

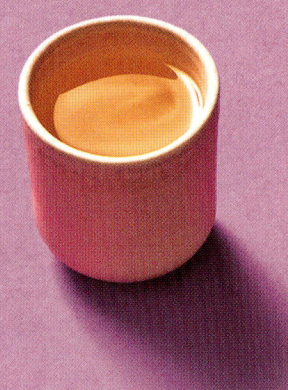

APFEL-SCHLAFTEE

200 ml Wasser, 2 EL Apfelessig und 1 TL Kleehonig in einen Topf geben und so lange rühren, bis sich der Honig aufgelöst hat. Den Tee am besten ca. 30 Minuten vor der Bettruhe trinken.
Apfelessig setzt Tryptophan frei, das sich in Serotonin umwandelt. Und auch Honig unterstützt die Serotoninproduktion. Serotonin wird auch als Glückshormon bezeichnet und reguliert unseren Schlaf-Wach-Rhythmus.

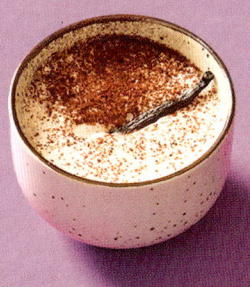

SCHOKO-HAFER-MILCH

200 ml Haferdrink, 1 Stückchen Vanilleschote (ersatzweise ¼ TL ge-mahlene Vanille) und ½ TL Kakaopulver erhitzen, dabei immer wieder umrühren. Schoko-Hafer-Milch warm genießen.
Hafer und Kakao sind tryptophanhaltig. Dieser Eiweißbaustein sorgt im Körper für die Produktion von Serotonin.

SCHLAFBLÜTENTEE

200 ml kochendes Wasser in eine Tasse mit 1 TL Passionsblu-me und 1 TL Lavendelblüten gießen. Tee zugedeckt 8–10 Min. ziehen lassen, dann durch ein Sieb abgießen. Den Tee 2–3 Mal am Tag sowie vor dem Zubettgehen genießen.
Die Passionsblume ist das Kraut für gestresste Menschen. Als Tee kann sie die Entspannung unterstützen. Und auch Laven-delblüten wirken beruhigend.

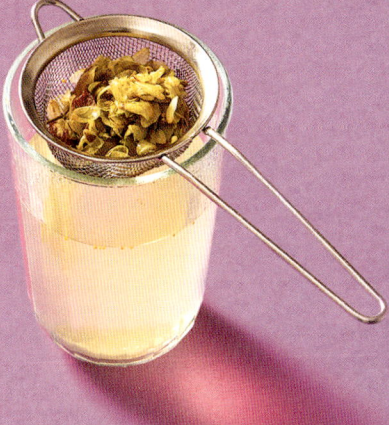

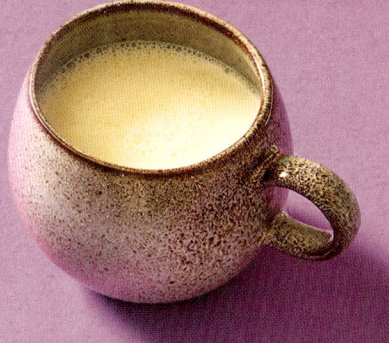

GUTE-NACHT-MILCH

200 ml fettarme Milch und 1 TL Kleehonig in einem Topf langsam erwärmen. So lange rühren, bis sich der Honig auf-gelöst hat. Milch kurz vor dem Schlafen langsam trinken.
Milch enthält das Hormon Melatonin, ebenso wie die Ami-nosäure Tryptophan. Beides sind schlaffördernde Substan-zen. Honig sorgt mit Kohlenhydraten für Entspannung.

169

Schnelle Beeren-Polenta

Polenta ist eine gute Quelle für komplexe Kohlenhydrate, die eine gesunde Verdauung unterstützen. Beeren sind fruktosearm, reich an Ballaststoffen und Vitamin C und enthalten Anthocyane. Das sind sekundäre Pflanzenstoffe, die antioxidativ wirken. Traubensaft sorgt für natürliche Süße.

FÜR 4 PORTIONEN

150 g Polenta (Maisgrieß)
200 ml Milch
100 ml Traubensaft
300 g Beeren nach Wahl
200 g Magerquark
1 Pck. Vanillezucker
1 TL weiche Butter für die Form
50 g Pinienkerne
150 g Sahnejoghurt
2 TL Honig
etwas Puderzucker
 (nach Belieben)

15 Min. Zubereitung
30 Min. Backen
Pro Portion 405 kcal; 15 g E;
15 g F; 55 g KH

1 Polenta zusammen mit der Milch und dem Traubensaft in einen Topf geben, aufkochen und anschließend ca. 10 Min. bei kleiner Hitze dick kochen lassen. Inzwischen den Backofen auf 200° vorheizen, die Beeren verlesen und waschen.

2 Quark und Vanillezucker unter die Polenta rühren. Die Masse in eine gebutterte Quicheform (25 cm Ø) geben, glatt streichen und die Beeren gleichmäßig darauf verteilen. Anschließend die Pinienkerne darüberstreuen. Den Polenta-Auflauf im heißen Backofen (Mitte) ca. 30 Min. backen.

3 Inzwischen Joghurt und 1–2 TL Honig in einer Schale verrühren. Die fertige Polenta nach Belieben leicht mit Puderzucker bestäuben und mit dem Honigjoghurt als Topping genießen.

TIPP

Wenn Sie drei statt vier Portionen aus der Polenta schneiden, entspricht eine Portion einer Hauptmahlzeit. Sonst ist noch Platz für eine große Latte macchiato. Die Polenta schmeckt auch kalt, lässt sich mitnehmen und nach Bedarf kurz aufbacken.

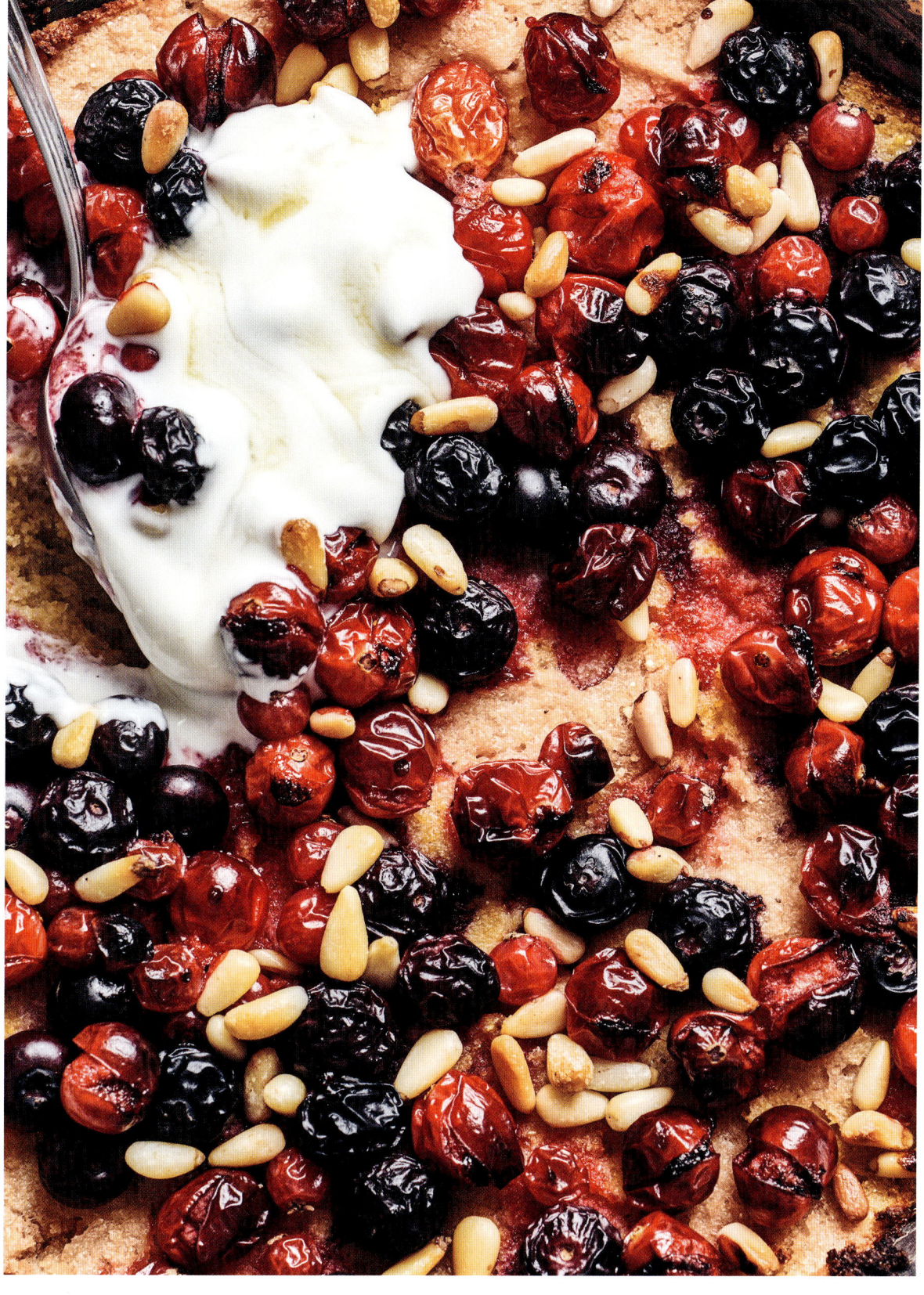

Blini kunterbunt

Die Blini werden durch die Hefe fluffig und halten ohne Ei zusammen. Der Buchweizen enthält B-Vitamine, das Antioxidans Vitamin E und die Mineralstoffe Magnesium, Kalium und Eisen. Sie alle sind wichtige Substanzen, die bei Stress vermehrt gebraucht werden.

BASIC

Für 2 Portionen 100 g Buchweizenmehl, 1 TL Trockenhefe, 1 Prise Salz und ½ TL Zimt-, Kakao- oder Vanillepulver mischen. 1 EL Honig in 6 EL warmem Wasser auflösen und mit 130 g Joghurt unter den Mehlmix rühren. Teig an einem warmen Ort abgedeckt 30 Min. gehen lassen. 1 EL Öl in einer Pfanne erhitzen, mit einer Kelle den Teig als kleine Puffer hineinsetzen und bei mittlerer Hitze auf jeder Seite backen.
Wenn der Teig länger als einen Tag im Kühlschrank steht, wird er sauer. Wer nur eine Portion isst, friert am besten die zweite ein.

DER GRÜNE

Für 1 Portion 1 Kiwi schälen und in dünne Scheiben schneiden. 1 ½ EL Mandelmus (20 g), 1 TL Kakaopulver, 1 TL Honig und 1–2 EL Wasser glatt rühren. Blini damit bestreichen und mit Kiwischeiben belegen.

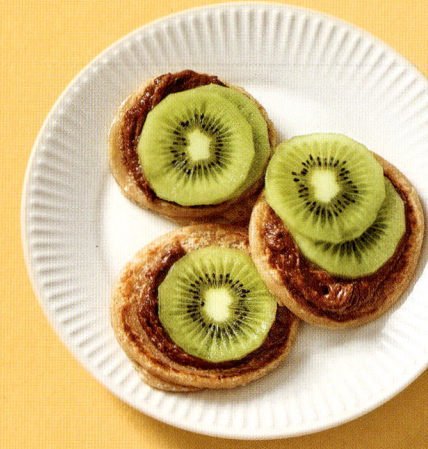

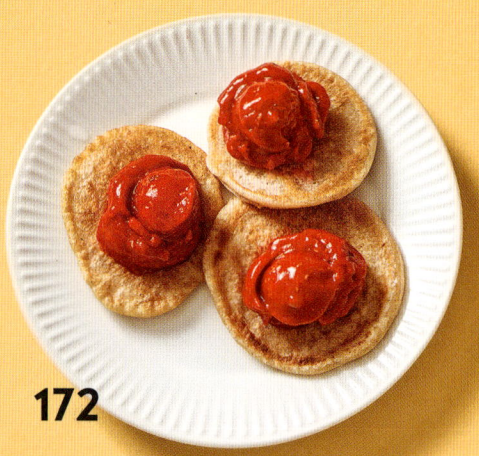

DER ROTE

Für 1 Portion ca. 80 g TK-Himbeeren und 1–2 gehackte Datteln mit dem Pürierstab oder im Mixer cremig pürieren. Die Himbeermasse als Kugeln auf die Blini setzen.

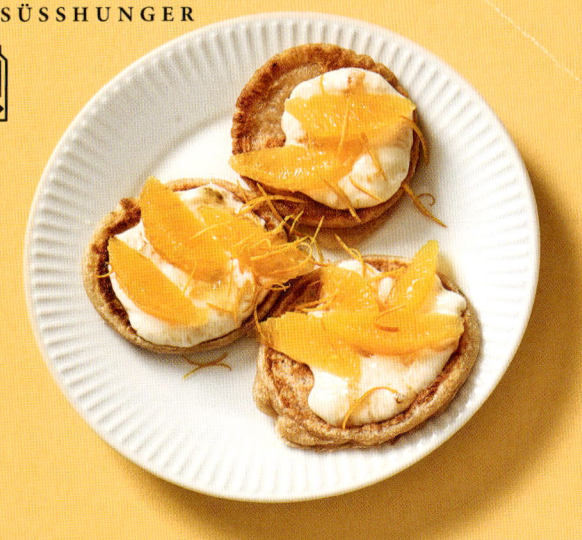

DER ORANGE

Für 1 Portion 1 Bio-Orange heiß waschen, abtrocknen, die Schale abreiben, Frucht schälen und in Spalten teilen. 100 g Skyr mit 1 TL Aprikosen-Fruchtaufstrich mischen, auf den Blini verteilen, mit Orangenspalten belegen und mit abgeriebener Orangenschale bestreuen.

DER GELBE

Für 1 Portion 1 EL Magerquark unter 80 g Apfel-Mango-Mark ziehen. Blini damit bestreichen und mit Apfelspalten belegen.

DER BLAUBÄR

Für 1 Portion 100 g griechischen Joghurt auf die Blini verteilen, diese mit etwa 100 g Heidelbeeren bestreuen und zum Schluss mit ein paar Tropfen Ahornsirup beträufeln.

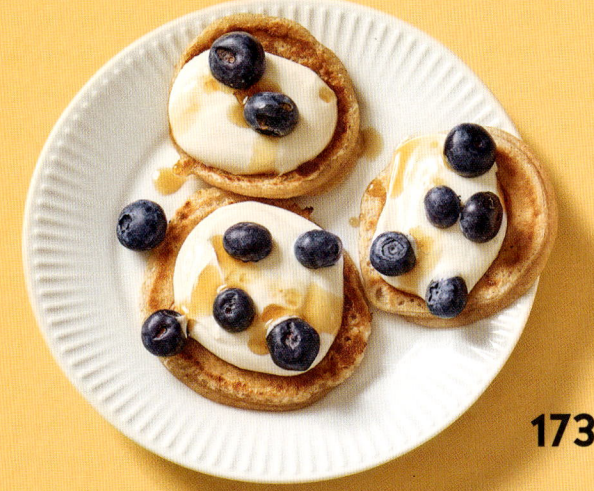

173

Grießbrei mit Karamellapfel

Dinkelgrieß wird aus Vollkorn hergestellt und schmeckt wunderbar nussig. Der Grießbrei bekommt eine zarte Süße durch Apfelsaft. Mit Traubensaft als Alternative wird er noch etwas süßer. Genießen Sie den Grießbrei als Soulfood zum Sattessen – entweder zu Hause oder unterwegs!

FÜR 1 PORTION

100 ml Apfelsaft
200 ml Milch (1,5 % Fett)
30 g Dinkelgrieß (Vollkorn)
¼ Zimtstange
1 süßer Apfel
1 TL Butter
1 EL Honig

15 Min. Zubereitung
Pro Portion 390 kcal; 11 E;
8 g F; 65 g KH

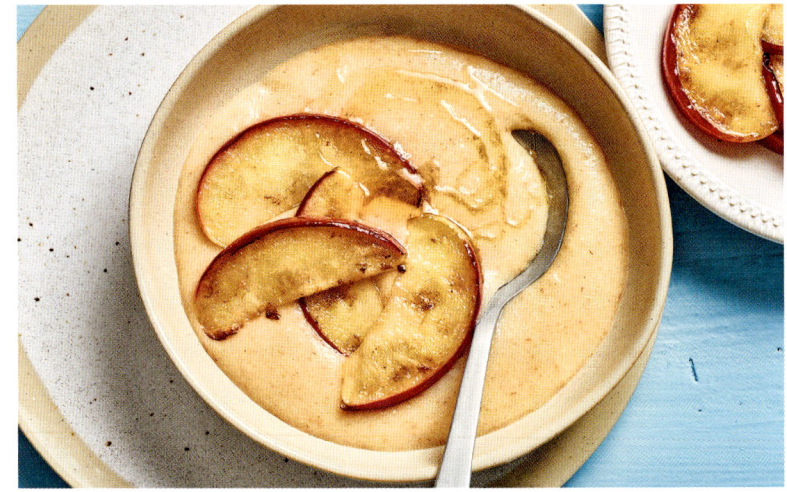

1 Saft, Milch, Grieß und Zimtstange in einem Topf zum Kochen bringen und bei kleiner Hitze 5 Min. zugedeckt quellen lassen.

2 Inzwischen den Apfel waschen und in Spalten schneiden, dabei das Kerngehäuse entfernen. In einer beschichteten Pfanne die Butter zerlassen und die Spalten darin andünsten. Diese nach ca. 2 Min. wenden und fertig schmoren. Wenn die Apfelspalten drohen anzusetzen, etwas Apfelsaft zugeben.

3 Die Apfelspalten auf dem Grießbrei anrichten, vorher die Zimtstange herausfischen, und alles mit Honig beträufeln. Der Grießbrei schmeckt warm und kalt!

Fruchtreis

Milchreis ist ein klassisches Soulfood und ein Seelentröster. Mit Vollkornflocken ist er im Nu gemacht – und im Gegensatz zu weißem Milchreis reich an Mineralstoffen, Vitaminen und Ballaststoffen. Durch Datteln und Haferdrink kommt er ganz ohne Zucker aus.

FÜR 1 PORTION

3 Soft-Datteln (entsteint)
150 ml Haferdrink
1 Msp. Zimtpulver
30 g Vollkorn-Reisflocken
½ Mango (150 g Fruchtfleisch, frisch oder TK)
2 EL Pinienkerne

15 Min. Zubereitung
Pro Portion 515 kcal; 8 E;
21 g F; 73 g KH

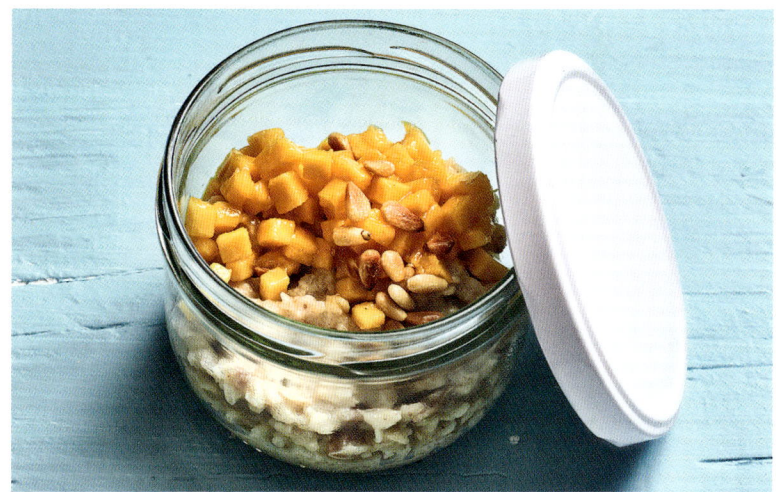

1 Die Datteln fein hacken, zusammen mit Haferdrink, Zimt und Reisflocken aufkochen und bei kleiner Hitze 5 Min. weiterköcheln lassen, dann zugedeckt 5 Min. nachquellen lassen.
2 Inzwischen die Mango schälen und das Fruchtfleisch klein würfeln. Die Pinienkerne in einer beschichteten Pfanne ohne Fett bei mittlerer Hitze unter Rühren kurz rösten. Den Milchreis in einer Schale mit Mangowürfeln und Pinienkernen toppen.

VARIANTEN

Statt Pinienkernen passen auch Wal- und Haselnüsse, statt der Mango frische Feigen, Pfirsich, Melone oder Beeren. Wer Kompott dazu mag, der nimmt eines ohne Zuckerzusatz.

175

Topfenknödel mit Apfelkompott

Besonders in stressigen Situationen ist es wichtig, dass das Essen leicht verdaulich ist. Hier ist Quark ein guter Helfer: Die darin enthaltenen Proteine und seine Konsistenz machen Quark besonders bekömmlich. Die Äpfel und Trockenpflaumen liefern reichlich Ballaststoffe.

FÜR 2 PORTIONEN

250 g Magerquark
2 Eier (S)
Salz
1 Pck. Vanillezucker
1 Msp. abgeriebene Bio-
   Zitronenschale
75 g Dinkelmehl (Type 1050)
150 g Äpfel
6 getrocknete Pflaumen
½ TL Zimtpulver
40 g gemahlene Haselnüsse

50 Min. Zubereitung
Pro Portion 525 kcal; 33 g E;
15 g F; 58 g KH

1 Quark in einem Haarsieb abtropfen lassen. Eier, 1 Prise Salz, Vanillezucker, Zitronenschale und Quark in eine Schüssel geben und verrühren. Mehl hinzufügen und gut vermengen. Die Masse etwa 30 Min. quellen lassen. Ist die Masse noch nicht stichfest, noch etwas Dinkelmehl zufügen.

2 Inzwischen die Äpfel waschen, vierteln und die Kerngehäuse entfernen. Die Äpfel in schmale Spalten schneiden. Die Trockenpflaumen in Würfel schneiden. Äpfel und Pflaumen in einem Topf zusammen mit 2–3 EL Wasser bei kleiner Hitze ca. 10 Min. kochen. Das Kompott mit Zimt abschmecken.

3 In einem großen Topf reichlich Salzwasser zum Kochen bringen. Mit einem nassen Esslöffel Nocken von der Quarkmasse abstechen, ins kochende Wasser geben und in 8–10 Min. bei kleiner Hitze offen gar ziehen lassen, bis sie oben schwimmen.

4 Inzwischen die Nüsse in einer beschichteten Pfanne rösten, bis sie duften. Knödel aus dem Wasser heben, abtropfen lassen und im Kompott mit Nüssen bestreut genießen.

VARIANTEN

Anstatt Äpfel können Sie Pflaumen oder Birnen zu Kompott kochen und statt Trockenpflaumen Rosinen zugeben. Oder einfach frische Beeren mit 1 EL Honig verwenden. Statt Nüssen passen auch 40 g Semmelbrösel, die in 2 EL Butter geröstet werden.

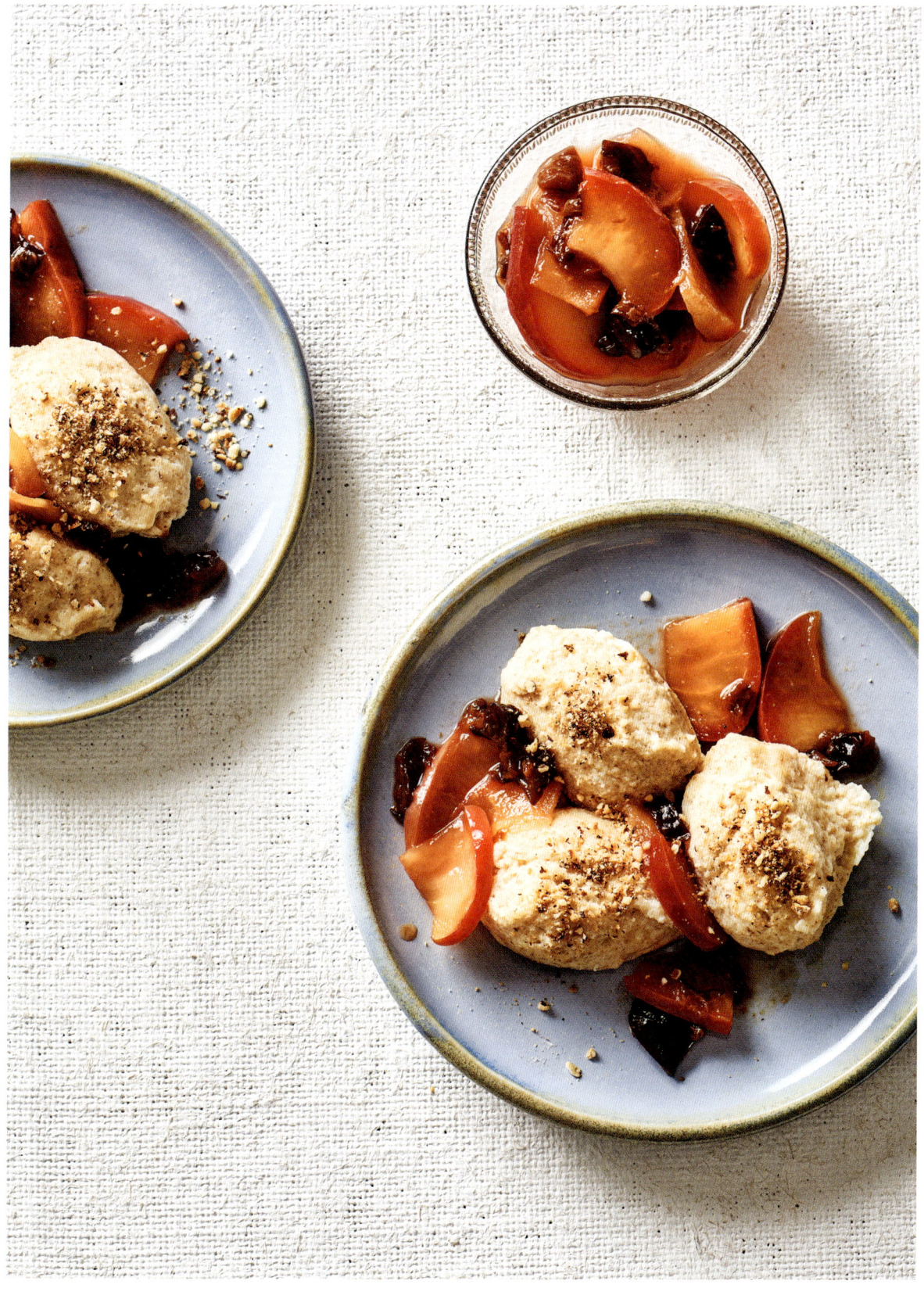

Maroni-Schoko-Creme

Maroni sind reich an Vitamin C und B-Vitaminen sowie an komplexen Kohlenhydraten, also genau das, was der Körper im Stress-Stoffwechsel vermehrt braucht. Das Eisen im Kakaopulver stärkt die Immunabwehr, das darin enthaltene Magnesium hilft beim Entspannen.

FÜR CA. 2 PORTIONEN

4 Datteln (entsteint)
125 g gegarte Maroni
  (vakuumverpackt)
200 ml Milch
1 Prise Zimtpulver
1 Prise gemahlene Vanille
2 TL Kakaopulver

15 Min. Zubereitung
Pro Portion 230 kcal; 8 g E;
5 g F; 37 g KH

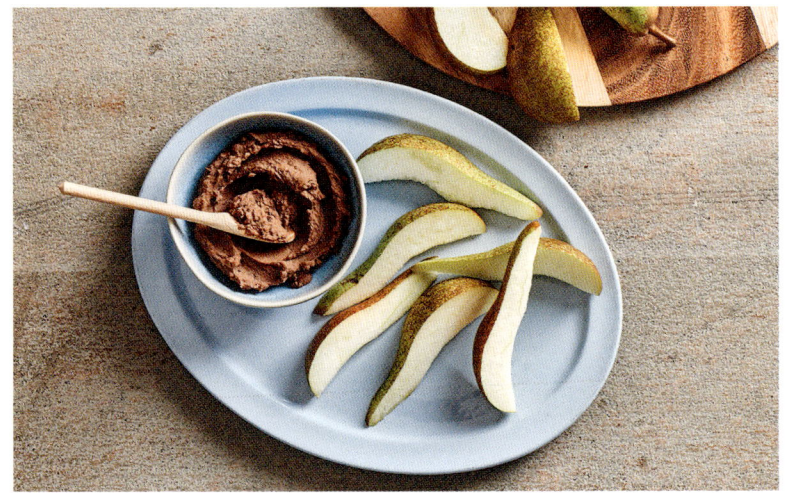

1   Datteln klein hacken. Maroni, Milch, Datteln, Zimtpulver und Vanille in einem Topf aufkochen und in ca. 10 Min. weich garen, dabei gelegentlich umrühren.
2   Das Kakaopulver und ca. 70 ml Wasser dazugeben und die Maronimischung pürieren, dann abkühlen lassen.

TIPP

Die Maroni-Schoko-Creme passt gut zu einer halben Portion Süßkartoffel-Toasts oder Waffeln, aber auch zu frischer Birne oder Melone. Mit einer Waffel und einem grünen gemischten Salat als Vorspeise ist sie eine Hauptmahlzeit.

Süßkartoffel-Toast

Süßkartoffeln sind lange haltbar und lassen sich daher gut lagern. Durch den süßlichen Geschmack stillen sie schnell und gesund den süßen Heißhunger. Zudem liefern sie jede Menge zellschützendes Beta-Carotin und Ballaststoffe. Ricotta versorgt Sie mit Eiweiß.

FÜR 1 PORTION

1 kleine Süßkartoffel
100 g Ricotta (ersatzweise
  Quark mit 20 % Fett)
1 EL Waldbeerenkonfitüre
1 TL Zimtpulver
frische Beeren zum Belegen
  (nach Belieben)

15 Min. Zubereitung
Pro Portion 490 kcal; 12 g E;
15 g F; 77 g KH

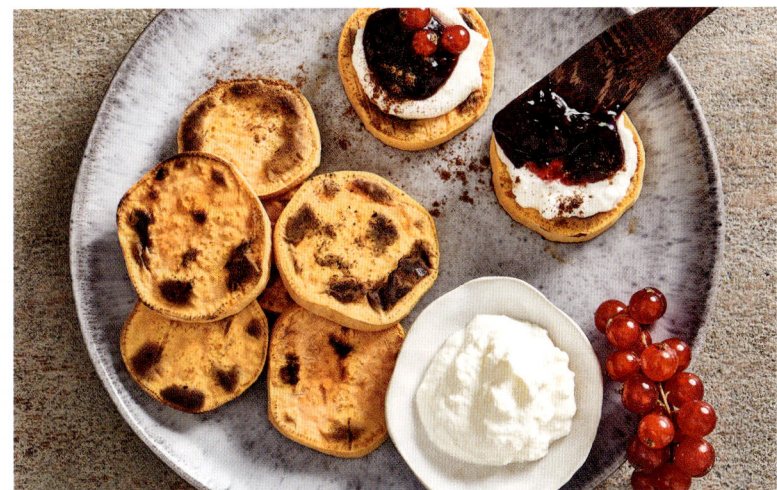

1 Die Süßkartoffel schälen und quer in ca. 0,5–1 cm dicke Scheiben schneiden. Diese nacheinander im Toaster ca. 8 Min. toasten (sie sollten gar, aber nicht verbrannt sein) und abkühlen lassen.
2 Toasts mit dem Ricotta bestreichen, mit der Konfitüre toppen, mit Zimt bestäuben und nach Belieben mit Beeren belegen.

TIPP
Zu kleinen Gerichten ist ein Salat eine gute Ergänzung: 1 TL Senf mit 2 TL Öl und 1 TL Aceto balsamico bianco oder 1 EL Zitronensaft verrühren, mit 2–3 EL Wasser verdünnen, salzen und pfeffern. 2 Handvoll Blattsalat und 1 Handvoll kleingeschnittenes Obst wie Apfel, Birne oder Melone unterziehen.

Erfrischende Entspannungsdrinks

Was können Sie trinken statt Apéro, Prosecco und Limo? Es gibt natürliche Stimmungsaufheller, die toll schmecken, den Blutzucker kaum ansteigen lassen und im Nu gemacht sind.

HIMBEER-BIER

100 ml Mineralwasser, 1 EL Zitronensaft und 2 EL TK-Himbeeren in einem Glas mischen, mit 330 ml alkoholfreiem Bier aufgießen. Alkoholfreies Bier gehört zu den kalorienärmsten Erfrischungsgetränken. Es enthält viel Folsäure. Himbeeren und Zitrone liefern zellschützende Antioxidantien.

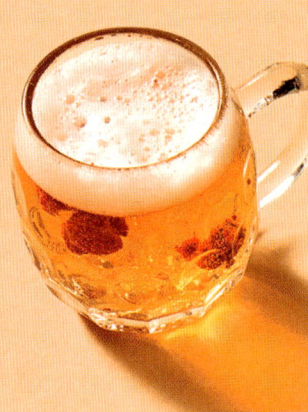

LAVENDEL-LIMONADE

2 TL Lavendelblüten und 1 TL Agavendicksaft in einer Tasse mit 100 ml kochendem Wasser übergießen und nach 10 Min. durch ein Sieb abgießen, dann abkühlen lassen. Das Lavendelwasser mit 1 EL Zitronensaft und 150 ml Mineralwasser aufgießen und kalt genießen.
Lavendel wirkt entspannend und beruhigend. Die Zitrone liefert das Antioxidans Vitamin C.

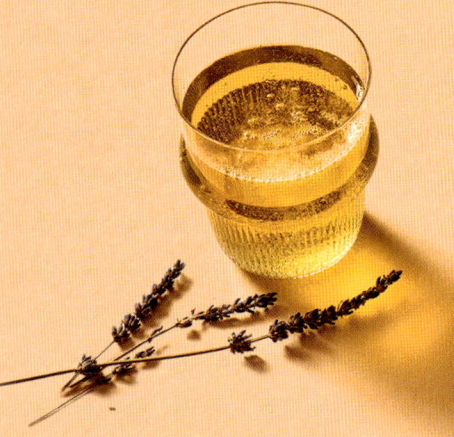

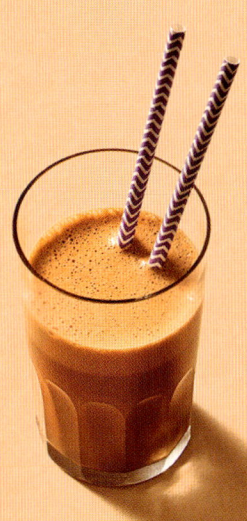

KALTE SCHOKOLADE

200 ml Haselnussdrink, 1–2 TL Kakaopulver,
2 TL Haselnusskrokant, 1 Prise gemahlene Vanille
und 4 Eiswürfel in einen Mixer geben und schaumig mixen. Drink kalt genießen.
Kakao ist reich an Antioxidantien und Eisen und
damit perfekt, um Kraft zu sammeln.

KRÄUTERLIMONADE

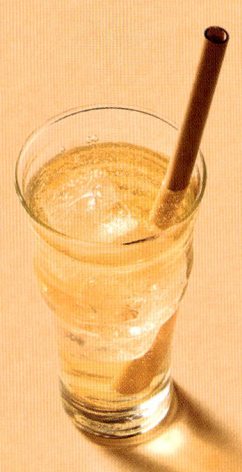

3 Stängel Salbei und 3 Stängel Basilikum waschen, trocken schütteln
und grob hacken. Zusammen mit 100 ml Wasser und 1 TL Honig
aufkochen und 15 Min. ziehen lassen. Anschließend durch ein Sieb
abgießen und abkühlen lassen. Kräutersud mit 150 ml Mineralwasser
und 1 TL Zitronensaft aufgießen, 2 Eiswürfel hinzufügen.
Die Flavonoide im Salbei haben eine antibakterielle Wirkung und
stärken das Herz-Kreislauf-System. Basilikum vertreibt nervöse Ver-
stimmungen und sorgt für Entspannung.

ROOIBOS-VANILLE-EISTEE

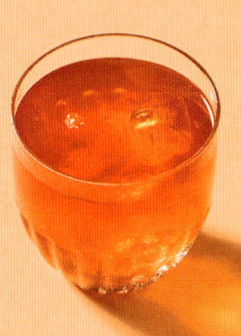

200 ml Wasser aufkochen. 1 Beutel Rooibos-
Vanille-Tee und 3–4 getrocknete Apfelstücke damit
übergießen. Den Tee 10 Min. ziehen lassen, durch ein
Sieb abgießen und abkühlen lassen. Sobald der Tee
abgekühlt ist, 3 Eiswürfel hinzufügen und dann mit
50 ml Apfelsaft aufgießen.
Rooibos enthält kein Koffein. Die Wirkstoffe Quer-
zitin und Querzitrin im Tee regen die Produktion
des Glückshormons Serotonin an, das ein natürlicher
Stimmungsaufheller ist.

Gnocchi mit Ofengemüse

Kartoffeln machen glücklich. Denn sie enthalten Tryptophan, ein wichtiger Baustoff, um das »Gute-Laune-Hormon« Serotonin zu bilden. Am besten einen Probe-Gnocchi ins Kochwasser geben. Wenn er auseinanderfällt, noch etwas Stärke unter den Teig ziehen. Notfalls die Gnocchi in etwas Butter in der Pfanne dünsten und mit dem Gemüse genießen.

FÜR 4 PORTIONEN

600 g kleinere mehligkochende
  Kartoffeln
400 g Süßkartoffeln
400 g Kirschtomaten
3 Zwiebeln
3 EL Olivenöl
Salz
½ TL Chiliflocken
60 g Dinkelgrieß, plus etwas
  mehr zum Arbeiten
1 Ei (L)
80 g Dinkelvollkornmehl
1 TL gemahlene Kurkuma
frisch geriebene Muskatnuss
1 EL Honig

30 Min. Zubereitung
1 Std. Garen
Pro Portion 445 kcal; 12 g E;
11 g F; 72 g KH

1 Den Backofen auf 180° vorheizen. Kartoffeln und Tomaten waschen. Süßkartoffeln und Zwiebeln schälen, die Süßkartoffeln in ca. 1 cm große Würfel und die Zwiebeln in dünne Streifen schneiden. Die Tomaten mit einer Gabel einstechen. Süßkartoffeln, Zwiebeln, Tomaten, Öl, Salz und Chiliflocken in einer feuerfesten Form (ca. 24 × 20 cm) mischen. Die Form auf ein mit Backpapier ausgelegtes Blech stellen, mit den Kartoffeln umlegen und alles im heißen Ofen (Mitte) in 40–50 Min. weich garen.

2 Wenn die Kartoffeln gar sind, diese aus dem Ofen nehmen. Das Gemüse weiterschmoren lassen, bis die Süßkartoffeln weich sind. Die Kartoffeln pellen, durch eine Kartoffelpresse in eine Schüssel drücken und ausdampfen lassen. Grieß, Ei und so viel Mehl mit den Händen kurz unterkneten, dass ein weicher Teig entsteht. Diesen mit Salz, Kurkuma und Muskat abschmecken.

3 Salzwasser zum Kochen bringen. Ist der Teig zu weich, noch etwas Mehl zugeben. Den Teig zu etwa 2 cm dicken Rollen formen, dazu etwas Grieß auf die Arbeitsfläche streuen. Die Rollen in 2 cm lange Stücke schneiden. Mit den Zinken einer Gabel das typische Rillenmuster hineindrücken. Gnocchi ins kochende Salzwasser geben und dann nur noch leicht köcheln lassen. Wenn die Gnocchi an der Oberfläche schwimmen, mit einem Schaumlöffel herausheben und abtropfen lassen. Den Backofengrill einschalten. Das Süßkartoffelgemüse kurz auf der 2. Schiene von oben im Backofen grillen, bis es bräunt, dann mit Honig abschmecken und zu den Gnocchi reichen.

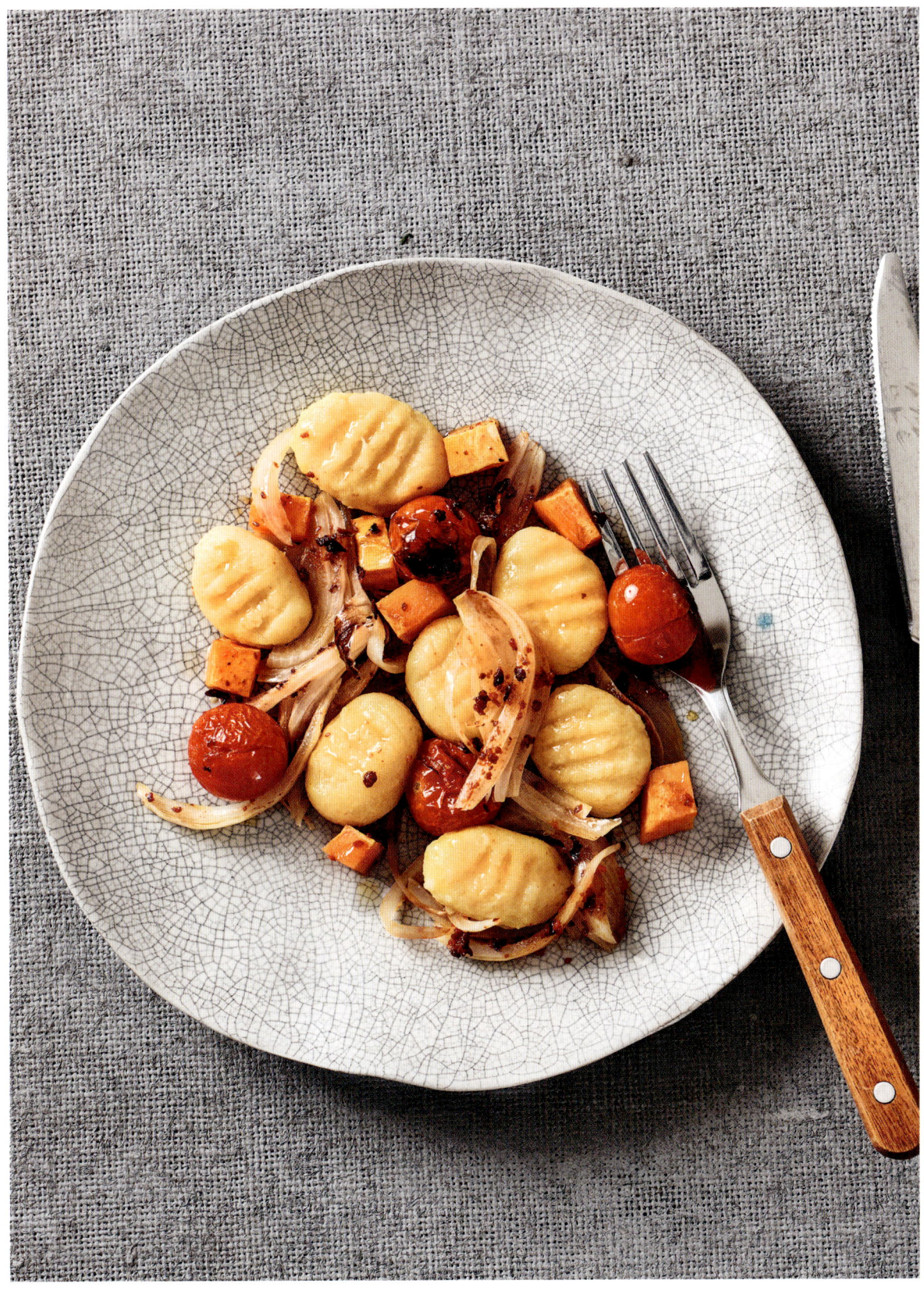

Käsefondue auf leichte Art

Blumenkohl macht gerade Karriere, weil er kaum Kohlenhydrate hat, dafür aber gekocht für Cremigkeit sorgt und reich an Kalium, Folsäure und Bioaktivstoffen ist. Vor allem verlängert er den geschmolzenen Käse zum leichten Essvergnügen!

FÜR 4 PORTIONEN

2 Knoblauchzehen
400 g Blumenkohlröschen
1 EL Rapsöl
200 ml alkoholfreies Bier
400 g Schnittkäse
   (30 % Fett i. Tr.; z. B. Emmentaler, Bergkäse, Tilsiter)
Salz
Pfeffer
frisch geriebene Muskatnuss
1 EL scharfer Senf
2 Spritzer Worcester-Sauce
100 g Obst (z. B. Feige, Apfel oder Birne)
400 g Gemüse (roh: Kirschtomaten, Gurke, Champignons, Spargel, Fenchel; vorgegart: Süßkartoffel, Kürbis, Rosenkohl, Brokkoli, Möhren)
200 g dunkles Schrotbrot (ersatzweise Bauernbrot)

35 Min. Zubereitung
Pro Portion 490 kcal; 37 g E; 21 g F; 37 g KH

1 Knoblauch schälen und fein würfeln. Blumenkohlröschen waschen, große Röschen eventuell kleiner schneiden.

2 Öl in einem Topf erhitzen und die Blumenkohlröschen darin andünsten, dann mit Bier ablöschen und bei kleiner Hitze zugedeckt köcheln, bis der Blumenkohl weich ist. Inzwischen den Käse in kleine Würfel schneiden.

3 Blumenkohl cremig pürieren. Den Käse nach und nach unterrühren und die Mischung mit Salz, Pfeffer und Muskat würzen.

4 Das Fondue bei kleiner Hitze offen weiterköcheln, bis der Käse komplett geschmolzen ist. Zum Schluss das Käsefondue mit Senf und Worcester-Sauce abschmecken.

5 Obst und rohes Gemüse waschen und grob würfeln. Das Brot ebenfalls in Würfel schneiden. Rohes und gegartes Gemüse, Obst und Brot zusammen mit dem Fondue auf den Tisch stellen, losdippen und den Abend entspannt ausklingen lassen.

TIPP
Sie können auch einen ganzen Blumenkohl nehmen und Strunk und Stiele (insgesamt 400 g) fürs Fondue garen. Die Röschen nur bissfest garen und zum Dippen verwenden.

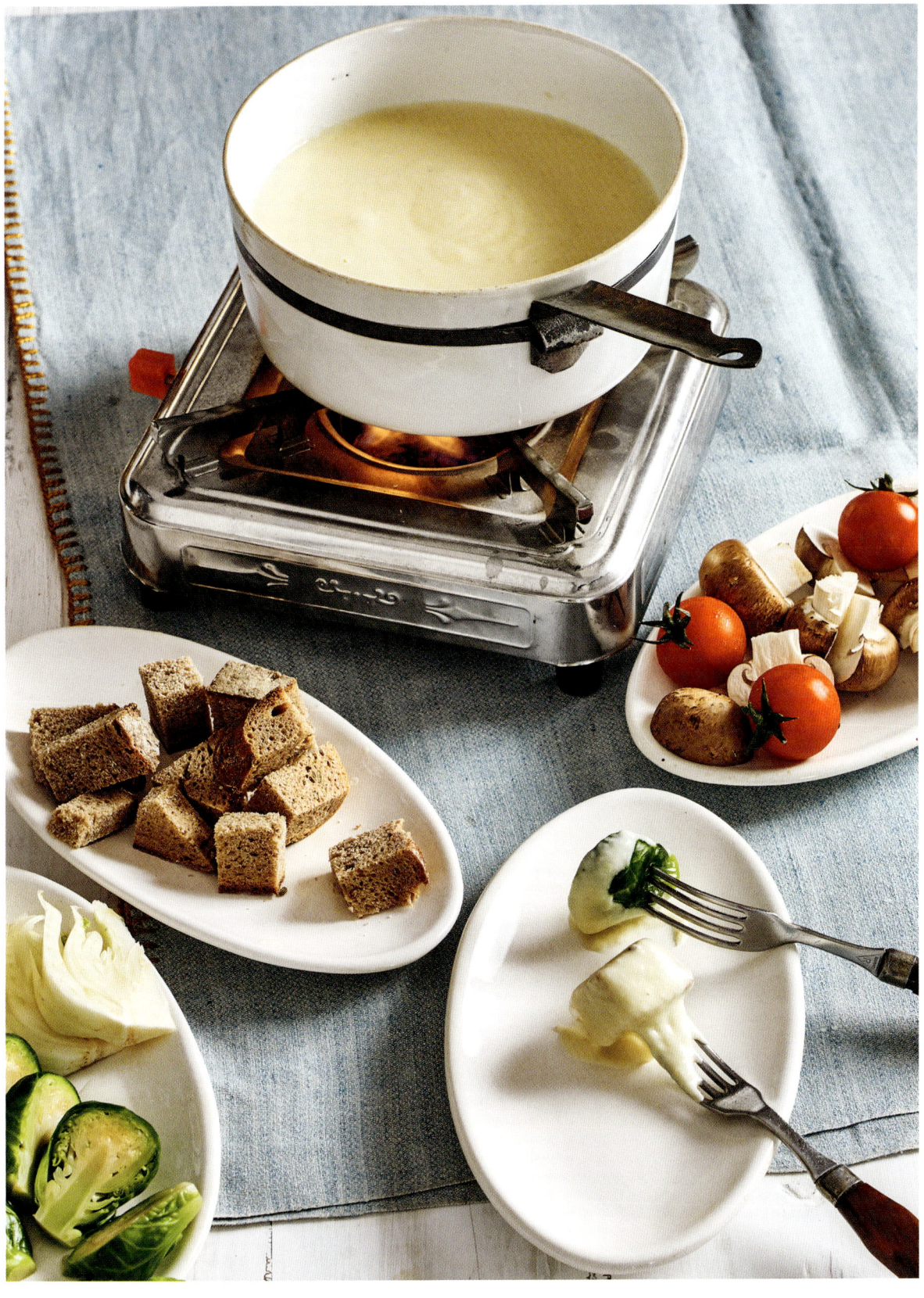

Geschmorter Sellerie mit Peperonata

Toll vorzubereiten und überraschend: Sellerie im Ganzen wird durchs lange Schmoren unglaublich aromatisch und karamellisiert. Frische kommt durch das Paprikagemüse, den Joghurt und den Salat. Und danach bleibt noch Platz für die Schokocreme oder einen Obstsalat.

FÜR 4 PORTIONEN

1 Knolle Sellerie (ca. 800 g)
4 EL Olivenöl
grobkörniges Salz
2 Paprika
2 Gemüsezwiebeln (ersatz-
   weise 4 normale Zwiebeln)
1 Knoblauchzehe
200 g Kirschtomaten
150 g Feldsalat
1 TL Senf
3 EL Aceto balsamico
Salz
Pfeffer
1 TL Honig
250 g griechischer Joghurt
   (10 % Fett)

50 Min. Zubereitung
3 Std. Garen
Pro Portion 255 kcal; 7 E;
17 g F; 15 g KH

1   Den Backofen auf 180° vorheizen. Sellerie mit einer Gemüsebürste gut säubern. Die Knolle mit 1 EL Olivenöl bestreichen, mit grobkörnigem Salz bestreuen, auf ein mit Backpapier ausgelegtes Blech legen und im Ofen (unten) 3 Std. schmoren.

2   Für die Peperonata Paprika waschen, halbieren, weiße Trennwände und Kerne entfernen und die Schoten in feine Streifen schneiden. Zwiebeln und Knoblauch schälen und klein würfeln. Tomaten waschen und halbieren. Feldsalat waschen und putzen.

3   Für das Dressing 2 EL Öl, Senf, 1 EL Aceto balsamico, Salz und Pfeffer verrühren. Den Feldsalat erst bei Tisch untermischen.

4   Restliches Öl in einem Topf erhitzen und darin Zwiebeln, Knoblauch und Paprika anbraten. Das Gemüse salzen und pfeffern und zugedeckt 10 Min. schmoren. Dann die Tomaten hinzufügen und weitere 5 Min. offen garen. Peperonata mit Salz, Pfeffer, Honig und restlichem Aceto balsamico abschmecken, noch mal erhitzen und zusammen mit dem Joghurt anrichten.

5   Sellerieknolle zusammen mit der Peperonata, dem Joghurt und dem Feldsalat auf den Tisch stellen.

TIPP

Pro Portion können Sie eine Scheibe Vollkornbaguette dazu reichen – oder aber sich einen Nachtisch gönnen.

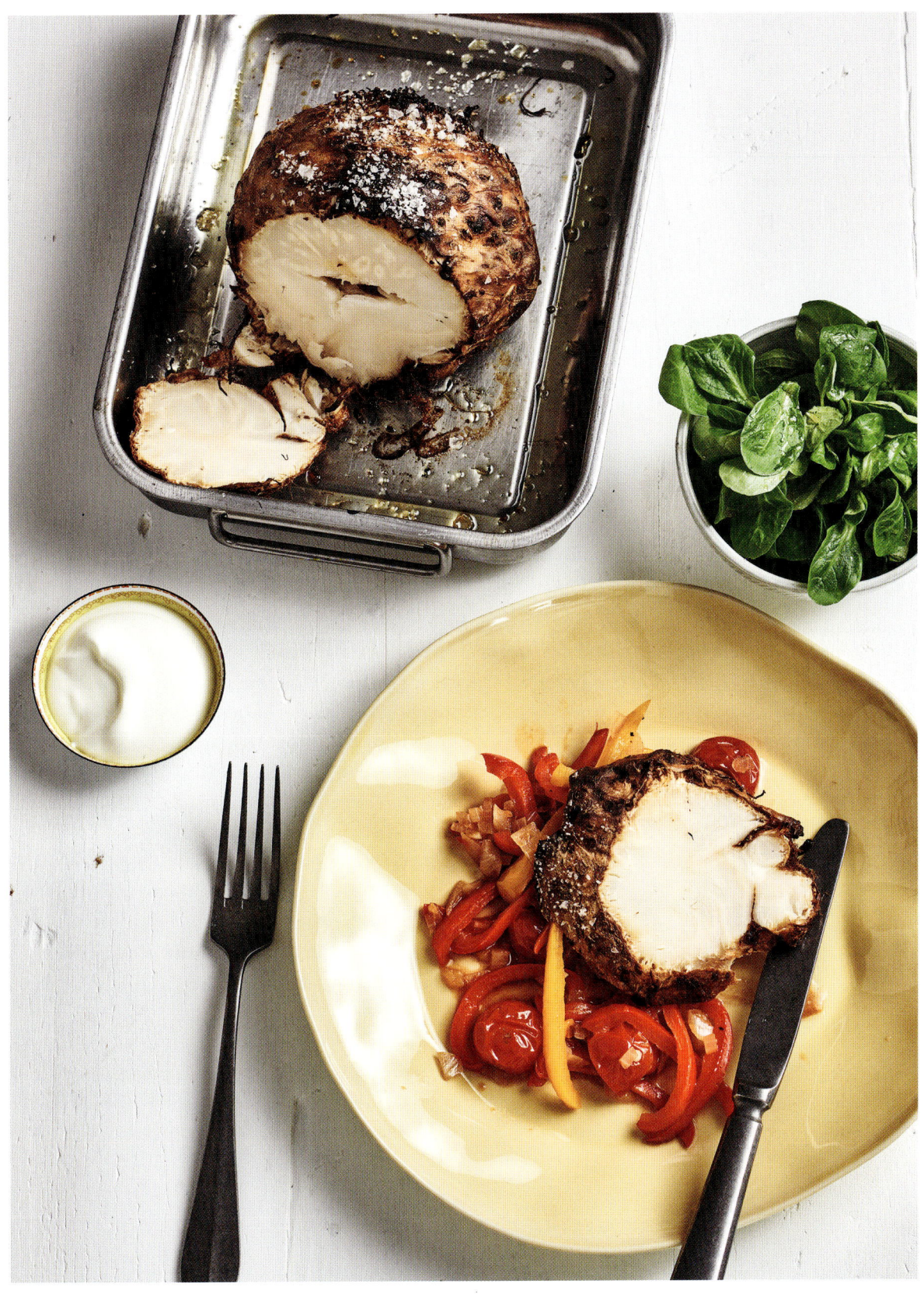

Kichererbsen-Spätzle mit Pilzrahm

Pilze – besonders Shiitake – sind ein wahres Superfood. Sie versorgen den Körper mit Eiweiß und B-Vitaminen. Vor allem Shiitake wirken nervenstärkend. Kichererbsenmehl und Weizenmehl der Type 1050 liefern viele Ballaststoffe, die die Verdauung in Schwung bringen.

FÜR 4 PORTIONEN

150 g Kichererbsenmehl
150 g Weizenmehl (Type 1050)
3 Eier (M)
Salz
1 TL Currypulver (ersatzweise
   mildes Paprikapulver)
600 g gemischte Pilze
   (z. B. Shiitake, Kräuterseitlinge und Champignons)
20 g getrocknete Shiitake
1 Knoblauchzehe
1 Bund Frühlingszwiebeln
2 EL Rapsöl
Pfeffer
frisch geriebene Muskatnuss
2 EL TK-Petersilie
150 g Kochsahne (15 % Fett)

45 Min. Zubereitung
Pro Portion 500 kcal; 24 g E;
19 g F; 57 g KH

1   Mehle, Eier, ½ TL Salz, Currypulver und 200 ml Wasser mit einem Kochlöffel zu einem glatten, zähen Teig anrühren. Diesen einige Minuten ruhen lassen – je länger, desto besser.

2   Währenddessen die Pilze putzen, mit Küchenpapier trocken abreiben und in mundgerechte Stücke teilen. Die getrockneten Pilze zerreiben. Knoblauch schälen und fein hacken. Frühlingszwiebeln putzen, waschen und in feine Ringe schneiden. Öl in einer Pfanne erhitzen, Zwiebeln, Pilze und Knoblauch hinzufügen, ca. 5 Min. unter Rühren kräftig braten, bis sie bräunen, und mit Salz, Pfeffer und Muskat würzen. Petersilie und Sahne zugeben und den Pilzrahm mit Salz und Pfeffer abschmecken.

3   Inzwischen Salzwasser in einem großen Topf zum Kochen bringen. Den Teig portionsweise mit dem Spätzlehobel ins kochende Wasser hobeln und weiterkochen, bis die Spätzle an die Oberfläche steigen. Spätzle mit einem Schaumlöffel herausheben und in einer flachen Schale im Ofen warm stellen. Dann die nächste Portion kochen und zu den übrigen Spätzle geben. Die Spätzle zusammen mit dem Pilzrahm genießen.

VARIANTE

Für Kässpätzle Pilze und Zwiebeln pur braten, im Wechsel mit den frischen Spätzle und insgesamt 150 g fettarmem Reibekäse in eine Auflaufform einschichten und den Käse schmelzen lassen.

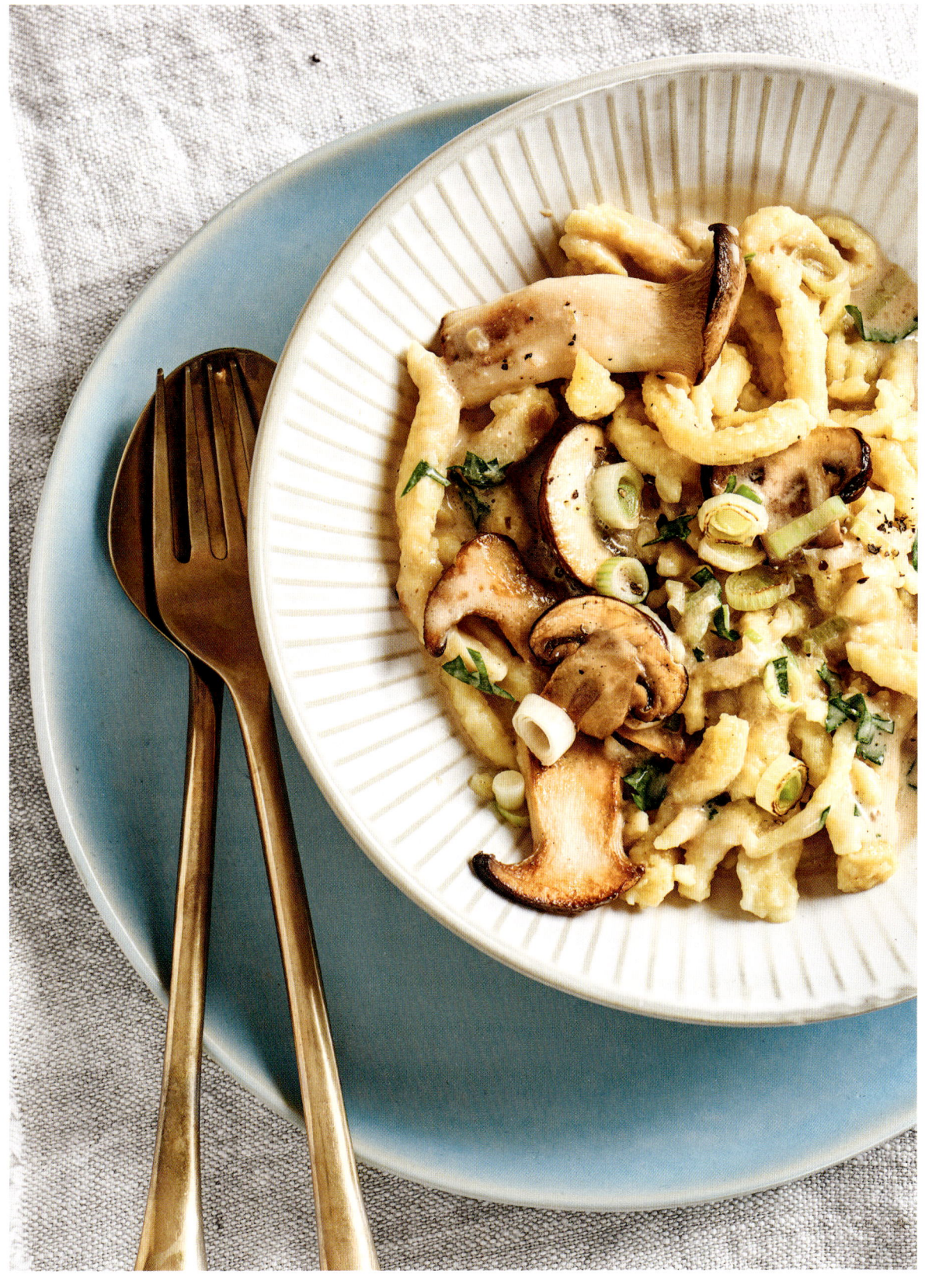

Grillspieße mit Erdnuss-Sauce und Linsen-Basmati

Erdnüsse und Linsen sind beides Hülsenfrüchte, die jede Menge Ballaststoffe enthalten und wahre Nervennahrung sind. Basmati lässt den Blutzucker langsamer steigen als jeder andere Reis. Paprika ist die Vitamin-C-Queen und Ananas ein Seelentröster. Wohltuend für alle!

FÜR 4 PORTIONEN

100 g Vollkorn-Basmati-Reis
100 g rote Linsen
Salz
1 TL Chiliflocken
1 rote Paprika
½ Ananas (geputzt ca. 200 g)
300 g Hähnchenbrustfilet
4 EL Sojasauce
1 EL Rapsöl
100 g gesalzene Erdnüsse
100 g fettarme Kokosmilch
1 Stück Ingwer (2 cm lang)
brauner Rohrzucker
2 EL Limettensaft
8 Holzspieße (ca. 20 cm lang)

55 Min. Zubereitung
Pro Portion 495 kcal; 34 g E;
19 g F; 45 g KH

1 Den Basmati-Reis zusammen mit den Linsen in einem Topf erwärmen, dann mit 600 ml Wasser aufgießen, mit Salz und Chiliflocken würzen, aufkochen und anschließend zugedeckt bei kleiner Hitze ca. 15 Min. quellen lassen.

2 Inzwischen Paprika waschen, weiße Trennwände und Kerne entfernen. Ananas schälen, halbieren und den Strunk heraus-schneiden. Das Fruchtfleisch in Scheiben schneiden. Hähnchen-brustfilet trocken tupfen und in mundgerechte Stücke (ca. 2 cm) schneiden. Ananas und Paprika in ähnlich große Stücke teilen. 2 EL Sojasauce und Rapsöl in einer Schüssel mischen, die vorbe-reiteten Zutaten darin wenden und auf die Spieße stecken.

3 Die Hälfte der Erdnüsse zusammen mit der Kokosmilch im Blitzhacker pürieren. Die übrigen Nüsse grob hacken. Ingwer schälen und fein hacken. Beides zusammen mit 1 Prise Rohr-zucker und 1–2 EL Limettensaft unter den Kokosmix ziehen und diesen mit Sojasauce abschmecken.

4 Die Spieße unter dem Backofengrill oder auf dem richtigen Grill ca. 8 Min. grillen, dabei einmal wenden. Spieße und Erd-nusssauce anrichten. Den Reis dazu reichen.

TIPP

Keine Lust, alles aufzuspießen? Dann die Filets als Steaks im Rapsöl braten, herausnehmen und warm halten. Die Paprika im Fond anbraten. Ananas und Steaks wieder dazugeben und zu-sammen erhitzen, mit Sojasauce, Salz und Chiliflocken würzen.

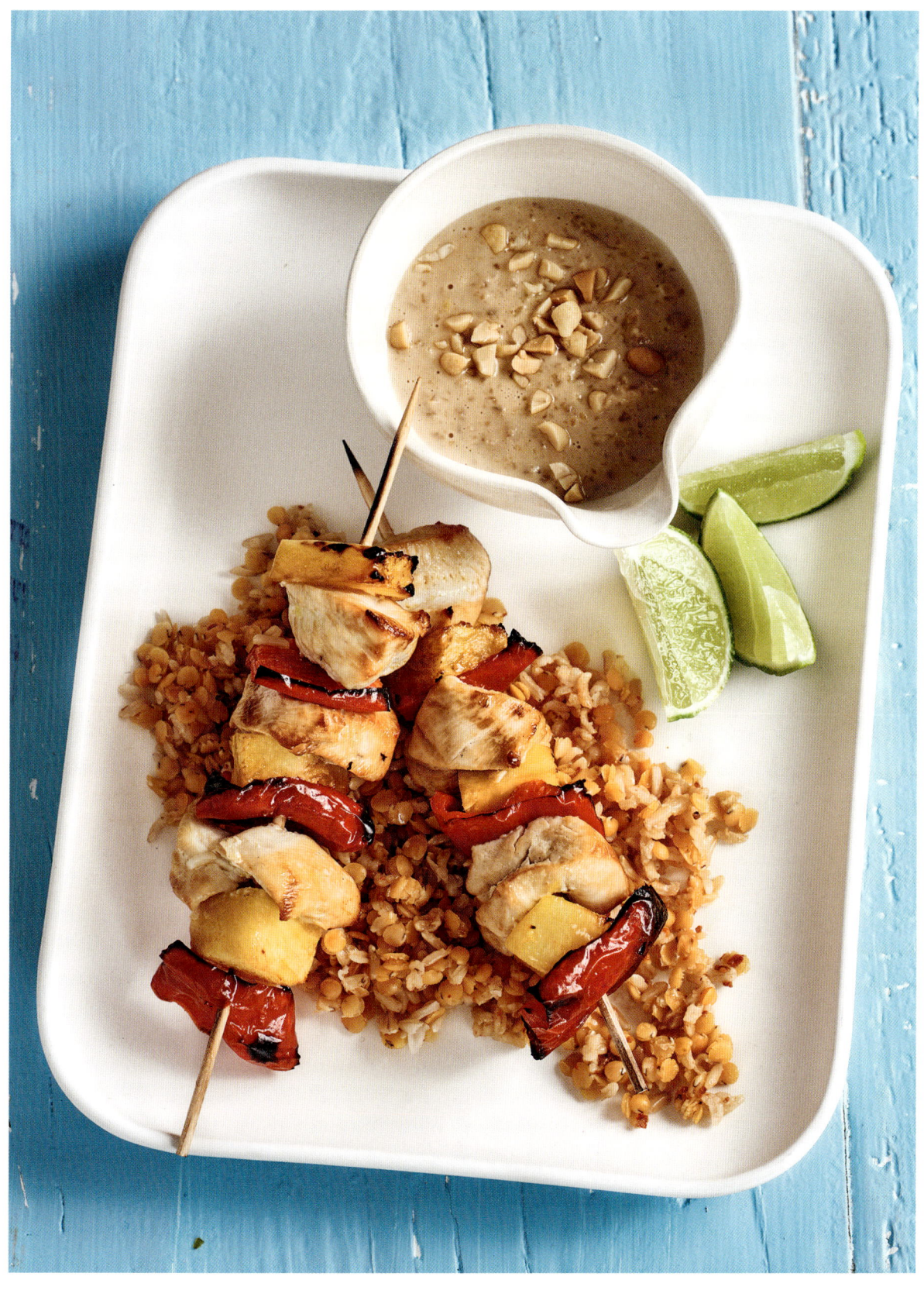

Lammfilet mit Kartoffelgratin

Lamm ist enorm reich an Eisen und Zink und das Filet, auch Lachs genannt, fettarm. Das Kartoffel-gratin wird leicht durch Bouillon, die Bohnen spannend durch Kräuter und Tomaten. Und alles lässt sich wunderbar vorbereiten, damit kein Stress aufkommt, wenn die Gäste kommen.

FÜR 4 PORTIONEN

2 Zweige Thymian (ersatzweise
   Bohnenkraut)
2 Knoblauchzehen
½ Bio-Zitrone
½ TL gemahlener Kreuzkümmel
   (Cumin)
1 Msp. gemahlener Piment
2 EL Olivenöl
2 Lammfilets (à 150 g)
800 g Kartoffeln (mehlig- oder
   vorwiegend festkochend)
Pfeffer
Salz
150 ml Gemüsebrühe
250 ml fettarme Milch
1 Zwiebel
600 g grüne Bohnen
250 g stückige Tomaten
   (aus der Dose)

50 Min. Zubereitung
2 Std. Marinieren
45 Min. Backen
Pro Portion 335 kcal; 25 g E;
9 g F; 37 g KH

1 Thymian waschen und trocken schütteln. Die Blättchen von den Zweigen streifen. Den Knoblauch schälen. Die Zitrone heiß waschen, abtrocknen, die Schale fein abreiben und den Saft auspressen. 2 EL Saft, Zitronenschale, Knoblauch, die Hälfte des Thymians, Kreuzkümmel und Piment im Blitzhacker pürieren, dann mit 1 EL Olivenöl vermischen. Die Lammfilets trocken tupfen, darin einlegen und mindestens 2 Std. marinieren.

2 Den Backofen auf 200° vorheizen. Die Kartoffeln waschen, schälen und am besten mit der Küchenmaschine in dünne Scheiben hobeln. Diese mit Pfeffer und Salz vermischen und in eine flache Auflaufform schichten. Brühe und Milch mischen und darübergießen. Die Flüssigkeit sollte die Kartoffeln knapp bedecken. Gratin im heißen Ofen (Mitte) etwa 45 Min. backen.

3 Inzwischen die Zwiebel schälen und würfeln. Die Bohnen waschen und die Enden abzwicken. Das restliche Öl in einer Pfanne erhitzen und die Zwiebeln darin anbraten, bis sie bräunen. Dann die Bohnen zugeben und ebenfalls anbraten. Das Bohnengemüse mit den Tomaten ablöschen, mit Salz, Pfeffer und dem restlichen Thymian würzen und zugedeckt ca. 15 Min. schmoren.

4 Das Gratin unten in den Backofen stellen. Den Backofengrill einschalten, die Lammfilets in einer flachen, feuerfesten Form (mindestens 20 × 10 cm) unter den Grill schieben und von jeder Seite etwa 3 Min. grillen. Filets im abgeschalteten Ofen 5 Min. nachziehen lassen, dann aus der Form heben. Den Fond mit den Bohnen mischen. Filets, Bohnen und Gratin anrichten.

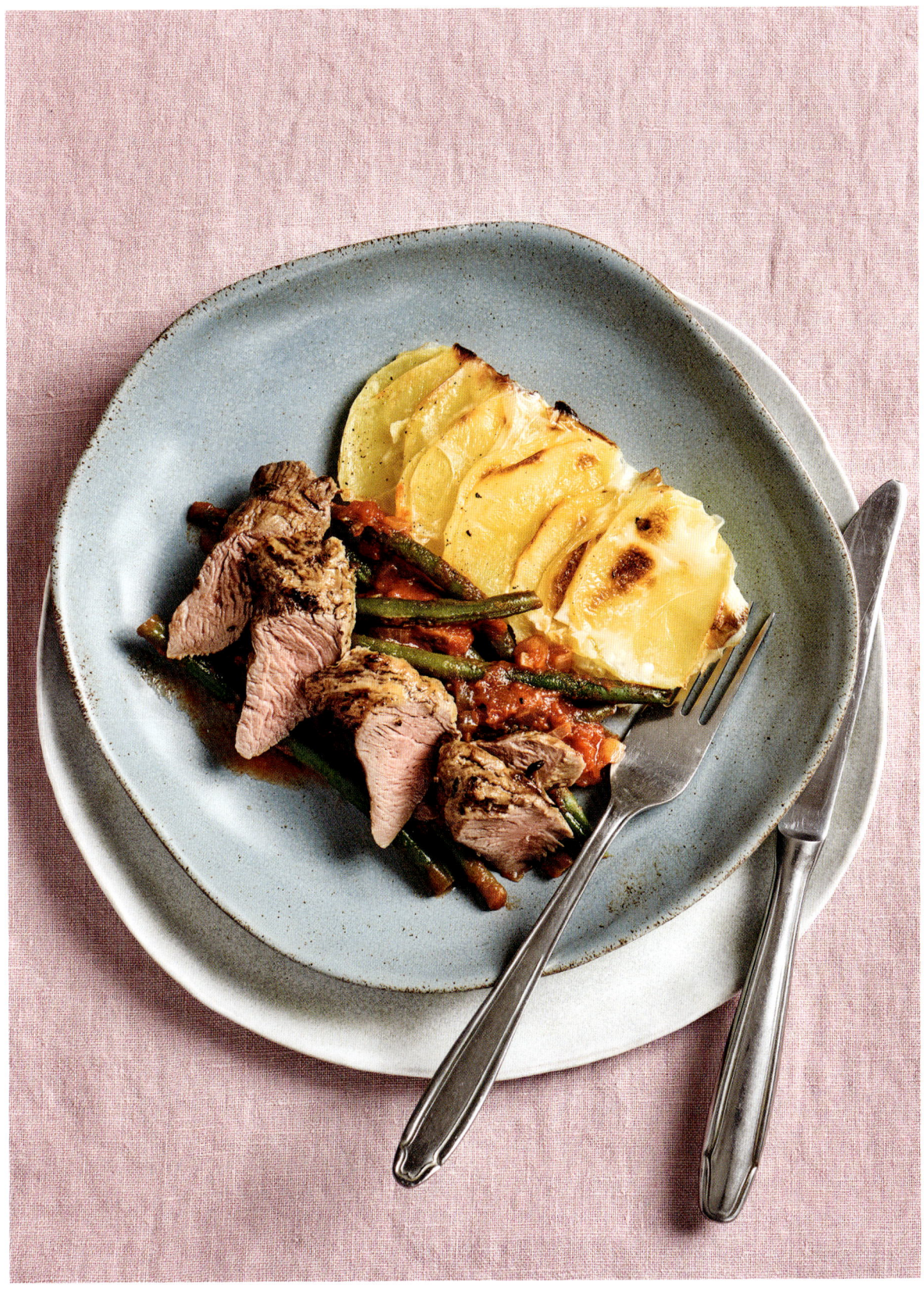

Rinderrouladen mit Ofengemüse

Rindfleisch steckt voller Vitamin B_1, B_6 und B_{12}. Das Gemüse liefert reichlich Ballaststoffe, die die Verdauung stärken. Und alles lässt sich vorkochen – Rouladen werden sogar noch zarter, wenn sie in der Sauce durchziehen konnten und ein weiteres Mal erhitzt werden.

FÜR 4 PORTIONEN

1 Zwiebel
1 kurzer, dicker Zucchino
  (ca. 250 g)
500 g Möhren
1 Staudensellerie
4 Scheiben Rouladenfleisch
  (à ca. 150 g, aus der Keule)
2 EL Senf
Salz
Pfeffer
1 TL Thymianblättchen
3 EL Rapsöl
2 EL Tomatenmark
600 g kleine Kartoffeln
1 Zweig Rosmarin
4 EL Kochsahne (15 % Fett)
1 EL Mehl
4 Rouladennadeln (ersatz-
  weise Faden)

45 Min. Zubereitung
1 Std. 30 Min. Schmoren
Pro Portion 385 kcal; 15 g E;
14 g F; 47 g KH

1 Zwiebel schälen und klein hacken. Zucchino putzen, waschen und mit einem Sparschäler längs in dünne Scheiben schneiden. Möhren und Sellerie putzen, waschen und je 100 g fein würfeln. Rouladenfleisch trocken tupfen, flach klopfen, mit Senf bestreichen, kräftig salzen und pfeffern, mit Zwiebel und Thymian bestreuen und mit Zucchinischeiben belegen. Rouladen eng zusammenrollen und mit je 1 Rouladennadel feststecken.

2 1 EL Öl in einem Topf erhitzen und die Rouladen darin rundherum anbraten. Dann das klein geschnittene Gemüse und das Tomatenmark zugeben. Alles zugedeckt weiterschmoren. Wenn der Topfinhalt droht anzusetzen, 500 ml Wasser zugeben. Die Rouladen insgesamt 1 Std. 30 Min. bei kleiner Hitze schmoren.

3 Den Backofen auf 180° vorheizen. Die restlichen Möhren und Selleriestangen putzen, wenn nötig, schälen und in mundgerechte Stücke schneiden. Kartoffeln waschen und halbieren. Rosmarin waschen, trocken schütteln und die Nadeln vom Zweig streifen. Gemüse in eine Schüssel geben, mit restlichem Öl, Salz, Pfeffer und Rosmarin mischen, auf ein mit Backpapier ausgelegtes Blech geben und im heißen Ofen (Mitte) ca. 30 Min. backen.

4 Nach Ablauf der Garzeit die Rouladen aus dem Topf nehmen und den Fond samt Gemüse pürieren. Sahne und Mehl mischen, zur pürierten Sauce geben und diese ca. 5 Min. köcheln lassen. Dann die Sauce mit Salz und Pfeffer abschmecken, eventuell noch etwas mit Wasser verdünnen und die Rouladen nochmals in der Sauce erwärmen. Dazu gibt es das Ofengemüse.

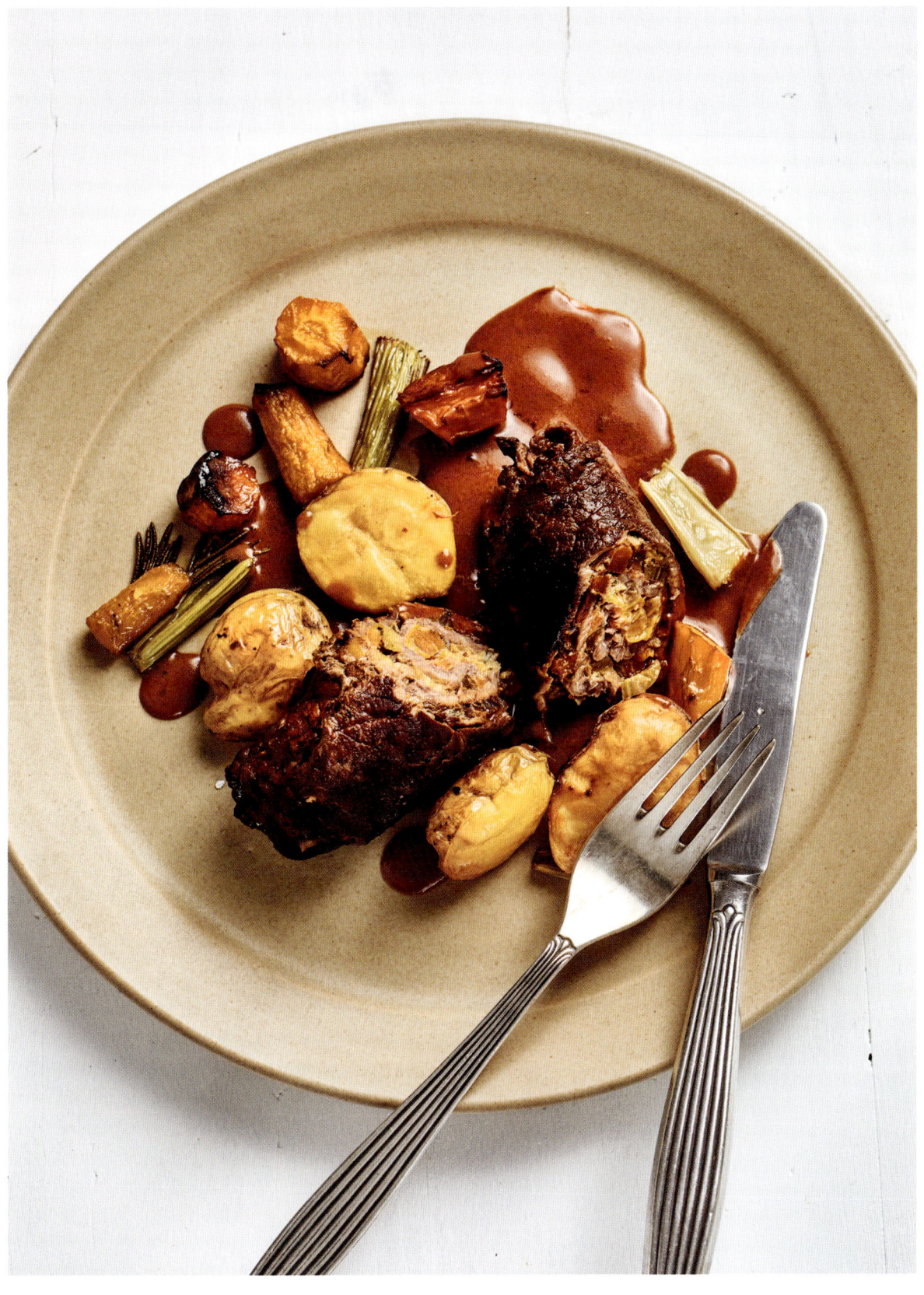

Lachs mit Roter Bete und Graupen-Risotto

Die Omega-3-Fette machen Lachs zur Nervennahrung. Rote Bete mit viel Kalium und die milden Gerstengraupen beruhigen nervöse Mägen. Servieren Sie sich und Ihren Gästen oder Ihrer Familie mit dem Fisch im Päckchen ein echtes Überraschungsessen!

FÜR 4 PORTIONEN

1 Bio-Orange
500 g Lachsfilet (ohne Haut)
Salz
Pfeffer
2 EL TK-Dill
1 Bund Rote Beten (ca. 800 g)
2 rote Zwiebeln
2 EL Honig
1 EL Olivenöl
3 EL Aceto balsamico
200 g Graupen (mittelgroß)
500 ml Gemüsebrühe
2 EL saure Sahne (10 % Fett)

1 Std. Zubereitung
45 Min. Garen
Pro Portion 600 kcal; 33 g E;
22 g F; 63 g KH

1 Die Orange heiß waschen, abtrocknen, die Schale abreiben und den Saft auspressen. Das Lachsfilet waschen, trocken tupfen, rundherum mit 1–2 EL Orangensaft, Orangenschale, Salz und Pfeffer marinieren und rundherum mit Dill bestreuen. Das Filet in Pergament- oder Backpapier einschlagen.

2 Rote Beten waschen und schälen. Die Blätter grob zerkleinern, dabei die Stiele entfernen. Beten in ca. 1,5 cm große Würfel teilen. Zwiebeln schälen und in schmale Streifen schneiden.

3 Honig und Öl in einem Topf zusammen mit den Zwiebeln so lange braten, bis sie karamellisieren, also braun werden. Dann die Rote-Bete-Würfel zugeben, mit Salz und Pfeffer würzen, mit 2–3 EL Essig ablöschen und das Gemüse zugedeckt ca. 45 Min. schmoren. Zwischendurch kontrollieren, ob noch genug Flüssigkeit drin ist, sonst etwas Orangensaft zugeben. Wenn die Beten fast gar sind, die Blätter zufügen und kurz mitschmoren. Das Rote-Bete-Gemüse mit Salz und Pfeffer abschmecken.

4 Die Graupen in der Gemüsebrühe aufkochen und zugedeckt bei kleiner bis mittlerer Hitze in ca. 25 Min. ausquellen lassen. Den eingepackten Lachs in den letzten 10 Min. der Graupengarzeit obenauf legen, nach 5 Min. das Päckchen wenden.

5 Den Lachs vom Risotto heben und die Graupen mit Pfeffer, Salz und saurer Sahne abschmecken. Das Überraschungspäckchen zusammen mit den Rote-Bete-Würfeln und dem Graupen-Risotto anrichten und erst bei Tisch öffnen.

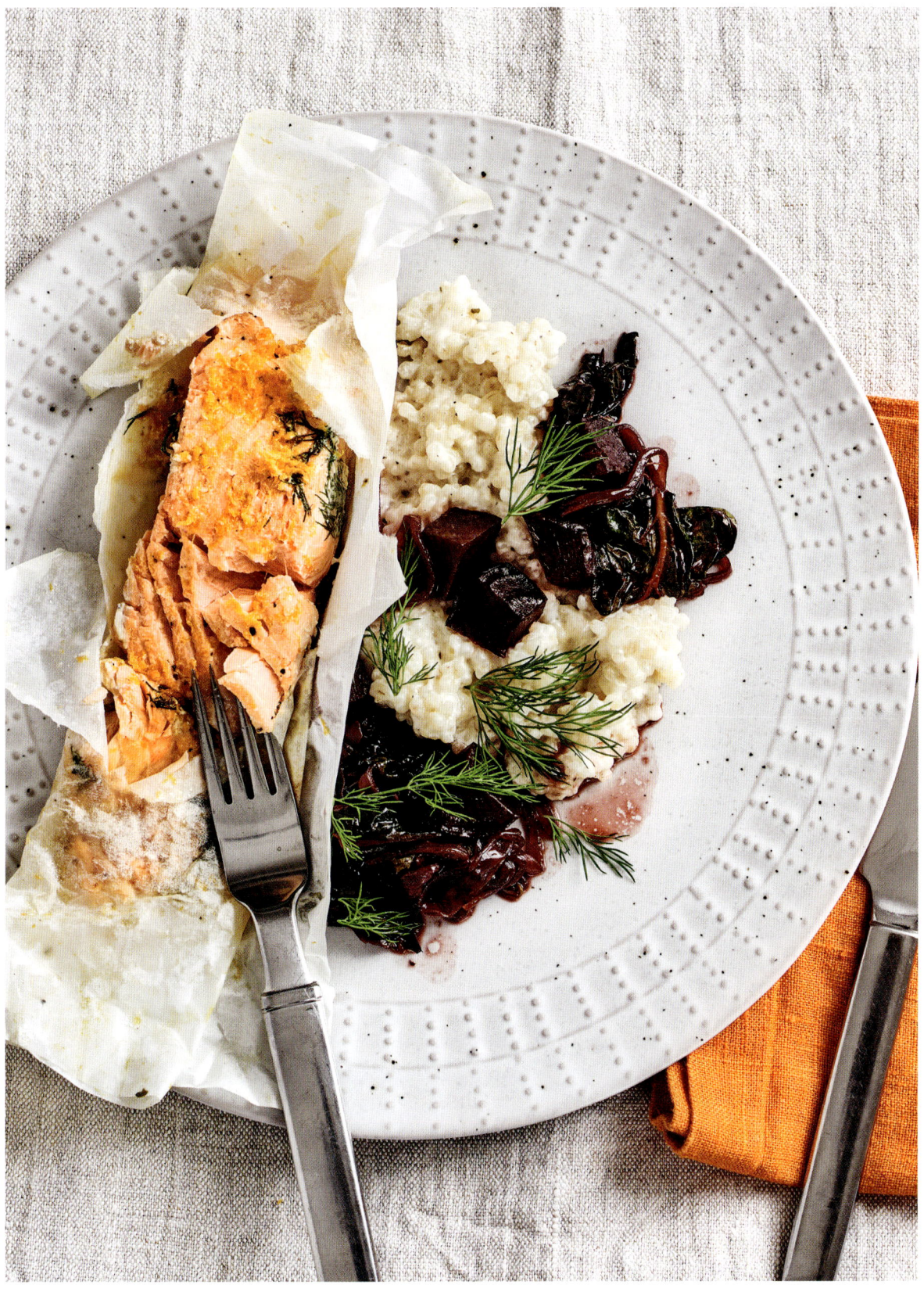

Focaccia

Soulfood vom Feinsten: Mehl Type 1050 ist ideal für saftiges Gebäck, viel gesünder als weißes Mehl, sanfter als Vollkornmehl. Hier wird es durch Zucchiniraspel verlängert. Das Kneten ist nicht nur Entspannung pur, sondern lässt den Teig besonders gut aufgehen.

FÜR 1 BACKBLECH (5 PORTIONEN)

250 g Dinkelmehl (Type 1050), plus etwas mehr zum Arbeiten
10 g frische Hefe
1 EL Honig
150 g kleine Zucchini
2 Zweige Rosmarin (ersatzweise 2 TL getrockneter Rosmarin)
7 g Salz
50 ml Olivenöl
100 g kleine Datteltomaten
50 g Oliven (nach Belieben)

30 Min. Zubereitung
1 Std. Ruhen
35 Min. Backen
Pro Portion 300 kcal; 7 g E; 13 g F; 39 g KH

1 Mehl in eine große Schüssel geben. In die Mitte eine Kuhle machen. Die Hefe in 25 ml lauwarmem Wasser auflösen, Honig zugeben. Hefemischung in die Kuhle gießen und cremig rühren. Vorteig zugedeckt 15 Min. an einem warmen Ort stehen lassen.

2 Zucchini putzen, waschen, etwa 50 g beiseitelegen und die übrigen Zucchini grob raspeln. Den Rosmarin waschen, trocken schütteln, die Nadeln von den Zweigen streifen, die Hälfte beiseitelegen und die andere Hälfte fein hacken.

3 Nun die Zucchiniraspel, gehackten Rosmarin, das Salz und 25 ml Olivenöl zum Mehl geben und mit einem Holzlöffel mischen. So viel lauwarmes Wasser (ca. 25 ml) zugeben, dass ein formbarer Teig entsteht. Den Teig auf einem bemehlten Holzbrett kneten und schlagen, bis er elastisch wird und nicht mehr klebt, mit Mehl bestäuben und 15 Min. gehen lassen.

4 Inzwischen die Tomaten waschen und die beiseitegelegten Zucchini in Scheiben schneiden. Dann den Teig auf Blechgröße ausrollen und auf das mit Backpapier ausgelegte Blech legen. Beiseitegelegten Rosmarin darüber verteilen. Übriges Öl und 25 ml warmes Wasser mischen. Die Hälfte auf dem Teig verteilen, mit den Fingerspitzen einstupfen. Wenn alles eingezogen ist, den Vorgang wiederholen und anschließend ca. 30 Min. warten, bis der Teig leicht blasig geworden ist.

5 Backofen auf 170° vorheizen. Oliven nach Belieben, Zucchinischeiben und Tomaten in die Focaccia-Oberfläche drücken. Die Focaccia im heißen Ofen (unten) in ca. 35 Min. goldgelb backen.

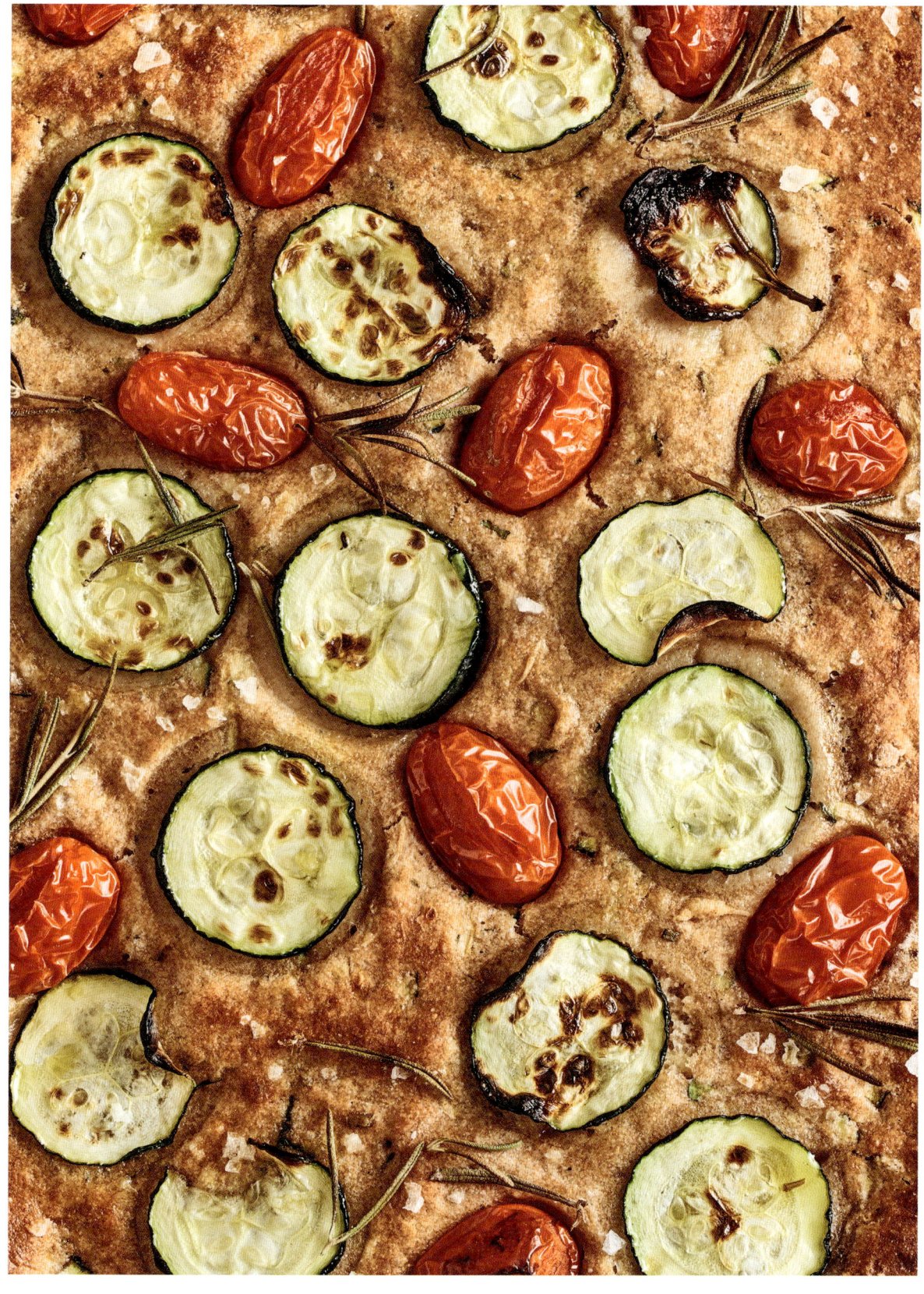

Sesam-Fladen vom Grill

Sesam ist ein kleines Kraftpaket. Er liefert viel Eisen und Kalzium sowie die Vitamine B_1, B_2 und B_6. Nervennahrung pur! Der Quark-Öl-Teig ist zudem super einfach und lässt sich sogar portionsweise einfrieren. Über Nacht im Kühlschrank auftauen lassen und am nächsten Tag fix Fladen backen.

FÜR 10 FLADEN

300 g Vollkorn-Dinkelmehl
40 g Sesam
1 Pck. Backpulver
1 TL Salz
½ Apfel (ca. 50 g)
50 ml Rapsöl
1 TL Honig
200 g Magerquark

30 Min. Zubereitung
Pro Fladen 195 kcal; 8 g E;
8 g F; 21 g KH

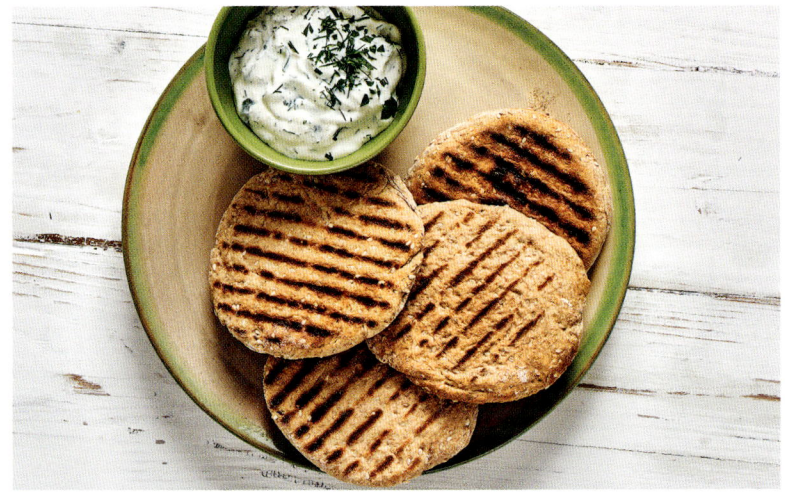

1   Mehl, Sesam, Backpulver und Salz mischen. Den Apfel waschen, vierteln, vom Kerngehäuse befreien und im Blitzhacker fein raspeln. Öl und Honig zugeben und noch feiner zermusen. Dann den Quark zugeben. Zum Schluss alles zum Mehlmix geben und alle Zutaten rasch zu einem formbaren Teig verkneten.
2   Den Teig in etwa zehn Portionen teilen, kleine, fingerdicke Fladen daraus formen und diese auf dem Grill von beiden Seiten in 6 Min. goldbraun grillen. Die Fladen noch warm genießen.

TIPP
Die Fladen werden mit einem mageren Grillsteak, Feta oder einer Portion Kräuterquark zur vollen Mahlzeit.

Naan-Brot

Achtung, hier kommt ein schnelles Brot aus der Pfanne! Hefe enthält reichlich B-Vitamine, die vom Körper in dieser Form gut aufgenommen werden können. Die Buttermilch liefert zudem Milchsäurebakterien, die eine gesunde Darmmikrobiota unterstützen.

FÜR 6 STÜCK

10 g frische Hefe (ersatzweise
  ½ Pck. Trockenhefe)
1 TL Rohrzucker
250 g Vollkorn-Dinkelmehl,
  plus etwas mehr zum Arbeiten
1 TL gemahlener Kreuzkümmel
1 TL Fenchelsamen
1 EL Butter
200 ml Buttermilch
½ TL Salz
1 EL Schwarzkümmel (ersatzweise Sesam)

30 Min. Zubereitung
1 Std. 15 Min. Ruhen
20 Min. Backen
Pro Stück 195 kcal; 8 g E; 4 g F;
31 g KH

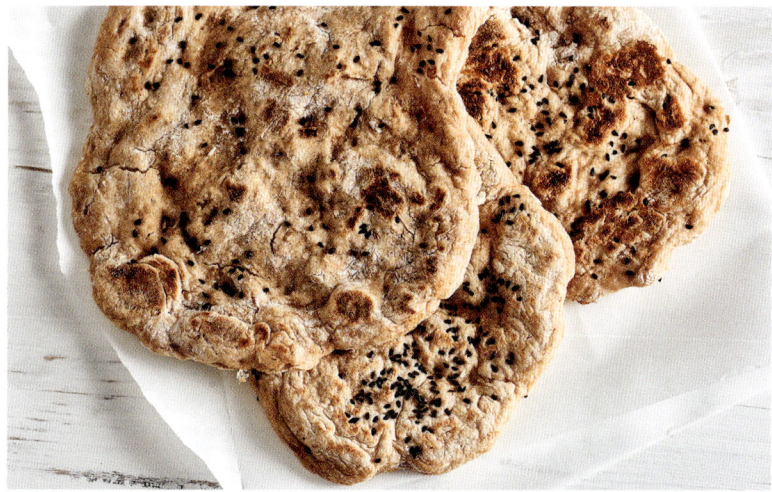

1 Hefe und Zucker in 4 EL warmem Wasser auflösen. Mehl und Gewürze in einer Schüssel mischen. Eine Kuhle in die Mitte machen, Hefewasser einrühren und 15 Min. gehen lassen. Butter in 100 ml Buttermilch schmelzen, zusammen mit restlicher Buttermilch und Salz zum Vorteig geben und verkneten, bis der Teig nicht mehr klebt. Nach Bedarf noch etwas Mehl dazugeben.

2 Teig zugedeckt ca. 1 Std. gehen lassen, bis er sein Volumen fast verdoppelt hat. Teig in sechs Portionen teilen und diese auf einer bemehlten Arbeitsfläche 1 cm dünn ausrollen. Fladen mit Schwarzkümmel bestreuen und nacheinander in einer heißen Pfanne ohne Fett backen. Ab und zu mit Küchenpapier andrücken. Fladen wenden, wenn er dunkel wird, und fertig backen.

Topf-Brot

Der Duft von frischem Brot ist wohl das beste Entspannungsmittel. Ganz nebenbei liefert Brot komplexe Kohlenhydrate, die den Blutzuckerspiegel nur langsam ansteigen lassen. Allerdings braucht es etwas Zeit: Am besten den Teig über Nacht gehen lassen, dann wird es noch besser verträglich.

FÜR 1 KLEINES BROT (CA. 20 SCHEIBEN)

10 g frische Hefe
250 g Vollkorn-Dinkelmehl
250 g Dinkelmehl (Type 1050),
   plus etwas mehr zum Arbeiten
10 g Salz
1 kleiner Apfel
1 EL Öl
4 EL Haferkleie oder feine Haferflocken

1 Std. Zubereitung
12 Std. Gehen
35 Min. Backen
Pro Scheibe 100 kcal; 4 g E;
1 g F; 18 g KH

1 Die Hefe in etwa 50 ml lauwarmem Wasser auflösen. Beide Mehlsorten und Salz mischen. Den Apfel waschen, vierteln, vom Kerngehäuse befreien, im Blitzhacker sehr fein hacken und zusammen mit der angerührten Hefe und 250 ml kaltem Wasser nach und nach unter das Mehl mischen. Die Zutaten zu einem weichen, formbaren Teig verkneten, der nicht so stark klebt. In einer dreimal so großen Schüssel mit Mehl bestäuben, gut abdecken und bei 6–8° ca. 10 Std. gehen lassen. Er sollte sein Volumen mindestens verdoppelt haben.

2 Dann eine kleinere Schüssel einölen und mit Haferkleie ausstreuen. Teig auf ein bemehltes Brett stürzen, mit Mehl übersieben und mit dem Teigspatel mehrmals von außen nach innen einschlagen. Teigling mit dem Schluss nach unten in die vorbereitete Schüssel geben und bei Zimmertemperatur 1–2 Std. gehen lassen, bis er sein Volumen verdoppelt hat. Inzwischen den Backofen auf 250° vorheizen, eine Kasserolle mit Deckel auf dem Rost in der unteren Schiene des Backofens miterhitzen.

3 Den Teig auf ein großes Stück Backpapier stürzen. Sehr vorsichtig den Ofen öffnen, den heißen Deckel abnehmen (Ofenhandschuhe tragen!) und die heiße Kasserolle aus dem Ofen ziehen. Das Backpapier an den Enden fassen und den Teig damit in den Bräter befördern. Deckel auflegen und das Brot 20 Min. backen. Dann den Deckel abnehmen und weitere 10–15 Min. backen. Mit einem Holzspieß die Garprobe machen. Das Brot aus der Kasserolle stürzen und auf einem Gitter ausdampfen lassen.

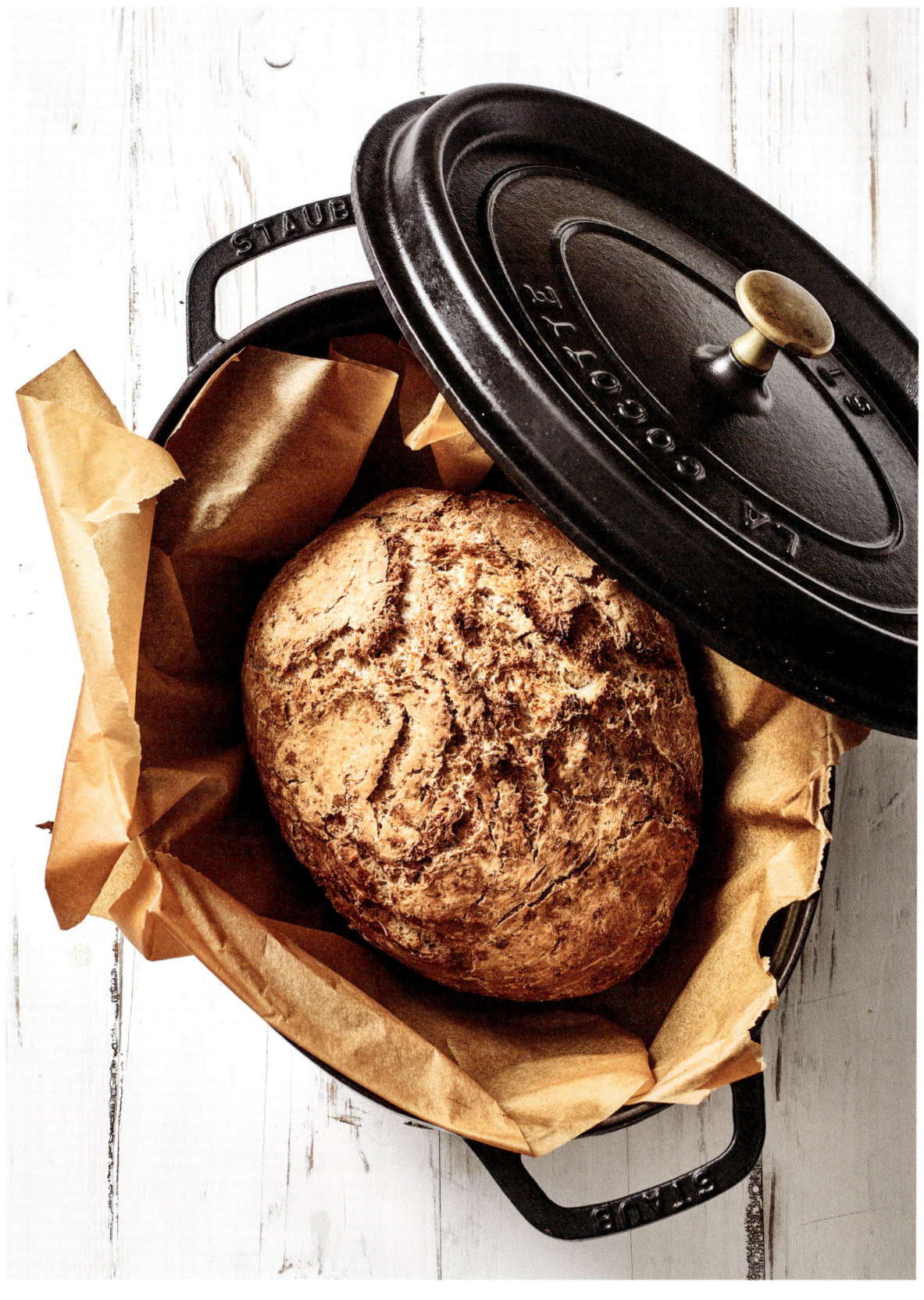

Quiche süßsauer

Vollkorn in Kombination mit Gemüse und ein wenig Milchprodukten bietet einen optimalen Mineralstoffmix: viel Kalium, Magnesium, Eisen und Zink. In Form einer Quiche ist diese Mischung außerdem ein prima Prep-Essen fürs Büro oder für Überraschungsgäste.

FÜR 6 PORTIONEN

80 g Butter
200 g Vollkorn-Dinkelmehll,
  plus etwas mehr zum Arbeiten
Salz
250 g Magerquark
1 Bund Frühlingszwiebeln
600 g Butternut-Kürbis
2 kleine rote Äpfel (à 100 g)
100 g Käse (z. B. Greyezer)
2 Eier (M)
150 g Joghurt
Pfeffer
frisch geriebene Muskatnuss
1 TL Zimtpulver
Öl für die Form

40 Min. Zubereitung
20 Min. Kühlen
50 Min. Backen
Pro Portion 410 kcal; 20 g E;
22 g F; 34 g KH

1   Die Butter in kleine Flöckchen schneiden. Mehl, Butter, ½ TL Salz und 100 g gut abgetropften Quark verkneten. Falls der Teig zu fest ist, noch etwas Wasser zufügen. Teig zu einer Kugel formen und in Frischhaltefolie gewickelt 20 Min. kalt stellen.

2   Backofen auf 180° vorheizen. Für die Füllung die Frühlingszwiebeln putzen, waschen und in dünne Ringe schneiden. Den Kürbis halbieren, von Kernen befreien, schälen und in etwa 1 cm große Würfel schneiden. Äpfel waschen, halbieren und die Kerngehäuse entfernen. Hälften in schmale Spalten schneiden.

3   Den Käse reiben. Eier, Joghurt, Käse und den restlichen Quark in einer Schüssel cremig rühren. Die Masse mit Pfeffer, Salz, Muskat und Zimtpulver abschmecken.

4   Eine Quiche- oder Springform (28 cm ∅) mit Öl einfetten. Den Teig auf leicht bemehlter Arbeitsfläche zu einem dünnen Kreis ausrollen, der etwas größer als der Formdurchmesser ist, und die Form damit auslegen. Einen kleinen Rand hochziehen und den Boden mit einer Gabel mehrfach einstechen.

5   Gemüse und Äpfel darauf verteilen und mit dem Quarkguss übergießen. Quiche im heißen Backofen (Mitte) ca. 50 Min. backen, bis die Quiche leicht gebräunt ist. Damit die Quiche nicht zu dunkel wird, wenn nötig, mit Backpapier abdecken.

TIPP

Die Quiche schmeckt auch kalt: Dann ist sie perfekt als Mahlzeit für die Arbeit. Sie lässt sich auch portionsweise einfrieren und jeweils in 5 Min. bei 200° im Ofen aufbacken.

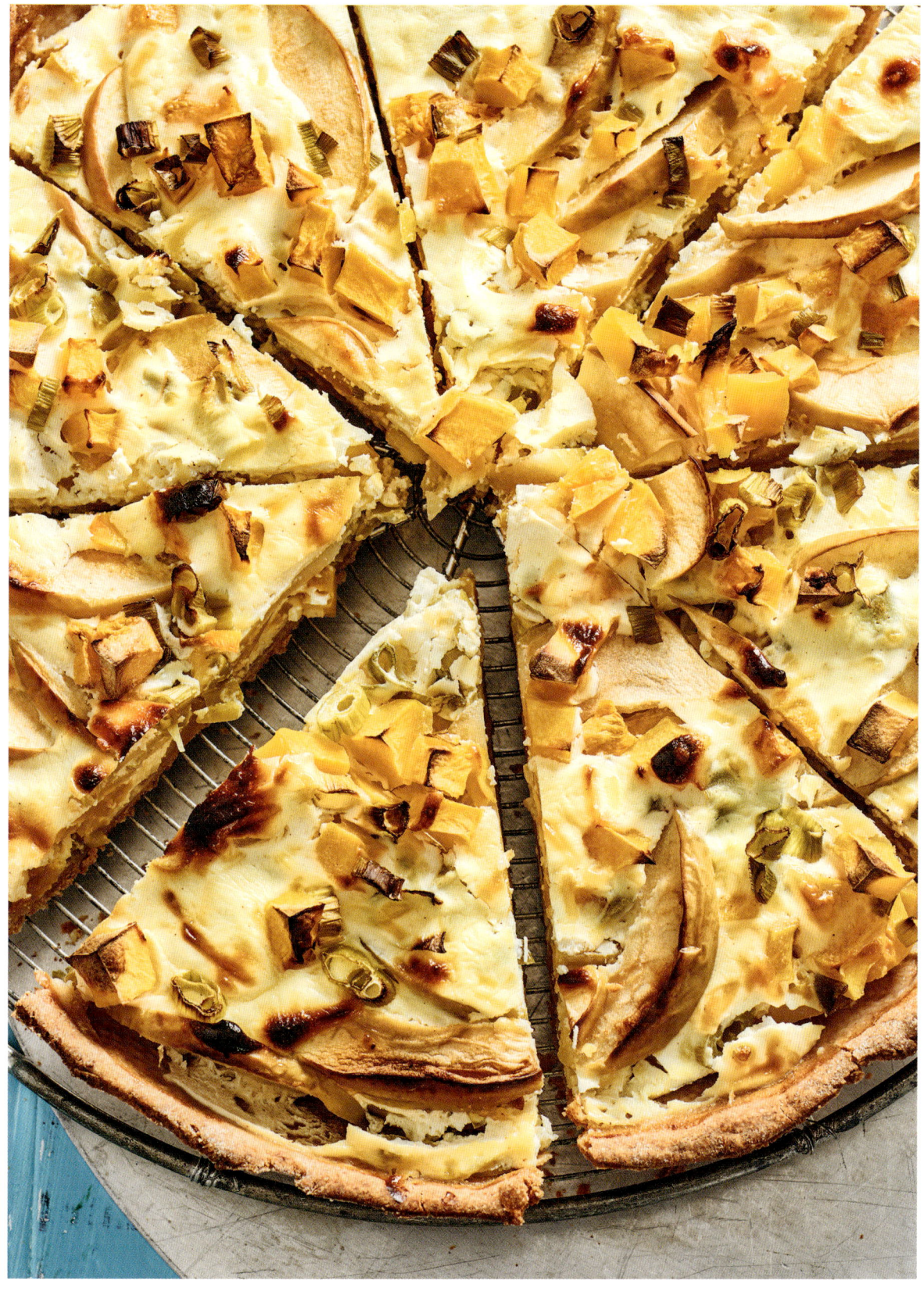

Salbei-Kürbis-Strudel

Viel Gemüse auf hauchdünnem Teig macht den Strudel zum Magenpflaster: Salbei bringt Energie, Kürbis ist besonders mild und Lauch wirkt antimikrobiell. Der Strudel ist ein tolles Gebäck für ein entspanntes Essen mit Freunden – und für die Vorratsküche.

FÜR 6 PORTIONEN

200 g Dinkelmehl (Type 1050),
   plus etwas mehr zum Arbeiten
Salz
1 TL Zitronensaft
2 Eier (M)
3 EL Olivenöl
700 g Kürbis
2 Knoblauchzehen
3 EL Rapsöl
Pfeffer
1 Stange Lauch (ca. 300 g)
1 kleines Bund Salbei
10 getrocknete Tomaten
30 g Parmesan
100 g Schafskäse (Feta)
100 g Magerquark
2 EL Kürbiskerne

1 Std. 15 Min.
1 Std. Ruhen
45 Min. Backen
Pro Portion 400 kcal; 21 g E;
18 g F ; 33 g KH

1   Mehl, 1 Prise Salz, Zitronensaft, 1 Ei, Olivenöl und ca. 60 ml warmes Wasser mit der Hand ca. 10 Min. kneten und zu einem geschmeidigen Teig verarbeiten. Diesen zur Kugel formen, in Folie wickeln und 1 Std. bei Zimmertemperatur ruhen lassen.

2   Inzwischen den Kürbis waschen, entkernen, wenn nötig schälen und raspeln. Knoblauch schälen und durch die Presse drücken. 1 EL Rapsöl in einer Pfanne erhitzen und Kürbis, Knoblauch, Salz und Pfeffer offen unter Rühren gar braten.

3   Inzwischen den Lauch putzen, der Länge nach vierteln, gründlich waschen und quer in feine Streifen schneiden. Salbei waschen, trocken schütteln und die Blätter abzupfen. Tomaten klein würfeln. Parmesan reiben. Feta zerbröseln und mit Lauch, Tomaten, Quark, restlichem Ei und Parmesan unter den lauwarmen Kürbis mischen. Füllung mit Salz und Pfeffer abschmecken.

4   Den Backofen auf 180° vorheizen. Den Strudelteig auf einer bemehlten Arbeitsfläche möglichst dünn ausrollen und auf ein mit Mehl bestäubtes Küchentuch geben. Von Hand zu einem möglichst dünnen Rechteck ausziehen. Die Salbeiblätter mit ihrer Oberseite längs zur Rollrichtung auf den Teig legen, dabei andrücken. Die Füllung drauf verteilen, an einer Längsseite ca. 3 cm, an den schmalen Seiten ca. 1,5 cm Rand lassen.

5   Strudel mithilfe des Küchentuches längs in Richtung oberen Rand einrollen, mit dem restlichen Rapsöl einpinseln, mit Kürbiskernen bestreuen, auf ein mit Backpapier ausgelegtes Blech geben und im heißen Ofen (Mitte) ca. 45 Min. backen.

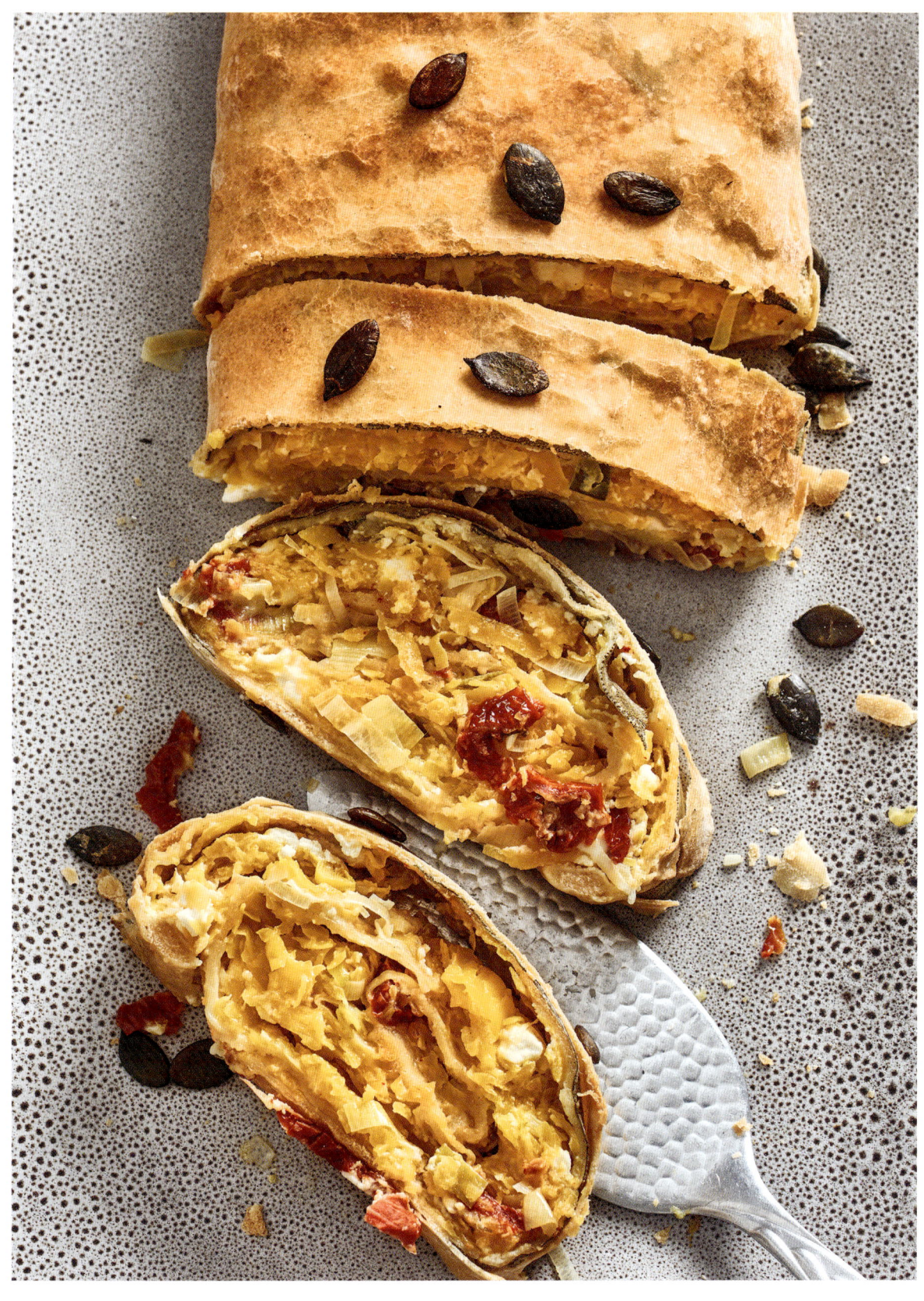

Lieblings-Apfelkuchen

Dieser Kuchen ist das ideale Anti-Stress-Gebäck. Die Äpfel liefern Quercetin, die Haferflocken Magnesium, Eisen und Ballaststoffe und die Nüsse runden das Ganze mit ungesättigten Fettsäuren und Vitamin E ab. Und statt Zucker gibt es natürliche Süße aus Trauben und Honig.

FÜR 12 STÜCKE

225 g Vollkorn-Dinkelmehl
180 g kalte Butter
Salz
4 EL Honig
1 kg Äpfel (auch Fallobst)
1 Stück Vanilleschote
200 ml weißer Traubensaft
50 g helle Rosinen
½ Zimtstange
100 g gehackte Haselnüsse
80 g grobe Haferflocken

1 Std. Zubereitung
1 Std. Backen
Pro Stück 330 kcal; 5 g E;
19 g F; 34 g KH

1 200 g Mehl zusammen mit 130 g kalten Butterstückchen, 1 Prise Salz, 1 EL Honig und 1–2 EL Wasser rasch zu einem glatten Teig verkneten und diesen in Frischhaltefolie gewickelt im Gemüsefach des Kühlschranks ruhen lassen.

2 Äpfel waschen, gut trocken reiben, vierteln und die Kerngehäuse entfernen. Apfelviertel in grobe Stücke schneiden. Vanilleschote längs aufschneiden und das Mark herauskratzen. Äpfel zusammen mit dem Saft, den Rosinen, Vanilleschote und -mark sowie Zimtstange aufkochen und in ca. 15 Min. zugedeckt weich kochen, zwischendurch umrühren.

3 Inzwischen für die Streusel Nüsse, Haferflocken – bis auf 2 EL, restlichen Honig, übrige Butter und das übrige Mehl in eine Schüssel geben und miteinander krümelig verreiben.

4 Topf vom Herd ziehen, Zimtstange und Vanilleschote entfernen, dann die Äpfel fein pürieren. Den Backofen auf 180° vorheizen. Den Boden einer Springform (26 cm ⌀) mit Backpapier belegen und dieses mit dem Rand der Form festklemmen.

5 Den Mürbteig auf einer bemehlten Arbeitsfläche ausrollen und in die Form geben. Dabei die Ränder rundum 2 cm hochziehen, den Boden mit einer Gabel mehrmals einstechen. Boden mit den restlichen Haferflocken bestreuen und das Apfelmark darauf verteilen. Den Kuchen mit den Streuseln bestreuen und im heißen Ofen (Mitte) 50–60 Min. backen.

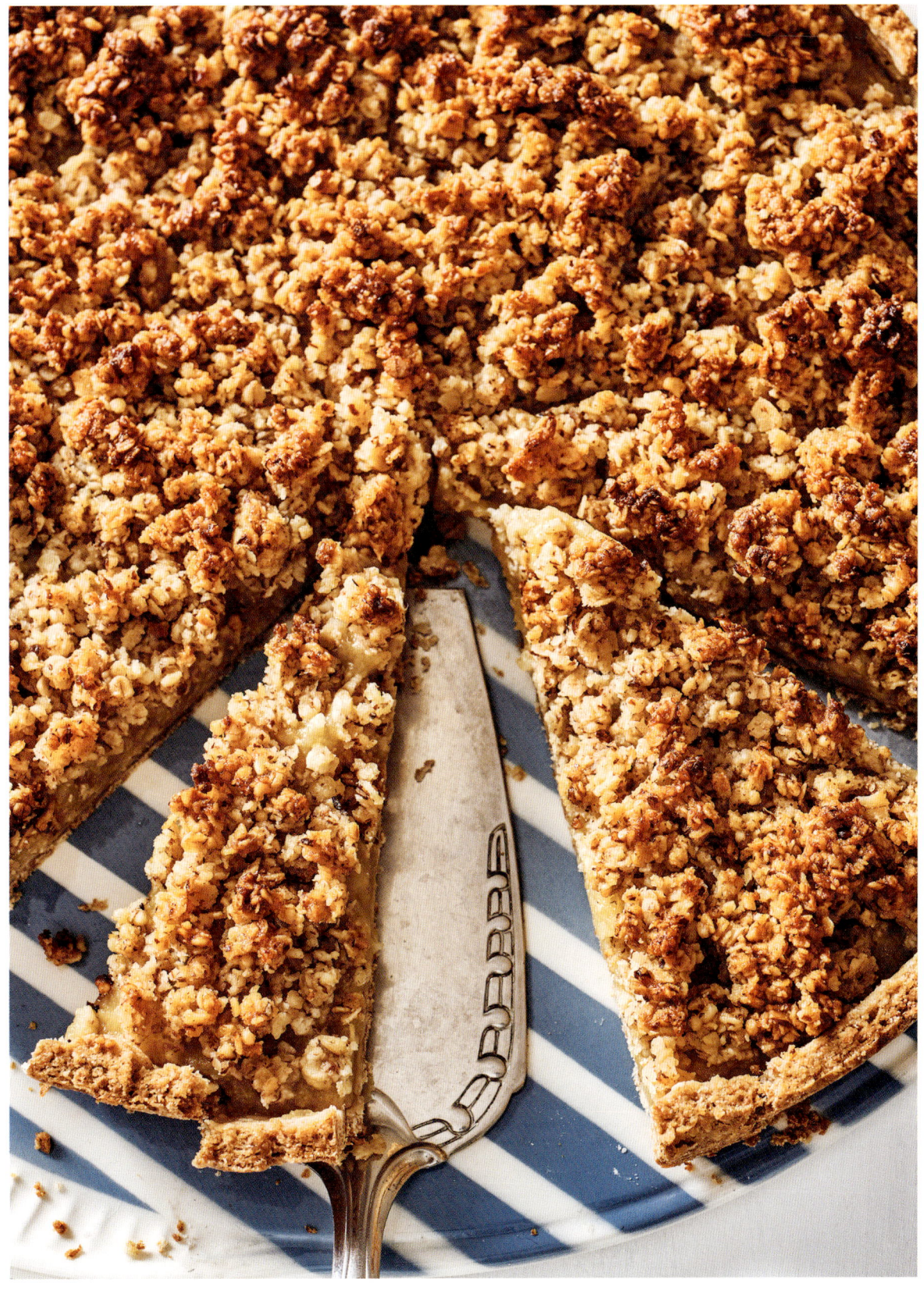

Hmmm-Waffeln

Waffeln sind ein leichtes Essvergnügen, die einfach wunderbar duften und im Nu auf dem Tisch stehen. Der saftige Teig schmeckt auch mit Vollkorn und Gemüse- oder Obstraspeln. Er kommt ohne Zucker aus. Wer mag, kann sie trotzdem mit Puderzucker bestäuben. Eine Waffel ersetzt mit leichtem Topping eine Mahlzeit. Der Teig bleibt im Kühlschrank drei Tage frisch.

BASIC

Fett, Ei und andere cremige Zutaten mit den Rührbesen des Handrührgeräts schaumig schlagen. Dann trockene Zutaten und am Ende frische Zutaten und Flüssigkeit unterziehen. Bei längerem Stehen den Teig eventuell noch etwas verdünnen. Ein Waffeleisen leicht fetten, jeweils 2–3 EL Teig auf das Eisen geben und dieses zusammenklappen. Der Teig ergibt 3 Waffeln. Dazu passt Obstsalat, Apfelmark oder Joghurt.

MANDEL-SÜSSKARTOFFEL-WAFFELN

1 Ei, 3–4 EL Honig, ½ TL Vanillepulver, 1 TL gemahlene Kurkuma und 5 EL Rapsöl cremig rühren. 100 g Süßkartoffeln schälen, zerkleinern und im Blitzhacker zusammen mit 50 g Mandeln pürieren, zur Eiercreme geben. Diese mit 100 g Dinkelmehl (Type 1050) verrühren. Etwa 50 ml Mandeldrink oder Milch untermischen.

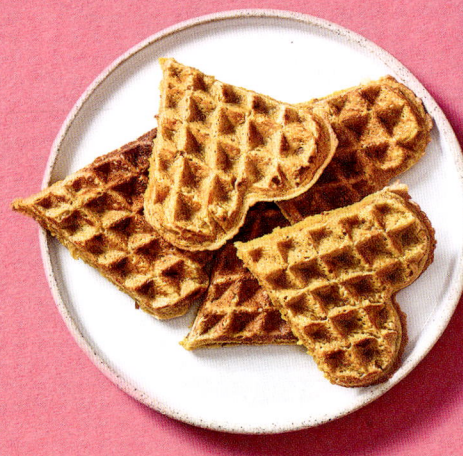

ZIMTWAFFELN

80 g Butter mit 1–2 TL Zimtpulver cremig rühren. Nach und nach 300 g Apfelmark unterrühren. Dann 150 g Weizenmehl (Type 1050) mit 1 TL Backpulver mischen und unterziehen. Waffeln mit Zimt-Puderzucker bestäuben.

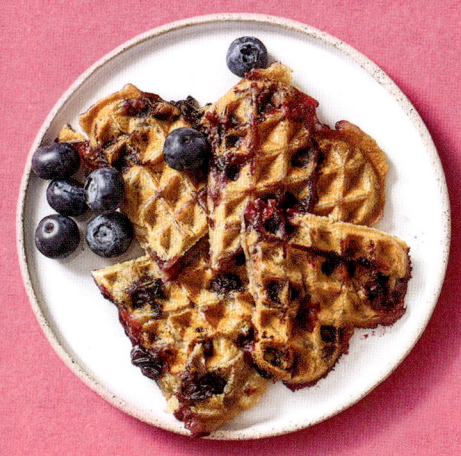

HEIDELBEERWAFFELN

1 überreife Banane, 6 EL Rapsöl und ½ TL Vanillepulver in einem hohen Rührbecher cremig pürieren. 100 g Dinkelmehl (Type 1050), ½ TL Backpulver sowie 75 g Haferflocken mischen und mit der Bananencreme verrühren, dabei ca. 120 ml Milch zugeben. Zum Schluss 50–100 g Heidelbeeren untermischen.

QUARK-ZITRONEN-WAFFELN

80 g Butter, abgeriebene Schale von 1 Bio-Zitrone und 50 g Erythrit cremig rühren. 150 g Magerquark unterziehen und mit 150 g Weizenmehl (Type 1050) und dem Saft 1 Zitrone verrühren. Noch etwa 100 ml Ananassaft unter den Teig mischen.

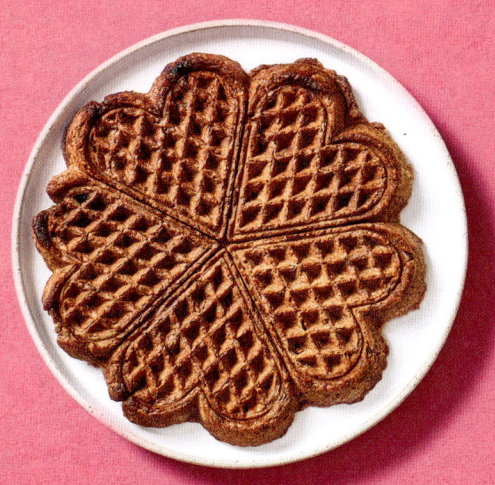

SCHOKOWAFFELN

60 g Butter, 1 Ei und 40 g Soft-Datteln in einem hohen Rührbecher mit dem Pürierstab cremig pürieren. 100 g Vollkorn-Weizenmehl, 1 TL Backpulver, 50 g gemahlene Haselnüsse und 1 EL Kakaopulver mischen und unterziehen, etwa 120 ml Milch unterrühren.

Speiseplan 1

TAG	MAHLZEIT	REZEPT
Mo	Frühstück: Mittagessen: Extra: Abendessen:	Deftiger Dinkelbrei *(S.129)* Lachs-Wrap *(S.147)* *(2 Portionen: reicht für 2 Tage)* Kräuterlimonade *(S. 181)* Redbean-Puffer mit Avocado-Dip und Tomaten-Mango-Salat *(S.166)*
DI	Frühstück: Mittagessen: Extra: Abendessen:	Topf-Brot mit Ei & Kresse/Feige & Brie *(S. 136/137)* Lachs-Wrap *(vom Vortag)* Rooibos-Vanille-Eistee *(S. 181)* Shiitake-Schmarrn *(S. 152)*
MI	Frühstück: Mittagessen: Abendessen: Extra:	Würziger Ayran *(S. 130)* Couscous to go (Pizza/Orient/Grün/Rot/Mittelmeer) *(S.140/141) (2 Portionen: reicht für 2 Tage)* Süßkartoffel-Graupen-Risotto *(S.162)* Schlafblütentee *(S. 169)*
DO	Frühstück: Mittagessen: Abendessen: Extra:	Topf-Brot mit Lachs & Gurke/Avocado & Tomate *(S. 137)* Couscous to go (Pizza/Orient/Grün/Rot/Mittelmeer) *(vom Vortag)* Grüne Shakshuka *(S.165)* Apfel-Schlaftee *(S. 168)*
FR	Frühstück: Mittagessen: Extra: Abendessen:	Deftiger Dinkelbrei *(S.129)* Linsensalat *(S.150)* *(2 Portionen: reicht für 2 Tage)* Himbeer-Bier *(S.180)* Spaghetti Gorgonzola *(S.155)*
SA	Frühstück: Mittagessen: Extra: Abendessen:	Pilz-Überraschung (Topf-Brot verwenden) *(S. 132)* Linsensalat *(vom Vortag)* Heißes Zitronen-Ingwer-Wasser *(S. 131)* Grillspieße mit Erdnuss-Sauce und Linsen-Basmati *(S.190; 4 Portionen)*
SO	Frühstück: Mittagessen: Extra: Abendessen:	Kürbis-Feta auf Röstbrot (Topf-Brot verwenden) *(S. 133)* Hmmm-Waffeln *(S. 210/211)* Ayurvedischer Milchkaffee *(S. 131)* Rinderrouladen mit Ofengemüse *(S. 194)* *(für 4 Personen, können auch eingefroren werden)*

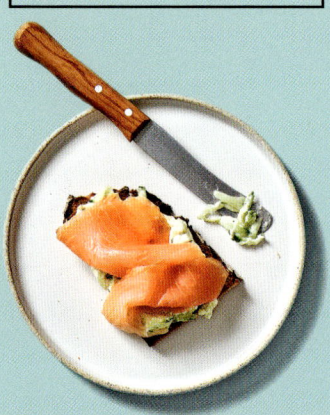

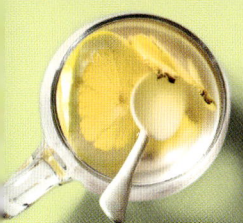

Speiseplan 2

TAG	MAHLZEIT	REZEPT
MO	Frühstück: Mittagessen: Extra: Abendessen:	Mandel-Buchweizen-Crunch (S. 126) Kartoffel-Radieschen-Salat (S.148) (2 Portionen: reicht für 2 Tage) Heißes Zitronen-Ingwer-Wasser (S. 131) Fruchtreis (S. 175)
DI	Frühstück: Mittagessen: Abendessen: Extra:	Mandel-Buchweizen-Crunch (S. 126) Kartoffel-Radieschen-Salat (vom Vortag) Spaghetti Veggie-Carbonara (S. 154) (2 Portionen: reicht für 2 Tage) Schoko-Hafer-Milch (S. 169)
MI	Frühstück: Mittagessen: Extra: Abendessen:	Mandel-Buchweizen-Crunch (S. 126) Avocado-Wrap (S.146) (2 Portionen: reicht für 2 Tage) Lavendel-Limonade (S.180) Spaghetti Veggie-Carbonara (vom Vortag)
DO	Frühstück: Mittagessen: Abendessen: Extra:	Mandel-Buchweizen-Crunch (S. 126) Avocado-Wrap (vom Vortag) Topfenknödel mit Apfelkompott (S. 176) (2 Portionen: reicht für 2 Tage) Apfel-Schlaftee (S.168)
FR	Frühstück: Mittagessen: Extra: Abendessen:	Mandel-Buchweizen-Crunch (S. 126) Couscous to go (Pizza/Orient/Grün/Rot/Mittelmeer) (S.140/141) (2 Portionen: reicht für 2 Tage) Rooibos-Vanille-Eistee (S. 181) Topfenknödel mit Apfelkompott (vom Vortag)
SA	Frühstück: Mittag/Nachmittag: Abendessen:	Süßkartoffel-Toast (S. 179) Blini kunterbunt (S. 172/173) (2 Portionen) Rotes/Grünes/Creme-/Oranges/Gelbes Süppchen (S. 158/159); dazu eine Scheibe Brot (2 Portionen: reicht für 2 Tage)
SO	Frühstück: Mittag/Nachmittag: Abendessen:	Brot mit Banane & Schoko (S. 136) Lieblings-Apfelkuchen (S. 208) dazu: Ayurvedischer Milchkaffee (S. 131) Rotes/Grünes/Creme-/Oranges/Gelbes Süppchen; (vom Vortag); dazu eine Scheibe Brot

FÜR WEN UND WANN?

Single Frau/Mann • isst gerne süß, Vegetarier/in • Frühstückt am Wochenende erst spät, bekommt oft nachmittags Besuch von der Familie und kocht am Abend gerne auch mal mit einer/m Freund/in zusammen.

GUT ZU WISSEN

Mandel-Buchweizen-Crunch (S. 126; 12 Portionen) kann gut am Wochenende vorbereitet werden, dann geht es am Morgen besonders schnell. Trocken lagern!

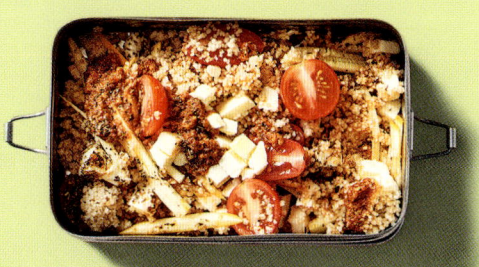

213

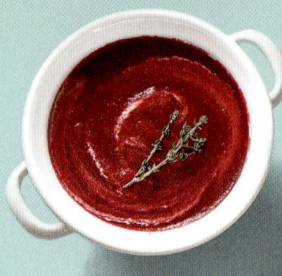

Speiseplan 3

TAG	MAHLZEIT	REZEPT
MO	Frühstück: Mittagessen: Extra: Abendessen:	Deftiger Dinkelbrei (S. 129) Kartoffel-Radieschen-Salat (S. 148) (2 Portionen: reicht für 2 Tage) Heißes Zitronen-Ingwer-Wasser (S. 131) Quiche süßsauer (S. 204) (6 Portionen, lässt sich einfrieren)
DI	Frühstück: Mittagessen: Abendessen: Extra:	Stress-weg-Bircher-Müsli (S. 127) Kartoffel-Radieschen-Salat (vom Vortag) Quiche süßsauer (vom Vortag) Schoko-Hafer-Milch (S. 169)
MI	Frühstück: Mittagessen: Extra: Abendessen:	Deftiger Dinkelbrei (S. 129) Ofengemüse to go (S. 138) (4 Portionen: reicht für 4 Tage) Lavendel-Limonade (S. 180) Rotes/Grünes/Creme-/Oranges/Gelbes Süppchen (S. 158/159); dazu eine Scheibe Brot (2 Portionen: reicht für 2 Tage)
DO	Frühstück: Mittagessen: Abendessen: Extra:	Stress-weg-Bircher-Müsli (S. 127) Ofengemüse to go (vom Vortag) Rotes/Grünes/Creme-/Oranges/Gelbes Süppchen (vom Vortag); dazu eine Scheibe Brot Apfel-Schlaftee (S. 168)
FR	Frühstück: Mittagessen: Extra: Abendessen:	Deftiger Dinkelbrei (S. 129) Ofengemüse to go (von Mittwoch) Rooibos-Vanille-Eistee (S. 181) Quiche süßsauer (S. 204; vom Montag)
SA	Frühstück: Mittag: Abendessen:	Quiche süßsauer (von Freitag) Ofengemüse to go (von Mittwoch) Käsefondue auf leichte Art (S. 184)
SO	Frühstück: Mittagessen: Abendessen:	Brot, je nach Belieben mit Banane & Schoko/Feige & Brie/Ei & Kresse/Lachs & Gurke/Avocado & Tomate (S. 136/137) Quiche süßsauer (von Freitag) Spaghetti Veggie-Carbonara (S. 154)

Speiseplan 4

TAG	MAHLZEIT	REZEPT
MO	Frühstück:	Stress-weg-Bircher-Müsli *(S. 127)* *(für 4 Personen 4-fache Menge)*
	Mittagessen:	Kartoffelkuchen mit Dip *(S. 151)* *(2 Portionen: reicht für 2 Tage)*
	Extra:	Fruchtiger Mandeldrink *(S. 131)*
	Abendessen:	Tomate-Mais-Gratin *(S. 156)* *(für 4 Personen doppelte Menge)*
DI	Frühstück:	Schoko-Dattel-Creme oder Milder Beeren-Streich *(S. 134/135)* auf einer Scheibe Brot *(Aufstriche reichen für je 6 Portionen)*
	Mittagessen:	Kartoffelkuchen mit Dip *(vom Vortag)*
	Extra:	Heißes Zitronen-Ingwer-Wasser *(S. 131)*
	Abendessen:	Prep-Gemüsetopf mit Pesto *(S. 142)* *(6 Portionen, schmeckt auch noch am nächsten Tag)*
MI	Frühstück:	Schoko-Dattel-Creme oder Milder Beeren-Streich auf einer Scheibe Brot *(vom Vortag)*
	Mittagessen:	Prep-Gemüsetopf mit Pesto *(vom Vortag)*
	Abendessen:	Ofengemüse to go *(S.138)*
	Extra:	Hopfentee *(S. 169)*
DO	Frühstück:	Mandel-Hirse-Frühstücksbrei *(S. 128)* *(für 4 Personen 4-fache Menge)*
	Mittagessen:	Prep-Gemüsetopf mit Pesto *(vom Dienstag)*
	Extra:	Rooibos-Vanille-Eistee *(S. 181)*
	Abendessen:	Salbei-Kürbis-Strudel *(S. 206)* *(6 Portionen, schmeckt auch noch am nächsten Tag)*
FR	Frühstück:	Brot, je nach Belieben mit Banane & Schoko/Feige & Brie/Ei & Kresse/Lachs & Gurke/Avocado & Tomate *(S. 136/137)*
	Mittagessen:	Salbei-Kürbis-Strudel *(vom Vortag)*
	Extra:	Lavendel-Limonade *(S. 180)*
	Abendessen:	Salbei-Kürbis-Strudel *(vom Vortag)*
SA	Frühstück:	Schnelle Beeren-Polenta *(4 Portionen; S. 170)*
	Mittagessen:	Redbean-Puffer mit Avocado-Dip und Tomaten-Mango-Salat *(S. 166)* *(für 4 Personen doppelte Menge)*
	Extra:	Chai-Wecker *(S. 130)*
	Abendessen:	Geschmorter Sellerie mit Peperonata *(S. 186)*
SO	Frühstück:	Mandel-Buchweizen-Crunch *(S. 126)* *(12 Portionen, gut lagerbar)*
	Mittagessen:	Gnocchi mit Ofengemüse *(S. 182)* *(für 4 Personen doppelte Menge)*
	Extra:	Lieblings-Apfelkuchen *(S. 208)*
	Abendessen:	Rotes/Grünes/Creme-/Oranges/Gelbes Süppchen *(S. 158/159)*; dazu eine Scheibe Brot

FÜR WEN UND WANN?

Ehepaar mit 2 Töchtern • Töchter sind Vegetarierinnen • Morgens gemeinsames Frühstück (zu viert) • Mittags essen unter der Woche alle in der Schule/Arbeit • Abends wird meistens zusammen gegessen • Am Wochenende sind die Eltern abends meistens alleine zum Essen.

GUT ZU WISSEN

Bircher-Müsli sollte schon am Abend zuvor zubereitet werden • Brotaufstriche können auch schon am Vortag gemacht werden, um am Morgen Zeit zu sparen.

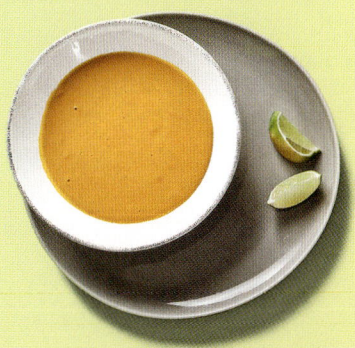

Rezeptregister

217

BILDNACHWEIS

Alle Peoplefotos: Paul Schirnhofer; **alle Rezeptfotos:** Silvio Knezevic; **alle Info-Grafiken:** Marion Feldmann; **alle anderen:** **AdobeStock:** S. 95 (natus111) **Getty Images:** 20 (LaylaBird) **The Noun Project:** 7–215 und hintere Innenklappe (Creative Commons) **Shutterstock:** 21 (Natasa Re); 23 (Diego Cervo); 42 (Jason Tong); 48 (Tiko Aramyan); 57 (Song_about_summer); 59 (Jacob Lund); 61 (kommando kunst); 68 (Photo Win1); 70 (wellphoto); 75 (Kristina Kokhanova); 77 (FrankHH); 83 (pathdoc); 93 (Khosro); 96 (Ekaterina Pokrovsky); hintere Innenklappe (Uhr: Frengo; Kochtopf: andikaastro; Blumenvase: Sunflowerr; Schneebesen: padhos yotro) **iStock:** 15 (assalve); 19 (urbazon); 27 (Bertlmann); 30 (mphillips007); 33 (agrobacter); 34 (SolStock); 38 (AndreyPopov); 46 (Andrii Zastrozhnov); 64 (AJ_Watt); 80 (frederic prochasson); 84 (rue_wi); 87 (anyaberkut); 88 (badmanproduction); 92 (Deagreez); 99 (VisualCommunications); 100 (lolostock); 101 (baona); 103 (acilo); 104 (mediaphotos); 106 (simarik); 108 (CreativaImages); 109 (g-stock-studio); 113 (thesomegirl) **Stocksy:** Cover (Nick Bondarev); 116 (Alberto Bogo)

Sachregister

APPETIT AUF MEHR?

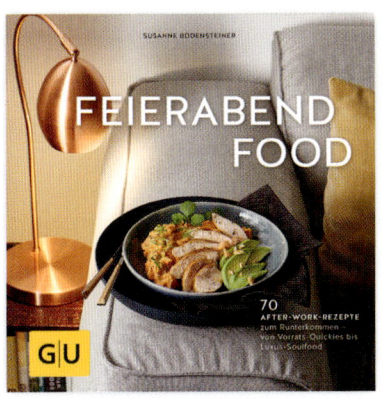

ISBN 978-3-8338-6453-7

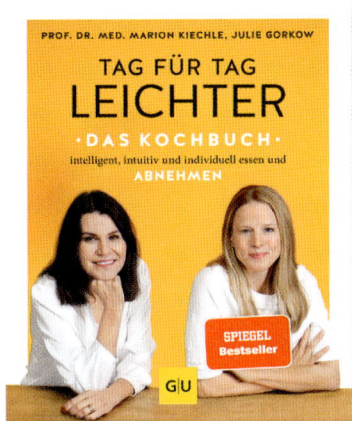

ISBN 978-3-8338-7346-1

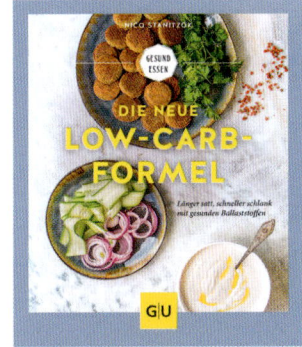

ISBN 978-3-8338-7339-3

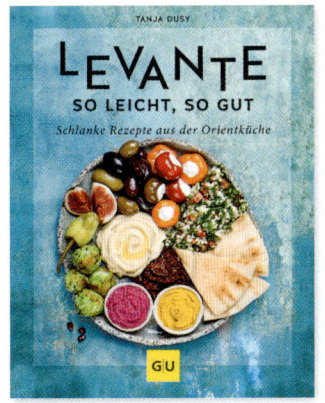

ISBN 978-3-8338-7327-0

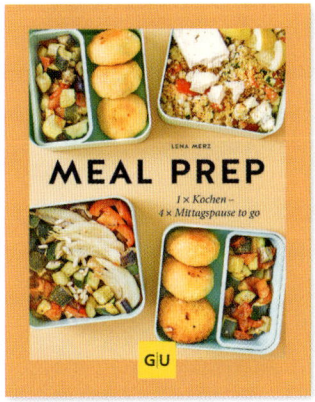

ISBN 978-3-8338-6697-5

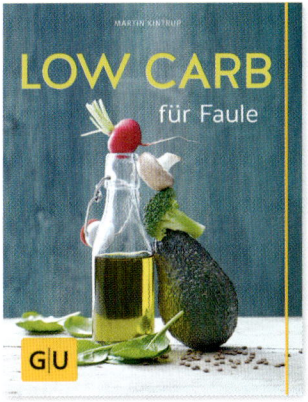

ISBN 978-3-8338-4663-2

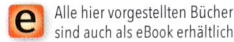 Alle hier vorgestellten Bücher sind auch als eBook erhältlich.

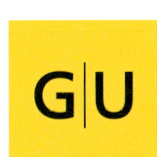

Mehr von GU auf **www.gu.de** und **f facebook.com/gu.verlag**

Projektleitung:
Alessandra Redies
Lektorat: Cora Wetzstein
Korrektorat: Adriane Andreas
Innen- und Umschlaggestaltung: independent Medien-Design, Horst Moser, München
Herstellung: Susanne Fuhrmann
Satz: Longo AG, Bozen
Repro: Longo AG, Bozen
Druck und Bindung:
Printer Trento S.R.L., Trento
Syndication:
www.seasons.agency
1. Auflage 2021
ISBN 978-3-8338-7799-5

DIE AUTOREN

Dagmar von Cramm ist Diplom-Ökotrophologin, freie Fachjournalistin und Autorin einer Vielzahl von Büchern zum Thema Ernährung und Gesundheit. Als Ernährungsexpertin tritt sie regelmäßig im Fernsehen auf.

Jacob Drachenberg ist Stress-Coach und Psychologe. Sein Podcast hat über 750.000 Plays. Zu seinen Kunden zählen Daimler und Deutsche Bahn. Sein On-line-Programm wurde von über 500.000 Menschen absolviert.

DIE FOTOGRAFEN

Der 1960 in Wien geborene **Paul Schirnhofer** kam als Autodidakt zur Fotografie. Nach Stationen als Redaktionsfotograf bei der Zeitschrift Wiener und bei Tempo arbeitet er seit 1991 als freier Fotograf. Seine Schwerpunkte: Porträts und Reportage. Seine Fotos finden sich regelmäßig in Bunte, Gala, Zeit Magazin, Roling Stone, Luftshansa Magazin, DER FEINSCHMECKER und vielen anderen Zeitschriften.

Silvio Knezevic ist freier Fotograf in München. Mit Unterstützung von **Sven Christ** (Foodstyling) und **Barbara Emmel** (Propstyling) ist es ihm gelungen, die entspannt-schlanken Gerichte super »yummy« und im besten Licht zu präsentieren.

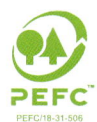

Umwelthinweis:
Dieses Buch ist auf PEFC-zertifiziertem Papier aus nachhaltiger Waldwirtschaft gedruckt.

Backofenhinweis:
Die Backzeiten können je nach Herd variieren. Die Temperaturangaben in unseren Rezepten beziehen sich auf das Backen im Elektroherd mit Ober- und Unterhitze und können bei Gasherden oder Backen mit Umluft abweichen. Details entnehmen Sie bitte Ihrer Gebrauchsanweisung.

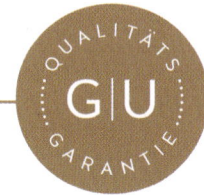

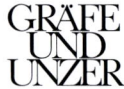 www.facebook.com/gu.verlag

GRÄFE
UND
UNZER

Ein Unternehmen der
GANSKE VERLAGSGRUPPE